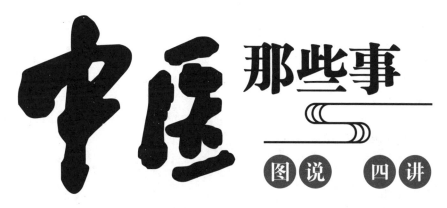

中医那些事

图说　四讲

中医历史|中医文化|中医科学|中医未来

高瞻 编著

U0201145

华龄出版社

HUALING PRESS

图书在版编目（CIP）数据

中医那些事 / 高瞻编著 . -- 北京：华龄出版社，
2023.5

ISBN 978-7-5169-2701-4

I. ①中… II. ①高… III. ①中医学—普及读物
IV. ① R2-49

中国国家版本馆 CIP 数据核字（2024）第013208号

责任编辑	林欣雨		**责任印制**	李未圻
书　名	中医那些事		**作　者**	高　瞻
出　版	华龄出版社			
发　行	HUALING PRESS			
社　址	北京市东城区安定门外大街甲 57 号		**邮　编**	100011
发　行	（010）58122250		**传　真**	（010）84049572
承　印	保定市中画美凯印刷有限公司			
版　次	2024 年 5 月第 1 版		**印　次**	2024 年 5 月第 1 次印刷
规　格	710mm×1000mm		**开　本**	1/16
印　张	18.5		**字　数**	220 千字
书　号	ISBN 978-7-5169-2701-4			
定　价	78.00 元			

本书由 ☯ 北京佑康中医文化传承基金会 资助出版

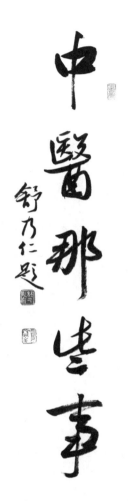

（书名题字：舒乃仁，中国书画家联谊会主席 、著名书画家）

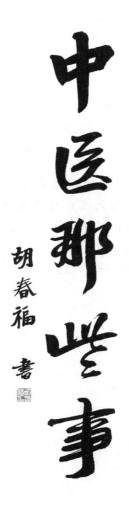

（书名题字：胡春福，国家中医药管理局中医院文化建设首席专家、著名中医书画家）

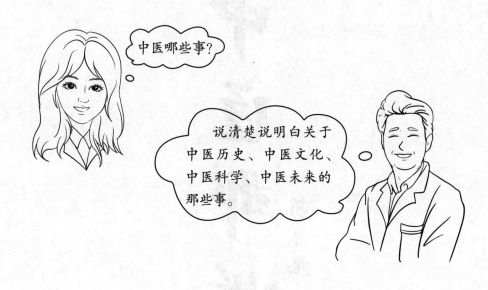

本书编委会

主　　审：温长路

主　　任：雒明池

副 主 任：樊学鸿　闫宏生

编审专家：徐　胜　轩志东　王成亚　向延柳　刘平安

　　　　　任　壮　谢立科　潘　平　董玉舒　焦云洞

　　　　　施　文　李　林　李小进　梁新权　贺　雷

　　　　　陈东方　梁格桸　林欣雨　易靖娴

编审助理：任嘉宁　许可欣

插　　画：马禄祺　高芷杨

排　　版：胡怀丹　叶淑杰

统　　筹：王　琳　李　慧

执　　笔：高　瞻

专家推荐

（排序不分先后）

杨荣臣
国家中医药博物馆馆长

中医药是中华民族的瑰宝，是中国各族人民几千年来的智慧结晶。当前，中医药发展迎来了天时、地利、人和的大好时机，人民群众对中医药文化越来越关注，全社会基本形成信中医、爱中医、用中医的浓厚氛围。《中医那些事》应运而生，在中医药文化传播与中医药科普等方面做了很好的创新性探索，有助于大家更好地了解中医，值得一读。

桑滨生
世界中医药学会联合会原副主席兼秘书长

中医药法要求加强中医药文化宣传，普及中医药知识，鼓励组织和个人创作中医药文化和科普作品。《中医那些事》在中医药文化科普方面做了一个积极的尝试，值得鼓励和支持。

闫凯境
中国非处方药物协会当值会长、天士力控股集团董事局主席

中医文化是以人为本的生命文化，包含着丰富的哲学思想、人文关怀和生态观念。只有了解中医药的历史和文化，才能更好地开创中医药的现代化和未来，发挥中医药呵护生命的价值。《中医那些事》一书深入浅出地剖析了中医文化的精髓与现代实践，揭示了中医药千年智慧在新时代的价值与贡献，值得每一位关心健康、热爱中医药传统文化的朋友品读与珍藏。

李文艳
国家中药材标准化与质量评估创新联盟副秘书长

翻开《中医那些事》，探寻千年中医药学的智慧结晶，感受中华传统医学的博大精深。相信在这本书的陪伴下，读者定能找到属于自己的健康之道。

李俊德
中华中医药学会原副会长兼秘书长

中医药是祖先留给我们的宝贵财富，为中华民族的繁衍昌盛做出巨大贡献。习近平总书记要求我们，中医药是一个伟大的宝库，要继承好，发展好，利用好。中医药博大精深，要用通俗、易懂语言普及传播大众，服务大众。《中医那些事》这本书文字通俗易懂，故事情节生动，图文并茂，很有新意，推荐大家读一读。

刘世东
国家卫生健康委员会中国卫生健康思想政治工作促进会副会长兼秘书长、《健康报》社原党委副书记

读了《中医那些事》一书，有种博我以文，欲罢不能，油然而生的感觉。全书展示了作者深厚的文化修养和专业的中医理论功底。

作者是一位优秀的新闻工作者。高先生做新闻工作者多年，用自己的双手和智慧、独特的新闻视角和娴熟的文字、图标表现风格，给读者呈现出了一部栩栩如生、内涵丰富、历史清晰、言简意赅的文理科普大作。

作者是一位优秀的中医文化传播者。中医文化，历史悠长，博大精深。作者深耕中医领域30多年，历经目睹了我国中医药事业跌宕起伏、蓬勃发展的辉煌历史。他把传承、传播，传授伟大的中医药事业为己任，呕心沥血、勤奋耕耘，硕果累累。

作者是一位勤学苦练，勇于创新的事业开拓者。我与作者交往共事多年，深知他勤奋好学，不断探索，追求卓越！他把多年修练积累的中医成果无私奉献给了社会，呈送给了读者，实现了他写一本中医科普书的诺言！

全书洋洋万字，运笔洒脱，文字严谨，依据充分，便于实践，满满的正能量！

辛利军
京东集团原副总裁、京东健康原 CEO

中医药产品护佑人民健康，中医药知识滋养百姓心灵。《中医那些事》一书，在中医药文化科普方面做了很好的创新性探索，适合专业人士和大众阅读，推荐大家都能读一读。开卷有益，书香致远。

梁冬
正安中医创始人、董事长，百度原副总裁、凤凰卫视原主持人及主编

对于我们这些自学中医的人来说，我认为这本书可以帮助我们最少走 3 年弯路。

郭泓昕
世界卫生组织传统医学基金会秘书长

传统医学是全人类的共同财富，是世界各国文化沟通的桥梁。中医药是世界传统医学的活化石，几乎每一本中医药典籍的诞生，都意味着中医药经历了新一轮弥足珍贵的筛选、梳理和整合，向新的标准化、精细化方向又发展前进了一步。充满自信、拥抱世界的中国传统医学已经成为中国文化自信的重要基石。《中医那些事》这本书将带你走进中医的世界，一起探寻那些被现代忽略的智慧。让你在轻松阅读中领略中医的魅力，踏上探寻中医奥秘的旅程。

王大宏
中国保健协会市场工作委员会秘书长、庶正康讯创始人

人与生活的关系就像鱼和水，鱼病了不一定跟水相关，但水脏了鱼必然会病！中医文化是人类健康生活的百科全书，不仅涵盖了人体自身，也涉及人与人、人与自然的相处智慧。《中医那些事》恰似澄清生活之水的小辞典，通俗易懂、随用随翻。

高光勇
中国血液净化技术产业创新战略联盟理事长、重庆市工商联总商会副会长

《中医那些事》一书启示我们，中医不仅是一种医疗技术和方法，更是中华民族的一种文化与哲学思维。中医治病，从整体、平衡、辨证入手，注重全局、心理和预防。改革开放，本质上就是解放思想。中西合璧，兼收并蓄，取长补短，是我们光大中医，让中医文化走向世界的必由之路。

汪言安
新华社客户端健康频道运营中心执行主任、健康县域传媒总编辑

《中医那些事》一书到手后读着就停不下来。本书图文并茂、脉络清晰，关键是语言通俗易懂。那些不为人知的典籍故事和中医文化迅速入心，引人入胜；很多典故和中医知识填补了我们大众对中医的认知缺陷。是一本极有推广意义的科普专著。怎么相信中医？如何学习中医？一定传承中医！都在《中医那些事》的点点文字中。

张凌
中国协和医科大学出版社社长、总编辑

中医是国粹，博大精深，如何讲好中医的故事是非易事。《中医那些事》独具视角，从历史、文化到科学、未来，纵横交织，以平易近人的叙事娓娓道来，或穿插漫画、或观点提炼，或辅以小故事，展示了一幅生动的中医画卷。

董巍
华龄出版社副社长

中医是中国优秀传统文化的典型代表，在科学发达的今天仍然具有前瞻性，代表了医学发展的方向。每一个中国人都应该了解它，学习它，落实健康中国国家战略，做自己健康的主人。《中医那些事》是这样一把打开中医宝库的钥匙，可以把你领进中医的大门。

徐述湘
中国医药设备工程协会秘书长

中医是我国优秀传统医学和文化、当今医药服务的重要组成，讲好中医故事，展现文化自信。《中医那些事》充分体现了作者的专业传播功底和对中医的热爱，既是行业参考书，更是值得传阅的科普读本。

陈东方
国家卫生健康委员会百姓健康频道 CHTV 执行主任

中医与中医药是一种文化，中医那些事是文化的事，文化是一种长期性的生活方式。读《中医那些事》，让青年人爱上中医药，让中医药回归为人们的一种生活方式，把国粹文化传承下去。

周恩超
南京中医药大学副校长、江苏省中医院原副院长

《中医那些事》图文并茂趣说中医悠久辉煌历史，文化视角解读中医为什么能且行，知识百科兼谈中医政策和新发展。让人深感中医不只是科学，还是哲学，更是文化，是一种思维模式，也是一种生活方式，本书适合所有人一读！

杨少卫
《中国民航》杂志社社长

不故作高深，不故弄玄虚，却自有一种思辨在，哲学在。《中医那些事》在科普中华民族几千年的健康养生理念以及生动实践时，将中医从生命领域拓展至生活领域，它是医学科学，更是生活哲学，凝聚着中华民族的博大智慧。在努力推动中国传统文化走出去的当下，在着力探索中西医融合互通的今天，《中医那些事》给我们提供了一个很好的思考原点，也让我们认识到，在这个世界上，没有一门包治百病的医术，也没有一个每药必效的结果，但有一个共同的健康的慎始而敬终的人生观。

李小进
芮城县中医医院院长

芮城县西侯度遗址是迄今为止考古发现的人类最早用火遗址，是中医砭石技术的发端。《中医那些事》是目前我看到的最好的中医科普书籍之一。一"好"在内容排上，大历史、大文化与小细节、小故事完美融合，趣味盎然。二"好"在形式呈现上，文字与图画相得益彰，把作者对中医的全景式描述以极其鲜活、明朗的方式呈现给读者，令人耳目一新。三"好"在阅读体验上，理论、数据与情感、温度融为一体。作者用第一手资料把故事写活，把人物写真，把爱中医、信中医的真情与热情传递给读者，读后对中医未来更加充满信心。

韦绍锋
赛柏蓝总裁、国家中医药管理局中医药监测统计专家（产业方向）

《中医那些事》以独特的视角，话说中医的历史、文化、科学与未来，文字深入浅出，插图生动形象，让读者漫游在古老智慧与现代科学的交汇之地，领略到中医的博大精深。它不仅是一部中医通俗读物，更是一本值得一读的中医文化宝典。

王佩娟
江苏省中医药研究院、江苏省中西医结合医院原院长

《中医那些事》以时代为纵轴、以科学文化为内涵，让人物史实更加鲜活生动，让中医更加走近大众、面向未来。本书是一部有趣味、又脱离了低级趣味的引人入胜的书。

虞鹤鸣
南京市中医院、南京市体育医院院长

中医药源自生活，源自实践，是千百年来中华民族与大自然相顺应、与疾病作斗争的经验积累和科学结晶，是中华优秀传统文化的重要组成，蕴含哲学思想。《中医那些事》一书专注于研究中医，传播中医，内容丰富，脉路清晰，值得一读。

樊学鸿
《医师报》原副社长、济仁慈善基金会副理事长、《气道中医》系列图书作者

《中医那些事》按照时间顺序，从宏大的历史场景，撷取历代诸多代表人物、代表故事，生动形象地勾勒出整个中国传统医学的源流和发展，横贯古今，连接中外，它为东方医学思想、中国医康养体系，系统描绘出厚重的文化底蕴，应该是每个希望了解中医的读者阅读的第一本中医入门导航书。

修金来
《中国卫生标准管理》杂志副主编、医策智库总编辑，《中国医院院长》杂志原副社长、主编

本书编著高瞻先生是中医药的拥趸，数十年如一日致力于研究、推动中医药发展，对5000年的中医药历史了然于胸。本书将带领读者走进真正的中医世界，这是每位国人都应当补上的一堂中医课。

袁浩
网名猫哥，时政、财经自媒体顶流作者

《中医那些事》是一本通俗易懂、脉络清晰的科普书籍，让我对中医文化有了更加系统的了解。中医不仅是一门医学科学，也是一种生活哲学。值得大家读一读，相信会有所收获。

吕玉波
广东省中医院、广东省中医药科学院原党委书记兼院长、中国医院协会原副会长、广东省中医药学会会长

《中医那些事》一书讲述了中医药历史，阐明了中医药的核心思想，更体现了中医药的杰出成就，是一本展现中医药独特价值的不可多得的科普读物。读好这本书，读者不仅能更深入地了解中医药，更深刻地体会到中华文化的博大精深，还能从中学会运用中医药智慧来谋划自己的健康人生。

白礼西
成都中医药大学校董会副主席、太极集团创始人、藿香正气液发明人

在当下的全民大健康时代，我们需要重新思考中华民族的繁衍生存是怎么进行的。如果想健康长寿，就一定要了解有五千年历史的中医药。《中医那些事》用两百多个小故事弥补了我们专业中医药人员知识的不足。全书引经据典、博引旁征，知识性很强，更适合非专业的中医药爱好者阅读，避免人们走入对中医药的认识误区。《中医那些事》一书，骨髓里侵染着浓烈的爱国主义热情，弘扬着我们优秀的中华文明，更坚定了我们中国人的自信。自信就是原动力，自信就是精气神，自信就是快乐与健康。正气存内，邪不可干。《中医那些事》一定会给读者提供源源不断的人生动力。

谢立科
中国中医科学院眼科医院副院长、全国中医药老年眼病防治中心主任、首都名中医、世界中联眼科专业委员会会长

中医学是中华民族的瑰宝，传承创新是中医药发展永恒的主题。《中医那些事》一书图文并茂，记录了中医的历史、文化、科学，探讨了中医的未来，具有科普性、可读性、历史记忆性、未来指导性等特点。本书以另外一种视角保留了中医药的历史，弘扬中医药文化，是一本值得社会各界人士好好诵读的好书。

徐道亮
江苏省苏北人民医院原党委书记、院长

《中医那些事》将中医药优秀传统文化内涵与现代科学研究及展望融于一书，科普意味浓郁，善哉！益也！

孙士江
河北中医药大学党委副书记、河北省中医院党委书记

构建中医叙事体系是讲好中医故事的基础。《中医那些事》一书的最大特点，是图文并茂、通俗易懂地将博大精深、内容丰富的中医，以历史与逻辑统一的认识方式，进行了系统、全面和多维的叙事，让我们清醒地看到"中国传统自信和中国文化自信的重要表现"，深切地体会到"文化化人"的力量。

本书给中医从业者的教益是，医者要走进患者的世界，倾听患者的心声。这本书给医院管理者的启迪是，做好叙事医学体系的构建和研究，才能更好地指导讲好中医故事的实践；各大医院未来竞争的焦点将集中在是否具有职业叙事能力和人文精神的医疗人才之间的竞争。

吴相君
第十四届全国人大代表，石家庄以岭药业股份有限公司董事长

中医药学是中华文明的瑰宝，一定要保护好、发掘好、传承好、发展好。《中医那些事》这本科普读物，以采撷式、故事性、文配图的叙事方式，全景勾勒出中医历史、中医文化、中医科学、中医未来的壮美画卷，构思巧妙清晰，记述深入浅出，语言通俗易懂，对于传播中医知识和文化，深化中医理论基础研究，促进国人崇尚中医、信奉中医、传承中医、发展中医大有裨益，值得一读。

徐胜
世界中医药学会联合会中医药文化专委会常务副会长兼秘书长

文化引领，科技赋能，资源守护，是中医药守正创新、高质量发展的三大关键要素。《中医那些事》以第三方独特的视角解读中医药，在中医药文化科普方面做了很好的创新性探索，有助于大众更全面地认知中医药。

贺玲
《医药导报》编辑部主任

《中医那些事》以独特的视角清晰地勾勒出中医发展的历史长河。本书跨越几千年，脉络清晰，形式新颖，让阅读更轻松，让理解更透彻，是不可多得的中医科普好读物，值得推荐！

庞国明
第十四届全国人大代表、全国名中医、开封市中医院理事长

高瞻先生的《中医那些事》简明而不简单、深刻而不深奥、通俗而不媚俗，图文并茂、言浅意深、循序渐进，把中医在历史长河的"那些事"和长远未来将发生的"那些事"娓娓道来，中医专业人士读来不肤浅，非中医专业人士读来不费劲，甚至中小学生都能读，非常适合全民阅读。在整体介绍中医文化的科普读物中，此书独树一帜，是营造"信中医、用中医、爱中医"良好社会氛围的极佳读物。

江云
全国工商联常委、中国中药协会特聘副会长、四川新荷花中药饮片股份有限公司董事长

《中医那些事》是一本难得的可读性强的中医药科普书籍，对中医药界人士回顾历史、展望未来颇有价值；对社会各界人士深入了解中医药发展脉络、中医药对中华民族乃至世界文明的贡献，能起到非常重要的作用。

任伟
健康未来秘书长，亚宝药业集团股份有限公司副董事长兼总裁

中医文化是中华文明传承的重要内容之一，于当代而言，体现了民族自信和文化自信。本书内容，梳理了中医药发展历史，让我们从中感悟中医药的精髓和魅力，更使我们能够畅想在技术加持下的中医药新未来。《中医这些事》，无论是大众科普还是供从业者阅读，真是开始学习中医药的"一扇好窗口"。

梁新权
中华全国体育总会"全民广场秀"大广场运动系列赛组委会秘书长

本书脉络清晰、重点突出、图文并茂，适合对中医起源、发展有兴趣的读者，值得大力推荐。

许松勤
企业家、慈善家

中医药文化的传承，应该从学生抓起。本书图文并茂，很适合各个年龄段的学生阅读理解。把中华文化的精髓和哲学智慧传递下去，惠及社会，造福大众。

蔡敏
海南省中医院党委书记、海南省中医药学会副会长兼秘书长

中医脉络，源远流长。《中医那些事》以"图说四讲"的方式，用通俗易懂的语言，深入浅出的叙述，全方位、多角度、生动透彻地向读者展示了中医药恢弘博大的发展历史，并以媒体人敏锐的视角、动态的眼光、系统的思维深刻把脉中医药未来趋势，是一本集知识、智慧、趣味与品位为一体的好书，不仅值得中医药专业读者一读，也适合大众读者阅览，沉浸式领略祖国传统医学的神奇魅力！

李祥林
运城市中医医院原院长、全国老中医药专家学术经验继承工作指导老师

中华民族复兴，文化自信是重要内容之一。做好中华优秀文化重要组成部分的中医药文化，历史性地成为了中华民族复兴的前序重要工作之一。让中华儿女和世界人民认识、学习、掌握中医药文化是新一代中华儿女的共同责任。高瞻先生的《中医那些事》应运而生、应时而生，是中医药文化的普及者、宣传者、践行者。《中医那些事》读来大益。

任献青
河南中医药大学第一附属医院副院长、儿科医学院党委书记

中医药是打开中华文明的钥匙，中医药的历史几乎贯穿了人类历史并发挥了重要作用。《中医那些事》作者满怀中医情怀，从讲好中医故事、传承好中医文化、发扬好中医优势、创新好中医理论、谋划好中医未来，思考良多，见解独到，读后感受颇深。也深信走好中医自己的路，做好中西医融合发展的工作，一定能让中国乃至世界享受中医药带来的健康福利。

蔡玮
雷雨资本董事长、别名"二师兄"、著名投资人、著有创业者必读书籍《创业十三课》

文明是如何诞生的？就是从人类的第一次提问开始。中医就是中国文明提问的一种方式，本书就是讲述中医历史、文化、科学、未来的那些事，值得一读！

李玮
一龄医院管理集团董事长、海南省工商联（总商会）第九届执委会副主席、农工党海南直属生命养护中心支部委员会主委

中医药拥有悠久的历史和深厚的文化底蕴，蕴含着无数医者的智慧和经验。它不仅是中国人民健康保健的重要手段，同时也是华夏文明泛舟于世界文化长河的楫桨。在漫长的人类文明史上，中医药理论和实践不断地重塑人类的生活方式，为建设人类卫生健康共同体注入源远流长的澎湃动力，贡献中国智慧。在当代社会，尽管现代医学已经发展得如此先进，但许多人仍然对传统医药持有极高的评价和兴趣。

《中医那些事》是我们学习中医、领会中医精神的好教材，从事健康管理相关从业人员应该好好读一读这本书。这本书对于传承创新发展中医药，既有很高的文化价值，又有很实用的医学价值。书中系统总结的中医理念、中医实践方法与"一龄模式"的"大生命观""大健康观"理念高度一致，多学科联合应用与一龄的整合医学应用思维不谋而合，为一龄弘扬中医药的发展指明了方向，也为一龄继承和发扬中医名方、验方，整合蒙、藏、维、苗、黎等民族医药资源，传承医学精粹、循证创新方案、自然道地疗法注入新的精神动力和坚定信心。我鼓励一龄的医疗团队持开放的态度，学习、传承和保护宝贵的传统中医文化，为中医的进一步发展提供适应时代需要的条件和支持，不断探索和丰富人类医学的宝库，维护和发展医疗文化多样性和整体性，为世界人民提供整体康养服务。

《中医那些事》对于探索中医临床医疗和中医药科研的融合发展具有重要的启发意义，不仅为喜爱和热爱中医健康事业的人士在传承的道路上撒上创新的种子，更是把大医精诚的精神画像镌刻在每一个读者的心里，让人们对中医保持热忱，也让更多人从中受益。

马克
企业家、投资家

当你需要快速了解、学习中医药全景知识时，推荐你读一读《中医那些事》。本书对中医药行业的阐述，提纲挈领、深入浅出，有深度有广度。上飞机前买一本，下飞机后就能对中医药行业侃侃而谈。

谭勇
中国医药企业管理协会副会长、《E药经理人》出品人

传承是创新的源泉，创新是传承的生命力。《中医那些事》中的故事和史料回答了中医的生命力和源头活水。引人入胜，天高地阔。

李佃贵
国医大师、中国中医科学院学部委员、脾胃病专家

讲好中医故事，做好中医药科普，是健康中国战略发展的需要，也是中国传统自信和中国文化自信的体现。

陈伟
国家中医药管理局中医师资格认证中心（职业技能鉴定指导中心）原书记（主任）、世界中联医疗机构管理专委会常务副会长兼秘书长

让中医药经典精神融合瞬息万变的现代社会，加大中医药文化保护传承和传播推广力度，推动中医药文化贯穿国民教育，融入百姓生活，是广大中医药工作者责无旁贷的义务。《中医那些事》作者用平实的文图，记录着数千年来社会上流传盛久、老百姓喜闻乐见、医道者耳熟能详的中医故事。书中文字虽简犹丰、虽浅犹深。本书是具有一定高度文化品位和较强传承性、可读性书籍，对解读中医药厚重历史、说明白中医药文化源头、讲清楚中医药学真实性付出了努力，使晦涩深奥的中医药知识变得通俗易懂，更吸引年轻一代的关注。相信读者阅后会受益非浅。

序一

中医文化是中华优秀传统文化的重要组成部分，是中华文明宝库中的一颗耀眼明珠，这是中国乃至世界人民的基本共识。在具体认识上，站在不同角度的中医人和圈外人，结论自然是不会完全相同的。《中医那些事》的作者高瞻先生，他的看法有哪些与众不同？这可能是读者感兴趣的话题；换句话说，或许这也正是该书的特点。

一本书，用"图说四讲"的方式追溯中医历史、演绎中医文化、阐释中医科学、展望中医未来，可以说是思维透彻、逻辑清晰、构架系统、纲举目张了。有人说："媒体人的眼睛毒（厉害）。"这话说得有道理，不能不佩服作者的敏锐眼光、独到认知、条理表述、精练语言，读了他的这本书，可能还会有更多的人与在下产生共鸣。

作者用"讲好中医故事"的标题开始了他的告白，说"现代科学一般把复杂事物分解为基本组成单元来研究，而中医总是把复杂事物看作一个整体来研究。所以，中医被认为是一门复杂性科学"。中医有"独特优势，治疗效果显著"，"中医可以妙手回春"，它"已经融入百姓日常生活的各个方面，并起着越来越重要的作用"。面对这样一门与人类健康休戚相关的大学问，究竟是什么样的主题值得探求？作者用自问自答的方式开诚布公地告诉读者："讲好中医故事，是中国传统自信和中国文化自信的重要表现。"他的书是要讲中医故事的，他的态度是要下气力把故事"讲好"的，他的目标是朝着体现和传播"中国传统自信和中国文化自信"而来的。

讲好中医故事，前提是愿讲，表现的是一种文化自觉。中医的发展史与中华民族的发展史，几乎是同步被写入这个世界的：中医为中华民族的繁衍昌盛和健康生存保驾护航，伴随着这个民族屹立在世界之林、攀登着世界之巅，这是不争的事实。作者用"圈外人"的视野，以大量的史料、大量的数据、大量的篇幅展示了中医历史的悠久、文化的高深、学术的深邃、未来的光明，为中医描绘了一张全景式的大轮廓，其中既有人们对中医的通识综述，又有作者思想认识的走笔。高度上饱含着热度，激情中流淌着真情，字里行间传递的是铮铮的正能量，章头字尾表达的是拳拳的赤子情。

讲好中医故事，关键是能讲，表现的是一种文化自信。"圈外人"对中医的认识，既有通过多种渠道得来的，更有自己亲身经过和体验的。要确立一种观点，这些直观的感性认识非常重要，但要把中医故事讲好、讲明白，显然是远远不够的。为此，作者不仅心入中医，从汗牛充栋的典籍中寻找脉络；而且身入中医，到全国大小不同的医疗单位中、到包括民间中医在内的高低职称不同的人群中，去了解中医的传承沧桑、医者的实践经历和医患沟通中的复杂情结。力求用第一手资料把故事写活、把人物写真，用炽热的语言来链接起爱中医、信中医、用中医的这支队伍，把读者的阅读兴趣带到书中来。

讲好中医故事，标准是会讲，表现的是一种文化自强。目标明确之后，方法和技巧是至关紧要的，只有好的愿望而缺乏必要的表现手法是无法圆满完成自己初衷的。作者充分运用了自己特有的表现优势、表达优势和社会影响力，在自身努力的基础上，广泛借力于周围的合力，汇传统方法与融媒技巧于一炉，集文字表述与绘画方式于一体，将多种趣味性元素糅合于全书之中，把读者从枯燥的知识性王国带入多彩的普及性乐园，让他们在轻松中去感受中医学术之美、养生之美。开卷有益，闭卷不舍。能让读者兴奋地读下去、读进去，这不能不说是作者的本事、作品的诱惑力。

面对博大精深的中医学，用十几万文字去表达它，肯定是困难重重的。作者采取跳跃式的手段，在匆匆一过的鸟瞰中迅速扑捉闪光的亮点，尽管具有着力灵活、穿越快捷、随心所欲的长处，终无法从根本上绕开小空间与大主体之间的矛盾：上下五千年，中医的历史积淀厚重、铺天盖地，如何处理好点与面的关系，一不易也；中医与中华大文化、与儒释道文化的关系交织互溶、错综复杂，如何处理好文化理念与文化现象的关系，二不易也；中医文献浩瀚如海，中医临床千头万绪，中医流派纷呈万千，如何处理好道与术的关系，三不易也；中医未来，变数难测，涉及社会走势、政府决策的诸多方面，不是一个人能够驾驭了的，四不易也。在这种情况下，要把所有的问题都表述到尽善尽美的程度是很难做到的，作品中出现一些欠缺和不足是很难避免的，给作者留下的思考和修改空间是足够的。未来可期，希望作者在听取更多读者的真知灼见之后，再版时进行一些必要的修订和补充，以不断把书的水平提高到一个新的维度。

《易传》云："君子居其室，言善，千里之外应之。"同样道理，一本书只要站位高、意境新、感染力强，同样会受到社会接纳、读者欢迎。"千里之外应之"是必然的效应。

读书稿之后，有感而发，应作者之约写了这些话，权以为序吧！

2023 年 11 月 25 日　北京

（温长路，系国家中医药管理局中医药文化建设与科学普及专家委员会委员、中国科协全国首席科学传播专家、中华中医药学会学术顾问）

序二

值本书即将出版之际，能为此书写序感到由衷的高兴。

党的十八大以来，在习近平总书记对中医药振兴、中医药传承创新发展、中西医并重思想的指导下，中医药呈现出前所未有的快速发展状态。新时期，随着中国式现代化建设的逐步深入，高质量发展已成为全面建设社会主义现代化国家的首要任务，抓住机遇，迎接挑战，这是中医药工作者广为关注的问题。中医药是中国人类文明历史5000年繁衍生息健康保障的瑰宝，如何将其更加适应时代的需要、科学的提升、现代化的高质量发展，就成为人们研究的热点，此书就是人们研究热点的新产物。他抓住了中医药现代化发展的机遇，看准了中医药高质量发展的趋势，迎合了社会的需求，是一本难得的、高水平的、有趣的读物。从本书可以看出，编者是下了很大功夫的，历尽了艰辛，非常值得敬佩。

本书从"中医历史、中医文化、中医科学、中医未来"四个维度，以讲故事的方式展开论述。相关故事讲得有理、有据、有趣，引人入胜。既阐明了中医药几千年的文明历史，又弘扬了博大精深的中医药文化，非常适合各种年龄段的有志者学习。

值此作序之际，再谈谈中医药的未来。中医药的未来是什么，那就是中医药振兴，传承创新发展，而且必须走现代化高质量发展之路。党的二十大会议将中医药现代化高质量发展提到了国家的层面，势在必行。近年来，在中国式现代化建设道路上如火如荼，中医药作为重要组成部分从未缺席。中医药现代化一直是行业热议的焦点。回顾历年政府工作报告，"依法支持中医药发展""支持中医药事业传承创新发展""促进中医药振兴发展，加强中西医结合"等，字里行间，均映射出中医药在中国式现代化道路上的重要性。国家层面和全国多地相继出台了一系列支持法规、政策和措施，为中医药现代化和国际化发展持续赋能提供更强的支撑。政策的利好，助推中医药现代化发展提速。

中医药高质量发展必须走向国际化，中医药国际化是发展的必然。只有走向了国际，在国际相关领域占一席之地，才能表明中医药的高质量。经过新时代的政策调整，中医药国际化已走向了前台，以一种崭新的面貌展现在国人面前。目前，中医药已传播到世界196个国家和地区。"十三五"期间，我国中医药类产品进出口贸易总额累计达到280多亿美元。已同40多个外国政府及地区主管机构签署了专门的中医药合作协议，打造了一批高质量中医药海外中心和国际合作基地，已有31家机构入选国家中医药服务出口基地，全球治疗人数已达世界总人口的三分之一以上。这就是良好的兆头，中医药要想实现高质量发展，其国际化就是一个很好的象征。

愿本书，名震四海，风光无限。

黄正明

2023 年 12 月 7 日于北京

（黄正明，系中国医药教育协会终身荣誉会长，联合国国际生态生命安全科学院院士、中国院院长）

序三

现代医学已经进入瓶颈期，生物医学观和狭隘的科学医学观已经不能适应现阶段百姓对就医的现实需求。用发展的眼光检视现代医学，首先需要解决医学科学化与人文性、智能化与真实性、规范化与灵活性之间的矛盾。医学是以实践性、有效性为准则的，整体整合医学是解决现代医学的精准化与整体性、躯体化与心理性、医疗化与自愈性矛盾的有效方法。

整体整合医学，是指从人的整体出发，将与医学相关各领域最新的理论知识和临床各科最有效的实践经验加以有机整合，根据社会、环境、心理的现实进行修正、调整，使之成为更加适合人体健康和疾病诊疗需求的体系。整合医学是认识论，是方法学，通过把证据和数据还原成事实、把认识和共识提炼成经验、把技术和艺术提炼成医术，形成以转化医学为路径、循证医学为规矩、精准医学为路标、整合医学为理想的医学新格局。

整体整合医学是有关真（即求真务实）、善（即对病人的耐心、理解、呵护和尊重）、美（即医术艺术）的学问。科学解决不了医学的所有问题，医学往往更注重折衷思维。解决现代医学的局限性，要靠医学人文来补充、平衡。

《黄帝内经》仅用 30% 左右篇幅描述医学内容，却用 70% 左右篇幅阐述哲学、人文、社会、时令等对人体健康的影响，充分体现了中国传统医学是整体观和科学观的有机统一。中医药学作为中华民族原创的医学科学体系，注重时间演进、整体认知，从宏观、系统的角度揭示人的健康和疾病的发生发展规律，深刻体现了中华民族的世界观、价值观和认识论，成为百姓治病祛疾、强身健体、延年益寿的重要手段，具有现代整体整合医学的典型特征。

中医的博大精深源自于其悠久的历史积淀，中医的传承创新来自于其先进的文化洗礼，中医的效用灵验出自于其与时俱进的科学验证，中医的深厚基础决定了其光明的未来。在坚定中华文化自信的基础上，我们更要有坚定的科学自信，明确中医药的独特价值，破除对西方医学的迷信，从认识论上厘清中国与西方、中医与西医的差异，用开放包容的心态促进中国传统医学与现代医学更好地融合，创新性地发展中国特色医学。中医药是中华文化在生命科学领域结出的瑰丽果实，中医药学的发展和突破必将对中华文化和世界文明的未来产生巨大的积极作用。

《中医那些事》这本书采用"图说四讲"方式，用较小篇幅，全景式描摹了中医的历史、文化、科学与未来，传播中医药知识。"图说"，来自作者对中医的深入理解，对读者有较强的吸引力；"四讲"，直观地说清楚了中医历史、文化、科学和未来，使读者能快速、全面领悟中医精髓。

《中医那些事》是一本难得的好书，我有幸先睹为快，愿意推荐给专业人士和百姓阅读参考。

是为序。

2024 年 1 月 10 日　西安

（樊代明，系中国工程院院士，美国、法国医学科学院院士，世界整合医学会终身荣誉会长，中国抗癌协会理事长，中国工程院原副院长，第四军医大学原校长）

序四

几天前，在与《中医那些事》编著者高瞻见面时，我们聊起中医这点事，尤其讲述起我经历过的最后的"中医科玄之争"和"第三次中医生存危机"险象环生的过程，激起他强烈的好奇心。

那就说说我经历过的中医那些事吧。2006年至2014年，"方某某、张某某、何某某"等反中医人士打着"中医不科学"的旗号，叫嚣"中医不灭，天理不容"，并组织了要求取缔中医的万人签名活动，期间又发生了张悟本、李一、假气功等一系列事件，掀起一波波咄咄逼人的扼杀中医的浪潮。一时社会舆情发生倾斜，引起社会和高层极大震动，可谓中医面临着第三次生存危机（第一次发生在1929年余云岫的"废止旧医案"，第二次为1950年余云岫"改造中医案"）。

当时我在农工党中央担任社会服务部部长。农工党是以医学界为主要界别的参政党。我自幼受到中医文化熏陶，朴素地认为中医是科学的，对发生的反中医事件十分痛心，决心做中医的守护者。有幸的是，2012年陈竺同志由卫生部长转任农工党中央主席，成为我的直接领导，在征求我对下一步工作规划时，我提出要推广中医科学理念，召开中医科学大会。他当即表态坚决支持我，并指示我和国家中医药局领导进行沟通。在中医局领导支持下，我在局长办公会上做了中医科学的宣讲，促成了国家中医局与农工党中央联合发文共同开展"中医同行计划"，其中包括共同召开中医科学大会。

2014年1月，方某某在上海召开"上海第一届反中医大会"并宣布成立反中医联盟，我深感形势紧迫。在当年4月27日北京大学举办的社会各界高层人士参加的"中医影响世界"论坛上，我发表了题为

"正确认识中医科学本质，推动中医伟大复兴"的演讲，对中医科学进行了理论论述。2014年11月23日，农工党中央与国家中医药管理局共同主办的首届中医科学大会在北京成功召开。在中央主流媒体的助推下，对全国中医舆情产生了巨大的影响，中医科学理念得到弘扬。更为巧合的是，10个多月后，屠呦呦研究员获得诺贝尔医学与生物学奖，中医科学终被世界所承认，这是一个划时代的的事件。2016年第三届中医科学大会成功召开之后，农工民主党关于中医科学大会和对中医发展的几点建议，也引起中央高层的关注。2017年12月，在中共中央给农工党第十六届代表大会的贺信中对中医科学大会和中医同行计划给予了肯定。应该说，中医科学大会，是第一次以政府名义给中医科学做了定性。屠呦呦的获奖更是封住了那些黑中医和不明真相跟风人的嘴，为后来的中医发展打下了理论基础。

随之出台的中医药法和一系列中央、国家支持中医药发展的政策文件改变了中医发展形势。从此，持续130多年的中医科玄之争在这个伟大时代得以终结，第三次中医危机同时得以解除。2017年12月，中医药法实施一周年之际，在新的时代背景及形势下，我又发起了"中医药文化大会"，旨在通过文化引领、产业驱动，推动中医药事业产业的科学可持续发展，继续谱写"中医那些事"的新篇章。

中医是中华民族智慧的结晶，是国粹，每个人都应该为此做点事情。高瞻先生埋头三年，编著这本书，实属不易。他从中医历史、中医文化、中医科学、中医未来四个维度进行了深入研究和思考，科普性强且图文并茂，呈现给读者的是愉悦、获取和思考。《中医那些事》一书问世，一定能够获得更多读者青睐，在这场悄然兴起的中医文化运动中发挥出应有的作用。

遵嘱，是为序。

2024年1月24日于北京

（刘峻杰，系农工党中央社会服务部原部长，中医科学大会、中医药文化大会发起人）

讲好中医故事（小引）

　　几千年的文化浸润和潜移默化，在中国，乃至全球的很多地方，中国传统医学，以一种神奇的、不可思议的技艺、文化和科学技术而存在。对于那些经过中医高手治疗的人来说，中医可谓妙手回春。即使在那些乡村郎中、民间常人中，也往往隐藏着无名高手，江湖上有着关于他们精研医术、起死回生的传说。

　　中国传统医学在中华大地上留下了深刻的印记：得益于中医的佑护，中国没有出现类似于欧洲长达数百年之久的"流行瘟疫"黑死病；受益于历代中医名家的钻研、探索、总结、整理，中医科学、中医文化得以传承创新、发扬光大。

　　现代科学一般是把复杂事物分解为基本组成单元来研究，而中医总是把复杂事物看作一个整体来研究。所以，中医被认为是一门复杂性科学。中医药以其良好的治疗效果，与现代医学一起，成为中国主流医学的重要组成部分。

　　中医药典籍汗牛充栋，中医药资源浩如烟海。目前，中医拥有中药材资源 1.3 万多种，常用中药材 600～1200 种，中成药 9000 多品种、6 万多批准文号，医疗机构中药制剂 3 万多种。世界卫生组织确认针灸对 40 余种疾病具有明确疗效。针对西医缺乏有效治疗方案的 100 余病种，中医或中西医结合发挥其独特优势，治疗效果显著。

　　中医作为文化和科学的集合体，成为中国传统文化的重要组成部分。中医药学全面、系统、完整地保有着中华文明的基因和精髓。"上医治国、中医治人、下医治病"的古训，表明中医药的哲学思想和辩证思维已经融入百姓日常生活工作的各个方面，并起着越来越重要的作用。

讲好中医故事，让更多人了解中医药，热爱中医药，既是中医药文化传承创新发展的内在需求，也是中国文化自信的重要体现。

中医很神圣

《黄帝内经》记载，黄帝从师岐伯学医道，有"歃血而受"的仪式，以表"正心诚意"的态度。雷公问道黄帝也有"割臂歃血"的仪式。古今中外，莫不如是。治病救人，是一门精细、高深的学问，是需要认真努力、信守誓言和承诺才能胜任的职业。

现代中医医师，从进入中医药行业之初，就有宣誓仪式，并伴其一生。

医学生誓言

健康所系，性命相托。当我步入神圣医学学府的时刻，谨庄严宣誓：我志愿献身医学，热爱祖国，忠于人民，恪守医德，尊师守纪，刻苦钻研，孜孜不倦，精益求精，全面发展。我决心竭尽全力除人类之病痛，助健康之完美，维护医术的圣洁和荣誉，救死扶伤，不辞艰辛，执着追求，为祖国医药卫生事业的发展和人类身心健康奋斗终生。

中国医师宣誓誓词

我宣誓：
我志愿献身人类的健康事业；自觉维护医学的尊严和神圣；
敬佑生命，救死扶伤，平等仁爱，尊师重道；诚实守信，恪守医德，精益求精，慎思笃行；
以上誓言，源于心，践于行。

中医医师宣誓词

凡大医治病，必当安神定志，无欲无求，先发大慈恻隐之心，誓愿普救含灵之苦。若有疾厄来求救者，不得问其贵贱贫富，长幼妍媸，怨亲善友，华夷愚智，普同一等，皆如至亲之想。亦不得瞻前顾后，自虑吉凶，护惜身命。见彼苦恼，若己有之，深心凄怆，勿避险巇、昼夜、寒暑、饥渴、疲劳，一心赴救，无作功夫形迹之心。如此可为苍生大医，反此则是含灵巨贼。

选自《大医精诚》

中医医师宣誓词

成大医者，精于医术，成于品德。博极医源，精勤不倦，潜心钻研，不懈不息，承前辈之衣钵，创百技之新生，详察形候，处判针药，纤毫勿失，不骄不躁。不道听途说，不一知半解。

吾辈之志，医病医心，仁心仁术，术业精微，悬壶济世，做苍生大医！

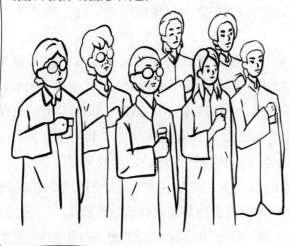

中医很科学

影响世界的古代中医药科学成就，彰显中医辉煌

早在文艺复兴时期，意大利人卡丹就认为中国人的磁罗盘、印刷术和火药是"整个古代无法与之相比的三大发明"。其后，这一说法又因培根和马克思的强调而影响巨大。之后，加上造纸术，中国"四大发明"的提法在 20 世纪被广为传播。

历史上，中医科学发现和技术发明的庞大体系，独创地研究和认识了众多医学事实和规律。把中医作为一个整体，从原创性、重要性、功效性等维度进行评价，"中医"可以与"汉语"一起，并称为"中国最伟大的发现和发明"第一位。

2015 年，中国科学院自然科学史研究所根据原创性及对科学技术进步与文明进程的影响力，推选出"中国古代重要科技发明创造"85 项，其中与中医相关的包括经脉学说、四诊法、本草学、方剂学、法医学体系、《本草纲目》分类体系、针灸、人痘接种术等 8 项。

技术发明

- 水稻栽培（距今不少于10000年）
- 猪的驯化（距今约8500年）
- 粟的栽培（距今约8000年）
- 漆器（距今约8000年）
- 养蚕（距今5000多年）
- 缫丝（距今5000多年）
- 大豆栽培（距今4000~5000年）
- 块范法（约公元前17世纪）
- 竹子栽培（不晚于商代）
- 茶树栽培（周代）
- 柑橘栽培（不晚于东周）
- 以生铁为本的钢铁冶炼技术（春秋早期）
- 分行栽培（垄作）（春秋时期）
- 青铜弩机（不晚于战国晚期）
- 叠铸法（战国时期）
- 马镫（不晚于4世纪初）
- 温室栽培（不晚于公元前1世纪）
- 多熟种植（战国晚期）
- 水碓（西汉）
- 瓷器（成熟于东汉晚期）
- 顿钻（井盐深钻汲制技艺）
- 火药（约9世纪）
- 水运仪象台（建成于1092年）
- 水密舱壁（不晚于唐代）
- 活塞式风箱（不晚于宋代）
- 火铳（管形火器）（不晚于13世纪末）
- 风扇车（不晚于东汉）
- 地动仪（132年）
- 活字印刷术（11世纪）
- 雕版印刷术（7世纪）
- 翻车（龙骨车）（2世纪）
- 造纸术（西汉初期）
- 含酒精饮料的酿造（距今约8000年）
- 提花机（不晚于公元前1世纪）
- 转轴舵（不晚于东周）
- 新莽铜卡尺（公元9年）
- 罗盘（指南针）（不晚于11世纪）
- 人痘接种术（不晚于16世纪）
- 指南车（西汉）
- 针灸（汉代）
- 胸带式系驾法（西汉）
- 水排（东汉）
- 火箭（不晚于南宋）

科学发现与创造

- 干支（商代有干支纪日，春秋以后有干支纪月，汉代以后有干支纪年）
- 圭表（不晚于西周）
- 阴阳合历（商代后期）
- 筹算（春秋时期）
- 小孔成像（公元前4世纪）
- 二十四节气（起源于战国，成熟于西汉初期）
- 马王堆地图（不晚于公元前2世纪）
- 经脉学说（汉代）
- 四诊法（汉代）
- 本草学（东汉初期）
- 方剂学（汉代）
- 天象记录（汉代已较为系统）
- 物不知数（中国剩余定理）
- 四元术（1303年）
- 盈不足术（不晚于公元前3世纪）
- 正负开方术（1247年）
- 法医学体系（1247年）
- 《本草纲目》分类体系（1578年）
- 敦煌星图（8世纪初）
- 岩溶地貌考察（1613—1639年）
- 等程律（十二平均律）（1581年）
- 律管口校正（3世纪）
- 垛积术（1261年）
- 勾股容圆
- 天元术（1248年）
- 潮汐表（始见于公元8世纪后半叶）
- 杂种优势利用（不晚于东周）
- 方程术（不晚于3世纪）
- 制图六体（汉代）

现代中医药的"三大发明"，引领中医药未来发展方向

中药注射剂

目前，中药注射剂已有 136 个品种，在医药大健康产业中起着重要作用。

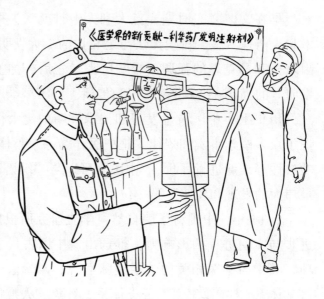

随着中药化学、制剂、药理与临床研究的发展，新的及改进后的中药注射剂有效性迅速提高，提升了中药的科学价值和经济价值，也促进了中医药理论创新。

1940 年，美国开始大量制造高浓度青霉素，开启了西方现代医学快速发展的历史。

同年，在时任八路军卫生部长钱信忠的建议下，韩刚带领课题组经过多次试验，将柴胡进行蒸馏提取制成注射液，取名"瀑澄利尔"，研制成功中医药史上具有划时代意义的供肌肉注射的第一支中药注射液，打破了中药无注射剂的历史，开创了传统药物现代制剂的先例，填补了世界制药史的空白。发明人韩刚被八路军卫生部授予"创造发明家"的称号。经人体试验证明，柴胡注射液对原虫、细菌有强力的杀灭或抑制作用，不仅可治疗流行性感冒、回归热、产褥热、肺结核发展期的发热等，并有代替奎宁治疗一般疟疾与顽固疟疾的功效。现在，这种针剂的名字是"柴胡注射液"。

针刺麻醉

利用针刺治疗疾病引起的疼痛，是传统针灸的独特经验。把针刺应用于外科手术的针刺麻醉，则是 20 世纪 50 年代的中医创新技术。1958 年，上海市第一人民医院公开发表了《针刺替代麻醉为临床麻醉开辟了新道路》的临床研究成果，开辟了针刺麻醉和针刺镇痛这一新的研究领域，并为针灸走向世界奠定了基础。从 1965 年开始，韩济生院士从事针刺镇痛原理研究，发现了针刺麻醉时产生的脑啡肽与抗镇痛物质 CCK，高度契合中医理论中的阴阳学说。二者相生相克，产生了奇妙的效果，并采用科学的方法和语言，对古老中医针灸的有效性和动态变化性，给出了科学解释。2005 年，在纪录片《替代疗法：针灸》中，上海周嘉教授主刀了一例二尖瓣成形术，摄像机 24 小时不停地跟拍了 4 天多，根据 3 位权威疼痛专家的实验结果及患者脑电波数据，专家们得出结论：针灸可以让大脑控制疼痛的部位麻醉。中国传统医学的独特魅力，征服了观众，也让沉寂多年的针刺麻醉技术再次被世界关注。

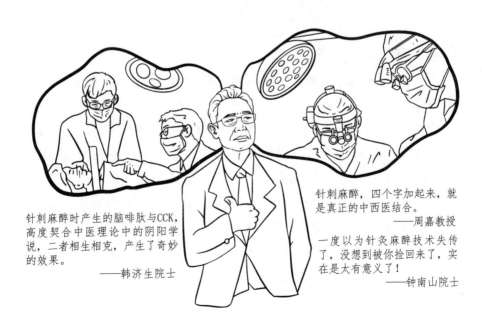

针刺麻醉时产生的脑啡肽与CCK，高度契合中医理论中的阴阳学说，二者相生相克，产生了奇妙的效果。
——韩济生院士

针刺麻醉，四个字加起来，就是真正的中西医结合。
——周嘉教授

一度以为针灸麻醉技术失传了，没想到被你捡回来了，实在是太有意义了！
——钟南山院士

现代中药

现代中药，是在中医基础理论指导下，应用现代科学技术，借鉴现代药学规范，发现中药的有效成分，搞清药理，确认作用靶点，确认有效验方、民间药方、中医师处方疗效，并制成的具有明确有效成分和功效的现代中药制剂。

2022版国家医保药品目录中，共有药品总数2860种，其中中成药就有1374种，占48%。中医药以其良好治疗效果，赢得患者、医生信赖。

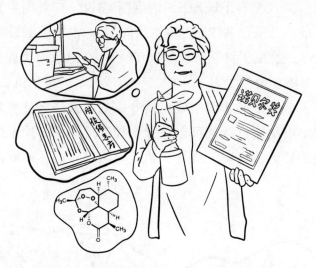

青蒿素发明并造福全世界，屠呦呦获诺贝尔奖

1990年，军事医学科学院（现军事科学院军事医学研究院）微生物流行病研究所周义清教授申请复方蒿甲醚专利，并通过科技部、中国国际信托投资公司，与昆明制药集团、诺华公司合作，获得世界各地专利，开发出复方蒿甲醚，于1998年获批上市，成为首个国际专利保护的中国药品，为全球抗击有3500年以上历史的疟疾做出了重大贡献。诺华公司获得中国境外专利许可使用权，使用青蒿素联合治疗的疟疾患者高达数十亿例，有效控制非洲疟疾流行，引起国际社会关注。因在此项青蒿素研究中获得初始突破时做出了杰出贡献，屠呦呦获得2015年诺贝尔生理学或医学奖。

现代中药二次开发：用临床再评价解决了中药有效性问题；用质量管控解决了中药质量问题

张伯礼院士领衔的团队，有效解决了制约中成药发展瓶颈问题，明确了中成药的药效物质、作用机制和临床定位，原创性提出中成药二次开发理论、方法与技术策略，创立了基于系统工程学的中成药二次开发模式，形成高科技与中药产业融合的发展特色。在中药现代化浪潮推动下，传统中成药通过系统工程学指导下的二次开发，极大提升了中成药质量和功效。大量中成药临床研究，进一步证实了中成药的有效性和经济性，中成药高质量发展已成趋势。

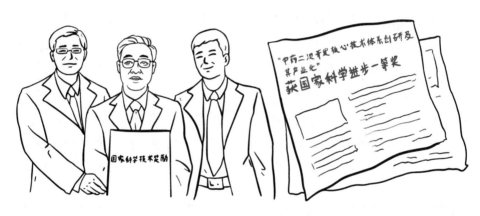

中国特色医学成果璀璨，砷制剂荣获 2020 年未来科学大奖

从 1971 年开始，一个源自民间的中药偏方，通过现代科学技术手段，被研发、改进成为特效砷制剂。应用中西医结合和现代医学研究方法，砷制剂在"血癌"攻坚道路上脱颖而出，并在国际血液学领域掀起了一场革命，为全球治愈急性早幼粒细胞白血病（APL）贡献了一份中国特色医学的解决方案，

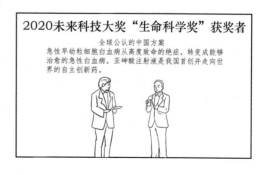

临床治愈率达 90%，拯救了数十万患者的生命。2000 年 9 月，美国食

品药品管理局（FDA）批准了亚砷酸的临床应用。国际公认该药是治疗 APL 的首选药物和全球治疗 APL 的标准药物之一，是我国首创并走向世界的自主创新药。2018 年，哈佛大学研究人员发现，三氧化二砷和全反式维甲酸联合疗法除了能够治疗白血病之外，在多种癌症如乳腺癌、肝癌的治疗中也可以发挥作用。中国科学家们经数十年不懈努力，实现了癌症疗法上的首创。

中成药国际化，为共建人类卫生健康共同体贡献中国力量

国内各中成药企业，积极开拓国际市场，为中成药赢得国际认可做出了突出贡献。2012 年，地奥心血康胶囊作为植物药在荷兰注册成功，获准在欧盟国家注册上市，实现了中国具有自主知识产权的治疗性药品进入发达国家主流市场零的突破。2016 年，以岭药业连花清瘟胶囊成为我国第一个获得美国 FDA 批准开展二期临床研究的治疗流行性感冒的中药，也是全球第一个获得美国 FDA 批准开展二期临床研究的大复方中药。2018 年，在世界最大医药市场的美国，天士力复方丹参滴丸获得了 FDA–SPA 特许审评批准函，开创中国首例复方现代创新中药销售许可权引入美国市场的先河。

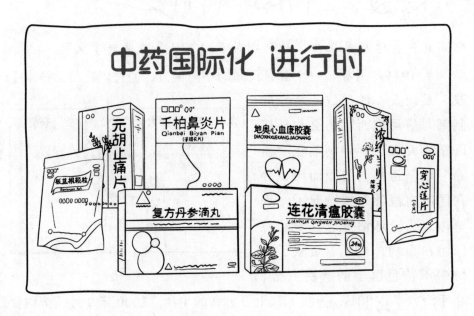

中医很实用

中医药适宜技术

中医药适宜技术一般是指经过长期临床应用，被证明是安全、有效、成本低廉、简便、易学的中医药实用技术，又称中医药适宜技术、中医传统疗法、中医民间疗法等，其内容非常丰富，运用范围比较广。主要包括针法类、灸法类、按摩法、外治法和内服法等。

中医诊疗最基本和显著的特点是"简、便、验、廉"：

"简"指因时制宜，选择操作简便的方式；"便"指因地制宜，就地取材；"验"指治疗有效，中医药多年流传下来的验方和有效治疗方法；"廉"指因人制宜，不浪费人力和物力。

中医药适宜技术

内服法

包括方药应用（老中医验案、民间土单验方应用、古方今用、成药应用、临床自拟方应用）等，以及中药雾化吸入疗法、中药茶饮法、中药药酒疗法、饮食药膳、养生保健、中医护理、膏方疗法以及冬病夏治等。

外治法

包括刮痧、灌肠、火罐、竹灌、药摩、天灸、盐熨、熏洗、药浴、香薰、火熨、芳香、外敷、膏药、中药蜡疗、敷脐、蜂针等疗法。

按摩法

包括头部按摩、足底按摩、踩跷、整脊、捏脊、背脊、按摩、拨筋、护肾、按揉涌泉穴、小儿推拿疗法、点穴等疗法。

灸法类

「灸」是艾灸疗法简称，是运用艾绒或其他药物点燃后直接或间接在体表穴位上熏蒸、温熨，借灸火的热力以及药物的作用，通过经络的传导，以起到温通气血，疏通经络、调和阴阳、扶正驱邪、行气活血、驱寒逐湿、消肿散结等作用，达到防病治病的一种治法。

针法类

「针」是指「针刺」，是一种利用各种针具刺激穴位来治疗疾病的方法，包含体针、头针、耳针、足针、腕踝针、梅花针、火针、电针、穴位注射、小针刀疗法、放血疗法等。传统医学对疑难病治疗常以针罐齐施、针药并用、内外同治获得最佳疗效。

中医优势病种

中医优势病种，是世界认识中医价值的重要载体。目前西医占据世界医学主流地位，但在某些疾病的诊疗中，中医药仍发挥着不可替代的作用，其中最能体现中医药疗效价值的疾病被称为中医优势病种。

中医药对优势病种的疗效，既经得住循证医学的检验，提高了重大疑难疾病诊疗能力和疗效水平，又能以现代科学语言阐明其机制。以整体观、辨证论治为特色的中医诊疗思维，以中医复方疗法为核心的疾病治疗理念，将在世界范围内引发一场医学革命。

中医优势病种

纤维肌痛症

风温肺热病（重症肺炎）　痿病（视神经脊髓炎）　卵巢癌

风温肺热病（医院获得性肺炎）　痿病（变应性皮肤血管炎）

葡萄疫（变应性皮肤血管炎）　病毒性脑炎急性期中医临床路径　尿频（神经性尿频）　石淋（尿石症）

小儿急性乳蛾（小儿急性肠系膜淋巴结炎）

小儿腹痛（小儿肠系膜淋巴结炎）　脓疱型银屑病

恶阻病（妊娠剧吐）　慢性光化性皮炎　痿病（运动神经元病）

咳嗽病（急性气管-支气管炎）　痿病（重症肌无力）

眩晕（后循环缺血）　黄疸（戊型病毒性肝炎，重度）

颤病（帕金森叠加综合征）

呆病（典型阿尔茨海默病）

不育症（精索静脉曲张）

子痈（急慢性睾丸附睾炎）

天疱疮（天疱疮）　脏躁（解体转换障碍）　难治性幽门螺杆菌相关性胃病

痿病（进行性肌营养不良）　黄水疮（脓疱疮）　前列腺癌（前列腺恶性肿瘤）围手术期

瘰病　围手术期　狼疮性肾炎　精癃（良性前列腺增生症）

视瞻昏渺病（年龄相关性黄斑变性）　急性淋巴细胞白血病

传染性单核细胞增多症-无严重并发症　亨特综合征　血灌瞳神（玻璃体积血）

粉刺性乳痈（浆细胞性乳腺炎）　痿病（慢性炎症性脱髓鞘性多发神经根神经病）　血栓性静脉炎

水肿病（小儿原发性肾病综合征）　盆腔淤血综合征

酒厥（酒精中毒所致精神障碍和行为障碍）　悬珠痔（肛乳头肥大）

喉痹（咽喉部脓肿）　乳岩（乳腺癌）　风牵偏视（眼外肌麻痹）

急性肾小球肾炎　手足口病（重型）　儿童病毒性心肌炎

儿童紫癜性肾炎　乳岩（乳腺癌）围手术期　原发性血小板增多症

脱疽（糖尿病足破溃期）　肺炎喘嗽（毛细支气管炎）　惊病（急性应激反应）

胁痛（胆囊结石）　视网膜分支动脉阻塞　糖尿病周围血管病

老年急性髓系白血病（非APL）　登革热

红皮病型银屑病　化疗后白细胞减少症　血精（精囊炎）

乳岩（乳腺癌巩固期）肉芽肿性小叶性乳腺炎　支气管扩张症

乳岩（乳腺癌巩固期）耳眩晕（梅尼埃病）　化疗后血小板减少症　肺炎喘嗽（支原体肺炎）

急性早幼粒细胞白血病（低中危组）　肿瘤相关性贫血

糖尿病脂代谢异常　足底病（跟骨痛）　热淋病（急性肾盂肾炎）

肝痈（慢性肝衰竭）　真性红细胞增多症　黄疸（原发性硬化性胆管炎）

恶性淋巴瘤　臂肌挛缩症　黄疸（淤胆型肝炎）

青少年特发性脊柱侧弯症　鼓胀（乙肝肝硬化腹水）　黄疸（淤胆型肝炎）

肝瘟（乙肝相关肝衰竭前期）　腰痹病（退变性腰椎管狭窄症）　肺炎喘嗽（支原体肺炎）

肝瘟（乙肝相关肝衰竭前期）　腰痛（腰椎滑脱症）

鹅口疮（骶尾部藏毛窦）　脏毒（肛隐窝炎）　颤病小便失调（帕金森病膀胱功能障碍）

肝毒（肛隐窝炎）　鼓胀（酒精性肝硬化腹水）

颤病小便失调（帕金森病膀胱功能障碍）

　　《中成药治疗优势病种临床应用指南》首次提出"循证为主、共识为辅、经验为鉴"的中成药推荐原则，其使用对象主要定位为全科医师、西医师。这个中成药循证实践指南，让西医"看得懂、易掌握、会使用"，使中成药在维护群众健康领域发挥着越来越重要的作用。

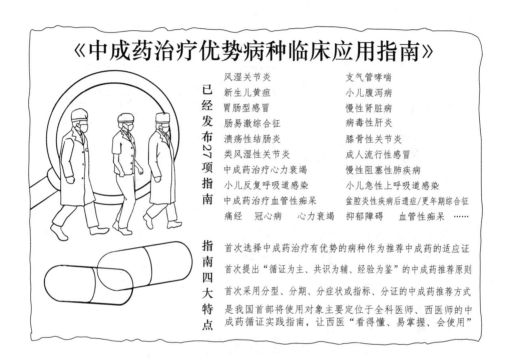

《中成药治疗优势病种临床应用指南》

已经发布27项指南

风湿关节炎	支气管哮喘
新生儿黄疸	小儿腹泻病
胃肠型感冒	慢性肾脏病
肠易激综合征	病毒性肝炎
溃疡性结肠炎	膝骨性关节炎
类风湿性关节炎	成人流行性感冒
中成药治疗心力衰竭	慢性阻塞性肺疾病
小儿反复呼吸道感染	小儿急性上呼吸道感染
中成药治疗血管性痴呆	盆腔炎性疾病后遗症/更年期综合征

痛经　冠心病　心力衰竭　抑郁障碍　血管性痴呆 ……

指南四大特点

首次选择中成药治疗有优势的病种作为推荐中成药的适应证

首次提出"循证为主、共识为辅、经验为鉴"的中成药推荐原则

首次采用分型、分期、分症状或指标、分证的中成药推荐方式

是我国首部将使用对象主要定位于全科医师、西医师的中成药循证实践指南，让西医"看得懂、易掌握、会使用"

世界卫生组织公布的43种针灸有效的病症

　　呼吸系统疾病：过敏性鼻炎、鼻窦炎、鼻炎、感冒、扁桃腺炎、急慢性喉炎、气管炎、支气管哮喘。

　　眼科疾病：急性结膜炎、中心性视网膜炎、近视眼、白内障。

　　口腔科疾病：牙痛、拔牙后疼痛、牙龈炎。

　　胃肠系统疾病：食道贲门失驰缓症、呃逆、胃下垂、急慢性胃炎、胃酸增多症、慢性十二指肠溃疡（疼缓解）、单纯急性十二指肠溃疡炎、急慢性结肠炎、急性（慢性）杆菌性痢疾、便秘、腹泻、肠麻痹。

神经、肌肉、骨骼疾病：头痛、偏头痛、三叉神经痛、面神经麻痹、中风后的轻度瘫痪、周围性神经疾患、小儿脊髓灰质炎后遗症、美尼尔氏综合征、神经性膀胱功能失调、遗尿、肋间神经痛、颈臂综合征、肩凝症、网球肘、坐骨神经痛、腰痛、关节炎、小儿脑瘫。

World Health Organization

目前，针灸常用的有体针、头针、耳针、足针、梅花针、火针、电针、小针刀等。中医对疑难病治疗常以针罐齐施、针药并用、内外同治获得最优疗效。针法类包含体针疗法、放血疗法、头针疗法、耳针疗法、足针疗法、腕踝针疗法、梅花针疗法、火针疗法、电针疗法、穴位疗法、针刀疗法、艾灸疗法、火罐疗法、刮痧疗法等。

中医很文化

中医，是中华文化最为耀眼的瑰宝之一。中医文化，贯穿了整个中华民族的历史。与中医相关的思维、哲学、历史、经典名著、历代名医、器物、传说、故事、民俗、民谣、诗词等，深深影响着中华文化的发展。

中医药学涵盖中华民族几千年的健康养生理念及实践经验，是中华民族的伟大创造和中国古代科学的瑰宝。中医药文化是中华优秀传统文化的重要组成部分，已经融入中国人的血脉，融入历代中医大咖的典籍，融入我们的思维，融入百姓的日常生活。中医药文化博大精深，蕴藏着极高的生命智慧，是中华民族祖先留给子孙后代的珍贵遗产。中医药文化，也体现在我们耳熟能详的历史故事里。

中医被称为"岐黄之术"：中医的进步来源于同道研讨

《黄帝内经》记载了与黄帝对话人物共有6位，可以简单地分为三类：第一类是黄帝的老师，称为天师，包括岐伯、鬼臾区；第二类是黄帝咨询的"专家"，包括伯高、少俞、少师；第三类只有雷公，他应该是黄帝的学生。相传

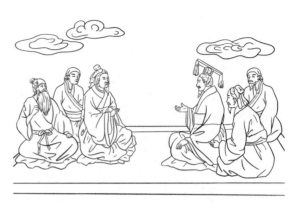

黄帝常与岐伯、雷公等臣子坐而论道，探讨包括疾病的病因、诊断以及治疗等医学问题，并记录在《黄帝内经》这部医学著作中。因《黄帝内经》记录内容以黄帝与岐伯两人为主，后世出于对黄帝、岐伯的尊崇，将中医医术称为"岐黄之术"。直至今天，一些中医师还经常引用《黄帝内经》作为中医诊疗保健理论依据之一。

中医被称为"青囊"：中医的进步来源于专业学习

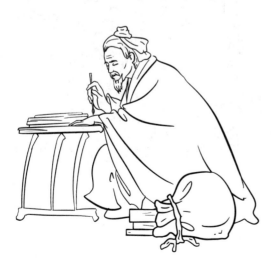

青囊泛指黑袋子，古代风水师、医生、官员用来装书、工具、官印等重要物品。后因三国时期的名医华佗在被杀前，为报一狱吏酒肉侍奉之恩，将所用医书装满一青囊送给他。华佗死后，狱吏亦行医，使华佗的部分医术流传下来。为传颂华佗高超医术，后人称中医为"青囊"。

中医被称为"杏林"：中医的进步来源于医者"仁心"

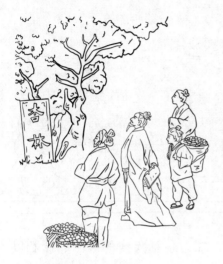

三国时期，吴国名医董奉，在江西庐山隐居，附近百姓闻名求医。董奉从不收取钱财，只求轻症被治愈者种一棵杏树，大病重病被治愈者种五棵杏树。杏树成熟后，董奉用杏换粮，赈济百姓。董奉逝后，人们把医术高明、医德高尚的中医行业称为"杏林"。代表传统中医的杏林文化由此产生并传颂至今。成语"杏林春暖""誉满杏林"均起源于这个故事。

中医被称为"悬壶"：中医的进步来源于智慧传承

故事来源于《后汉书·费长房传》记载。传说东汉时期，方士费长房在街上看到一卖药老者的竿杆上挂一葫芦。天黑后，老者就跳入葫芦中。为弄清情况，费长房以酒款待老者。后来老者约他同入葫芦中，只见里面有玉堂宫殿，美酒佳肴。费长房即拜老者为师，学修仙之道。数载后，他术精业成，得壶翁传赠的治病

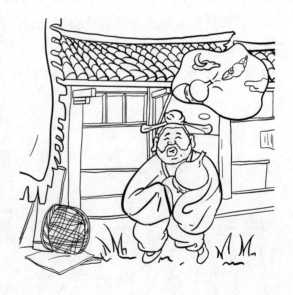

鞭鬼竹杖，从此悬壶行医。从那时起，医生腰间挂的和诊所前悬的葫芦，便成了中医行医卖药的标志。

中医四大名著：中医的进步来源于潜心坚守

中医四大名著有两种说法：一种是包括《黄帝内经》《难经》《伤寒杂病论》《神农本草经》；另一种是包括《黄帝内经》《伤寒论》《金匮要略》《温病条辨》。采用前者说法的较多。

《黄帝内经》是第一部冠以中华民族先祖"黄帝"之名的传世巨著，是我国医学宝库中现存图书中最早的一部医学典籍。

《伤寒论》是张仲景阐述外感热病及其杂病治疗规律的专著。

《金匮要略》是我国现存最早的一部诊治杂病的专著，是张仲景创造辨证理论的代表作。

《温病条辨》是吴瑭多年温病学术研究和临床总结的重要著作。

《难经》，原名《黄帝八十一难经》，作者把自己认为的《黄帝内经》中的难点和疑点提出，然后逐一解释，并且对部分问题做出了发挥性阐解。全书共分八十一难，分别对人体的腑脏功能形态、诊法脉象、经脉针法等问题逐一论述。

《神农本草经》又名《神农本草》，简称《本草经》《本经》，是我国现存最早的药物学专著，是我国早期临床用药经验的第一次系统总结，被誉为中药学经典著作。

中医四大名著是守护中国人生命和健康的宝典，也是中国传统文化的重要精神源泉。

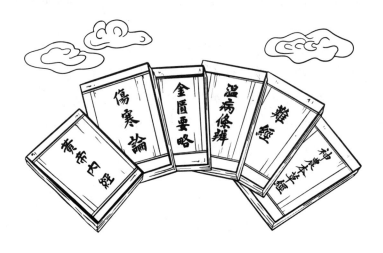

中医很有前途

在 5000 多年中医历史长河中，中医故事闪耀着夺目异彩。其内容涵盖中医从原始医学、巫医，到整体观经验医学、整体观实验医学、整体观生物医学—社会医学模型的变化全程，见证了中医现代化、成为全球医学重要组成部分的全程。

现代中医学，走上了科学化、实证化、分析化、还原化、客观化、标准化、规范化、定量化的征程。"混沌理论""协同学""系统生物学""整体观生物医学—社会医学"等，开始成为中医理论科学化基础的现代表达。

科学的标准是获取真理，医学的标准是获得健康和疗效；科学的目的是获得新知，医学的目的是通过预防和治疗疾病提高人民全面健康水平；科学的价值旨向是有知、有理、有用、有利，医学的价值旨向是有用、有理、有德、有情。医学，从诞生之日起，就在不断寻求科学性、人文性和社会性的统一。

尽管医学大部分内容与科学有关，但医学不是纯科学。医疗行为是根植于科学的一种艺术，医学本身是"人学"，重拾医学人性是潮流。传统中医兼具科学性和人文性特征，足可引领新的医学潮流。目前，东西方两种医学认知力量在中国汇聚，是现代医学向更高境界提升和发展的必然性趋势，这种汇聚使中西方医学的内涵不断丰富和进步。

中医思维具有原创优势，中医行之有效的辨证论治方法、丰富多样的干预手段，修身养心与药物治疗相结合的卫生保健体系，以及注重临床效果的务实风格，使中医药绵延数千年而不衰，为中华民族生息不绝、繁荣昌盛做出了不可替代的重大贡献。中医思维，结合西医方法，完全可以发展出属于世界的"中国特色医学"。

党的十八大以来，发展中医药上升为国家战略，中医药高质量发展迎来了黄金机遇期：现代科技高度发达，整合医学、整体医学潮流已现，西医临床专科过度细化导致的问题被不断诟病，新型传染病持续威胁人类健康，中医整体医学优势已受全世界重视。中医药在治未病、重大疾病治疗、疾病康复中的重要作用已经明确。事实已经证明，全方位、全周期保障人民群众的健康，离不开中医药。

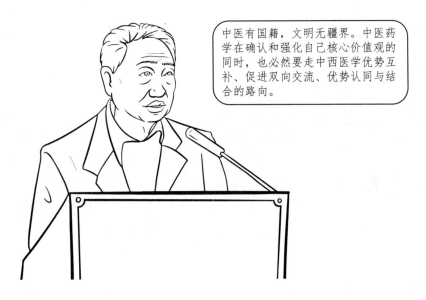

中医有国籍，文明无疆界。中医药学在确认和强化自己核心价值观的同时，也必然要走中西医学优势互补、促进双向交流、优势认同与结合的路向。

对中医的困惑

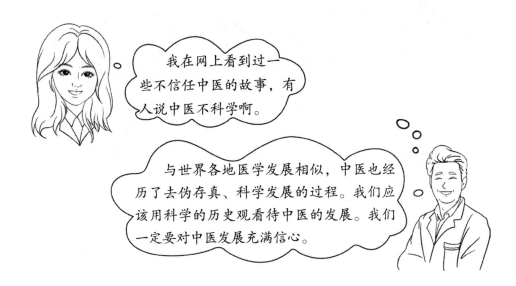

我在网上看到过一些不信任中医的故事，有人说中医不科学啊。

与世界各地医学发展相似，中医也经历了去伪存真、科学发展的过程。我们应该用科学的历史观看待中医的发展。我们一定要对中医发展充满信心。

验孕诊脉

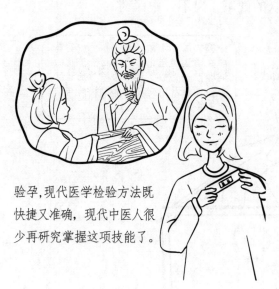

验孕,现代医学检验方法既快捷又准确,现代中医人很少再研究掌握这项技能了。

"诊脉验孕",记载于魏晋时期著名医学家王叔和的《脉经》,是古代中医家的经验总结,是传统中医的精粹之一。"诊脉验孕"结合望诊、闻诊、问诊的结果,有比较高的准确性。在当时是挺科学的一项技术。

由于现代医学验孕的检验方法既快捷又准确,现代中医人很少再去研究掌握这项技能了。

悬丝诊脉

"悬丝诊脉",相传为唐代孙思邈首创,是古代中医为了解决特殊情况下的诊断,而做的迫不得已的"形式诊脉",更多的是为了获得患者及其家属的信任和信心。严格地讲,医生的诊断不是通过悬丝,而是综合了闻诊、问诊的结果后,做出的综合性的诊断。

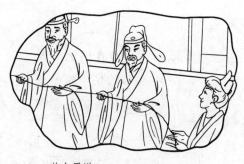

施今墨说:
悬丝诊脉可说是亦真亦假。
所谓真者,确曾有其事;
所谓假者,悬丝纯粹是一种形式。

屋东壁上土、寡妇床头灰

"屋东壁上土"出自《外台秘要》，"寡妇床头灰"出自《本草纲目》。都是中医药经典著作，是中医生都必须掌握的典籍。

事实是，这两种药或者说这两个偏方，目前几乎没有人用了。

"床头灰"里可能存在类似"青霉素"的霉菌，"东壁土"也许含有中药硝类成分，或者因为这样干燥土具有一定的吸附能力，对某些疾病可能会起到一定的治疗作用。类似这样的情况，在中医古籍的记载中，还有不少。在中华人民共和国成立前，贫穷百姓生病后经常会使用"香灰"治病。这些情况是历史和时代的产物。中医药也在与时俱进，这些偏方秘方，已经成为历史的记忆。

还有就是关于中药的"药引子"，本来是中医药理论中"引药归经"的俗称，指利用"药引子"引导其他药物到达病灶和对应经脉，增强治疗效果。药引子种类很多，有增强药效的，有减毒的，有为了提高患者治疗信心的。这些都是"药引子"正确的应用方式。

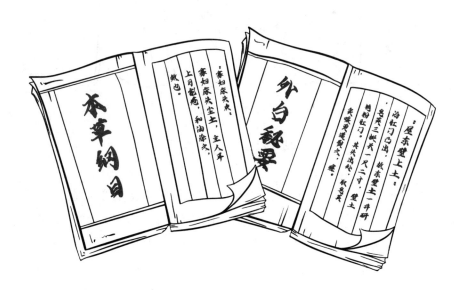

伪中医

与全世界医学发展相似的是，中医也经历了去伪存真、科学发展的过程。现在，中医药发展的大环境非常好。一些不法之徒参与其中，浑水摸鱼，通过非法手段，置人民生命健康于不顾，获取不义之财，他们都已经受到法律制裁和道德审判，如包装成气功大师的江湖骗子、用芒硝绿豆治病的游医，以及做"神医"广告的"神医宇宙"的成员们等。

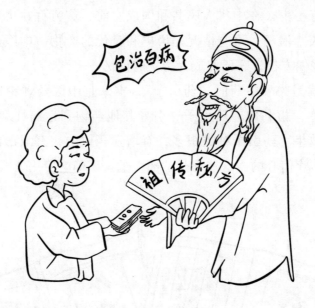

潜力巨大的中医

中医药的"三个作用"和"五种资源"理论指的是：在保护人民健康方面，中医药在治未病、重大疾病治疗和疾病康复中发挥了重要作用；在经济社会发展方面，中医药是独特的卫生资源、潜力巨大的经济资源、具有原创优势的科技资源、优秀的文化资源和重要的生态资源。中医药在中国乃至世界医学健康领域的作用越来越重要，对社会经济生活的影响越来越显著。

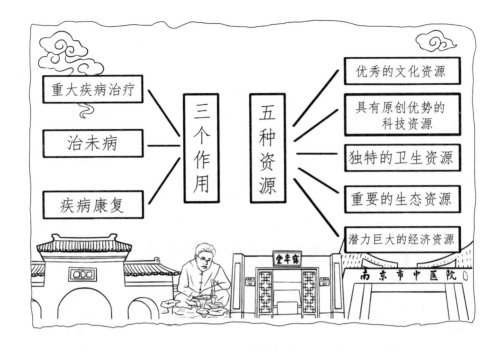

中医药故事非常精彩

1967—1981 年，国家开展了代号为"523"的研究项目。参加集体攻关的有超过 60 家科研机构、500 多名科学家。最终成功研制了抗疟疾新药"青蒿素"，拯救了全世界数百万人的生命。

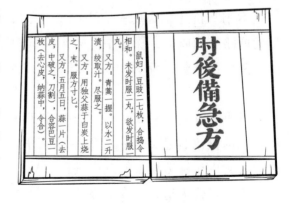

屠呦呦从东晋葛洪《肘后备急方》中的治病方案描述的"青蒿一握，以水二升渍，绞取汁，尽服之"中获得灵感，认识到温度是提取抗疟中草药有效成分的关键。沿着这个思路，屠呦呦发现，将青蒿乙醚提取物去掉其中的酸性部分，剩下的中性部分抗疟效果最好。实际上，这个成分就是"青蒿素"。

其实，东晋葛洪《肘后备急方》的"治寒热诸疟方第十六"中，所记载的治疗方案有 44 种之多。如果屠呦呦没有发现低温制取青蒿提取物这个关键方法的话，可能古人提出的采用青蒿汁治疟疾的方案，也跟另外 43 个方案一样，被现代人当作无效或低效方案而被现代医学抛弃了。

中医是国粹，国人都知道中医药，基本都使用过中医药。但全面深入了解中医药的人还不多，有关中医药的故事还有很多。

本书叙事特点和读者定位

一枚银针联通中西，一缕药香穿越古今。一本好书让中医药文化历久弥新。

中医药学的哲学体系、思维模式、价值观念与中华优秀传统文化一脉相承，是中华民族智慧的结晶，早已融入中国人的思想生活的方方面面。正确认识中医、理解中医、传播中医、使用中医，弘扬中华优秀文化，护佑世界人们健康，中医人一直在努力。

本书从讲述中医历史、中医文化、中医科学出发，对比中西方医学发展路径和成就，探讨中医未来。试图让读者了解中医历史和现状，搞清楚中医优势、活力源泉，以期形成对中医发展目标及路径的整体共识。

本书旨在树立荡涤心灵的中医科学和文化形象，启迪百姓和中医从业者的健康智慧，揭示中医传承精华、不断创新、吸纳新知、与时俱进的文化和科学领域的发展进程。

本书定位为适合大众和专业人士轻松阅读的中医科普读物。

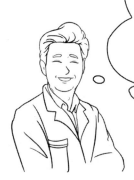

为科普中医药的三大作用和五种资源理论，说清楚中医药的历史、现在和未来，我做了这个"中医那些事"的小课程。这是包括四个主题的系列讲座，包括中医历史、中医文化、中医科学和中医未来。下面我就开讲了。

好啊，我太激动了

目 录

第一讲　中医历史

　　历史，不仅是历史事件的简单记载，还是民族文化和民族精神最重要的表达和传承方式。读史可以明智，知古才能鉴今。

　　了解中医历史，梳理中医发展脉络，搞清楚中医药发展进程中的偶然和必然因素，为我们明确中医药发展路径指引正确方向，是我们树立对中医药自信的必要过程。

　　黄河西侯度，保存着人类最早的用火遗址。中华大地上旧石器时代的原始人类，在243万年前就开始告别茹毛饮血的生活方式，逐渐进入刀耕火种的原始文明。中华大地的人类文明，与护佑人类健康的中医药文明之花几乎同时盛开了。

"中医"一词的来历

中医和西医

"中医"这个名词的真正出现，是在 19 世纪的鸦片战争前后。

当时，英国东印度公司把他们带到亚洲的医学称为"西医"。为区别中国传统医学，西方人就把中国传统医学称为"中医"。

东印度公司是对世界有影响的股份制公司，原名为"伦敦商人东印度贸易公司"，后改名为"英格兰商人东印度贸易联合公司"。这个组织虽然叫"公司"，但是其职能几乎等同于国家，可自造货币，自办外交，甚至训练私军，发动战争，一度几乎控制了整个印度。它曾经向康熙进献过西药金鸡纳霜，治好康熙的疟疾。它还是波士顿茶叶事件的始作俑者，引发了美国独立战争。它为我国引进过琴纳的牛痘技术，为我国根治天花起了极大作用。它参与对华鸦片贸易，引发了清朝政府禁烟、销烟和 1840 年的鸦片战争，最终导致中国割让香港给英国。

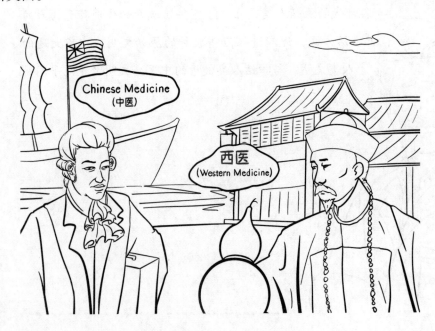

"中医"正式成为官方名词，是从 1936 年开始的。

1930 年，国民政府公布《西医条例》以后，多年内没有关于中医方面的正式法规颁布，对中医的管理一直也比较模糊。1933 年 12 月，在国民政府立法院召开的第三届第 43 次会议上，《国医条例（草案）》更名为《中医条例》，并获得通过。1936 年 1 月 22 日，南京政府正式公布《中医条例》。"中医"开始成为正式法定名词。

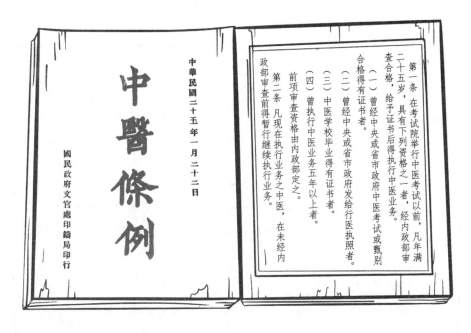

"汉医""国医"和中医

历史上，中国传统医学一直被称为"汉医"或者"国医"。

曾经有人牵强地认为，在两千多年前，《汉书·艺文志》中有与"中医"相关的文字出现，就说"中医"名称出自两千年前，这是不对的。实际上，《汉书·艺文志》中的"中医"的实际含义，是"中等水平医生"的意思，与现在"中医"的含义完全不同，不能混为一谈。

中医发源于黄河流域，很早就建立了独立的学术体系。在漫长的发展过程中，中医得到了良好的传承和发展，涌现出了诸多名医，他们收集整理了当时的中医药成就，创立了独特的学术流派，留下了不朽名著，世代流传，为中医发展做出了巨大贡献。

　　中医一直佑护着中华民族，使得我国历史上很少出现长时期的传染病。欧洲历史上出现的黑死病，导致欧洲人几乎死亡一半，而当时的西医却束手无策。

"医"字演变

　　"医"的甲骨文（ 医 ）是由（匸，筐子）和（矢，箭只）组成，本义是盛"矢"等砭、针、灸等医疗器具的"医药箱子"。

　　"医"的篆文（ 医 ）与甲骨文写法基本相似。

　　"殹"是在"医"的基础上加上了一个"殳"（甲骨文有六种，分别是 ，都是手里拿着工具进行敲击和拍打的意思）。

　　"醫"是在"殹"的基础上加"酉"，表示用酒配制中药并用酒为外伤消毒、治疗。酒在医疗上的应用是中国医学史上的一项重大发明，后世有"酒为百药之长"的说法。

　　"毉"是"醫"的另外一种写法，用"巫"代替"酉"，古代有巫、医同源的意思。"毉"下面的"巫"，表示巫术是一种古老的医疗方式。古时女巫称巫，男巫称觋，二者合称巫觋。

中医书法：

　　（甲骨文）　　　中醫（篆体）　　　中醫（隶书）

　　中醫（楷书）　　　中醫（行书）　　　中醫（草书）

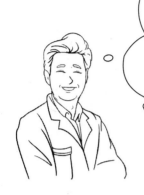

幸运的是，我们现代中医人已经觉醒，政府也大力保护和发展中医，中医药前途非常值得期待。下面，我将按时间轴，系统梳理中医发展史，让你能初步了解中医发展的脉络。

太好了，我都迫不及待了。

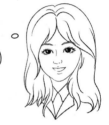

上古时期——从神话传说到有文字记载

原始中医的诞生

"医者，仁术"，是说"从医"就是在做"治病救人"的好事。

从远古开始，中国版图上就形成了不同的人类部落，先民们穴居野外。在生活中，他们逐渐了解疾病并发现治疗疾病的方法，原始中医就此诞生。先民们解决身体不适的方法大致有：

内服"中药"：发现一些食物能缓和身体不适。

外用"中药"：发现在身上涂抹油脂等能保护身体、缓解不适。

热灸疗法：发现用热的石头等物体烘烤体表部位，可以缓解不适。

砭石针灸：发现用骨针、砭石等，捶击、按压人体特殊部位，可舒缓身体不适。

外科手术：发现原始创伤止血法，以及用尖锐石块刺破肿痛化脓等部位可解除病症。

由于在殷墟甲骨文上没有发现有关药物治疗的记载，据此推测，可能从周朝开始，先民才开始使用药物治疗疾病。

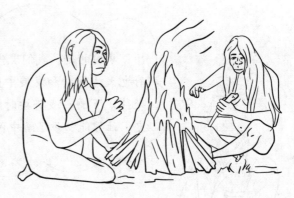

上古时期的中医药

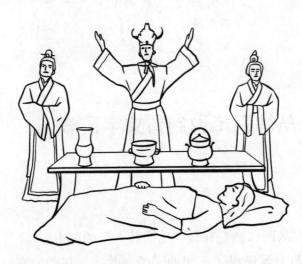

原始人类社会发展所面临的头等大事是生存和延续。找到并确定食物，是人类最基本的活动。药物是古人类、古中医在治疗疾病的实践中，对出现在食物中的动植物、矿物质，经反复检验、认识，并对其用途进行界定，确认可以治疗特定疾病的物质。因此，中医学从一开始，就是一门经实践反复检验并确认了其对疾病治疗效果的科学，是理性升华的结果。

但在原始社会阶段，应该没有专职医生。一些专长于医药等方面技能的部族成员被尊称为"巫"。可能是因为在治疗疾病时，往往会结合他们所掌握的巫术。甲骨文"巫"（ㄨㄨ），是两个"壬"字交叉而成，意为能沟通天地四方的人物。

与中医相关的神话故事

中国神话故事，开始于盘古"开天辟地"。传说，盘古斧劈混沌世界所发出的火星化为中国的火神"祝融"，盘古流淌的汗水化为中国的水神"共工"。

为了世界更美好，女娲抟土造人，并分男女，让人类自我繁衍。

火神祝融给女娲所造的人类带去了火。水神共工与祝融大战，因不敌祝融，怒撞火神祝融的火神殿。共工撞倒不周山，天河水倒流下来，同时妖魔、疾病、灾难也随之来到人间，引出女娲用五彩石补天的神话故事。

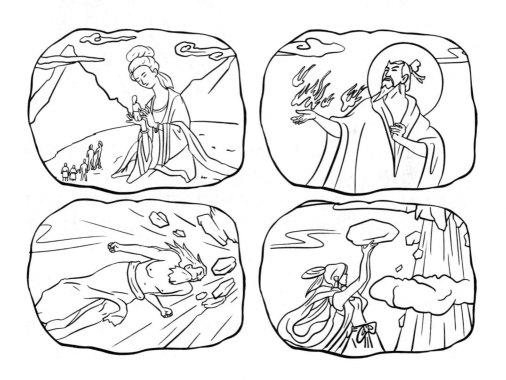

与中医相关的历史传说

中华初祖五氏

有巢氏，是中国历史上第一个有文献记载的传说人物，是人类原始巢居的发明者。他"构木为巢"，极大提高了原始人类的生活质量。据说他出生在现在安徽省巢湖流域，是中国远古时期的部落联盟首领之一。有巢氏位列中华初祖五氏之首，被尊奉为中华民族的"第一人文始祖"。

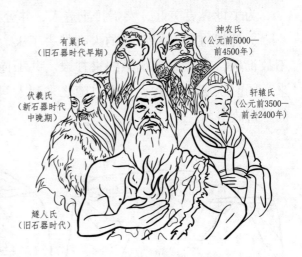

有巢氏
（旧石器时代早期）

神农氏
（公元前5000—
前4500年）

伏羲氏
（新石器时代
中晚期）

轩辕氏
（公元前3500—
前去2400年）

燧人氏
（旧石器时代）

燧人氏，发明了钻木取火，实质性地改变了原始人类的饮食习惯，大幅度提高了原始人类的生活品质。

伏羲氏，根据天地间阴阳变化现象，创造了"八卦"，以八种简单而寓义深刻的符号来概括天地之间万事万物，极大提高了原始人类理性认识世界的水平，为中华文化的发展打下了良好基础。另外，他还创立了中华民族的龙图腾，封禅泰山，丰富了人类的精神生活，开创了中华文明。

神农氏炎帝，通过尝百草确定中药及其疗效，是中药学的始祖。另外，他还创作第一本易经《连山易》，进一步发展了中华文明。

轩辕氏黄帝，作为中华民族的"五帝"之首，是中国历史上最重要的代表人物，也是中医药学首位集大成者。我们炎黄子孙，尊神农氏炎帝、轩辕氏黄帝为中华民族的始祖。

中华初祖五氏，推动了中华文明从石器时代进入农耕时代，并推动华夏民族进入大一统的历史发展阶段。

中华"三皇"

中华文明先祖中，伏羲氏（天皇）、神农氏炎帝（地皇）、轩辕氏黄帝（人皇）是大家耳熟能详的"三皇"。在他们统治的历史阶段，已经初步解决了人类生存和精神生活问题，同时也初步完成了中医药相关的初始理论和实践工作。

中华"五帝"

中医史上，黄帝被尊为中医学始祖，是中医理论的奠基者。中国历史上最早的医书经典，有些就是托名黄帝所作。

中华"五帝"中的颛顼禁绝巫教，为中医独立发展提供了基础。

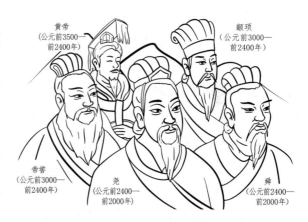

帝喾划分四时节令，使农耕文明走进了一个崭新的时代，为中医发展提供了良好的物质条件。

尧帝时期，造酒开始盛行，所谓"酒之所兴，肇自上皇，成于仪狄"。酒的使用，拓宽了中医药发展道路。尧帝是中国历史上贤明圣主的代表。唐代之后，尧帝还成为儒家精神上的始祖。尧帝时期，规范了古代医学教育，授权"学堂"可以用木条惩罚"学生"，据说这也是老师使用的"戒尺"的来历。

舜帝时期发动的"方山之战"，彻底摧毁了巫教存在的基础，中医传承从氏族内传承，变化为师徒传承。

在漫漫的历史长河中，中医药得到了长足发展，已经成为中华文明生存发展的重要保障。我们现在的中医药知识，很多都来自于先民的探索、知识的积累、文明的进步。中医药的发展，是不可能一蹴而就的，是需要经过长期积累和不断探索。中医药的发展，严格地遵守着"循序渐进"的历史规律。

商代的中医药——中药与甲骨文的故事

发现甲骨文的故事

大约 8000 年前，中国历史上出现过各种刻符文字。但只有 3000 年前的殷墟甲骨文，才是全世界公认的、较为成熟的、最早的中国汉字系统。有意思的是，这种中国历史上最早的文字，竟然刚被发现 100 多年，并和中医有关。

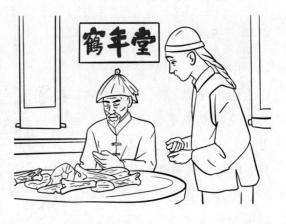

1899 年，太学师、国子监祭酒、北京团练大臣王懿荣，在鹤年堂抓药时，发现买到的中药材"龙骨"上面有图形文字。为了确认此事，王懿荣通过山东古董商人范维卿大量收购有文字图形的"龙骨"并组织专家开展研究。经专家确认，这种刻在甲骨上的图形文字为商代官方使用，此图形文字后被定名为"甲骨文"。甲骨文的发现，把汉字的历史推到公元前 1700 多年的殷商时代，并成就了"一包中草药打开了一个失传久远的旷世之谜，用实物证实了中国早期商王朝存在"的传奇。

甲骨文上的中医药

据统计，河南省安阳市殷墟遗址中发掘保存有 16 万余片甲骨。专家研究发现，在这些甲骨中，有 323 片、415 辞与疾病相关，在一定程度上反映了当时商代人对疾病、医药的认识水平。

通常认为，商王每事必卜，所以从目前看到的甲骨文字记载的内容，涉及商代社会的各个领域，包括国家、社会、生产、战争、思想文化、医学等。

在甲骨文中，与医学相关内容，出现了首（🌿）、耳（🐚）、目（👁）、鼻（🔥）、口（👄）、齿（𦥑）、肱（🦵）、心（❤）等文字，其中"心"是甲骨文中唯一出现的人体脏器名称。

另外，甲骨文中发现有单字直接表示的疾病名称，如蛊（🐛）、龋（🦷）等。也有两字组合表示的疾病名称，如疾首（🤕）、疾耳（🦻）、疾目（👀）等。还有对疾病症状的描述，如耳鸣（🔊）、病旋（🌀）（即同现代的"眩晕"）等。另外还有记载早期基本卫生活动，如与盥洗（🧼）、沐浴（🚿）相关的文字，和牛棚、猪圈等表示人畜分处的文字。这些表述，说明商代在人体健康、环境卫生等方面已经有了重大进步。

甲骨文中还有商代人关于传染病、流行病的记载，如疾年（🌾）、降疾（🌧）、雨疾（🌧）等记载。据专家解读，疾年指该年份有疾病流行，降疾表示疾病仿佛从天而降，雨疾表示生病的人很多，像下雨一样。

先秦时期——中医药理论形成

自周代起，先人们采用许多方法灭鼠除虫。《左传》中有"国人逐瘈狗（疯狗）"以防止狂犬病的记载。战国时期，主要城市已经有比较完备的下水道系统，人们定期沐浴，注意饮食卫生。

中医最早的经典，基本都是先秦或之后医家托名伏羲、炎帝、黄帝等人所作，以示正统和权威。中医历史传说里的"伏羲制九针""神农尝百草""黄帝传医道"等也都出自同样的原因。中医历史上尊伏羲、神农和黄帝为"医王"。

伏羲制九针

伏羲，教民众结网，从事渔猎畜牧，是原始畜牧业时期的代表。伏羲创制了九针，从那时起，人们开始用针具治病。伏羲的传说，从侧面反映了原始社会人类对砭石的使用及有关药物的发现。伏羲氏所处的时代应该是新石器时代，他制作的九针应该是骨针和石针。九针有圆头形状的，用来按压止痛；有尖头形状的，用来点刺或放血；还有带刃形状的，用来切割脓包和疮疗。

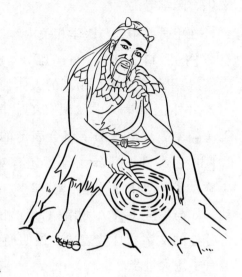

神农尝百草

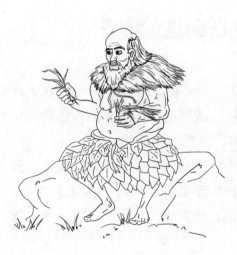

神农见鸟衔种而发芽，就用木头制成耒耜，教人们松泥土、掘井灌溉禾苗，由此发明了五谷种植，是原始农业时期的代表，故称"神农"。传说，他看到人们得病，就到天帝花园取瑶草，遇天帝赠神鞭以辨百草。神农拿着这根神鞭从都广之野走一路鞭一路，回到了神农出生地烈山。据传，神农氏成功遍尝百草，是因为他得到了3种宝物石花（轻体）、茶叶（排毒）、灵芝（长寿）的帮助。神农尝百草多次中毒，都多亏了茶解毒。据传神农只尝草药，而无法断定鸟、兽、虫、鱼等能否入药，就请神兽帮助，并开始采用动物入药治病。神农誓言要尝遍所有的草，最后因尝断肠草而亡。人们为了纪念他的恩德和功绩，奉他为药王神，并建药王庙四时祭祀。

黄帝传医道

　　黄帝传医道于雷公，成为后世中医传承的源头。"医道"之名初见于《黄帝内经·素问》。黄帝告诉雷公，医道可以"上知天文，下知地理，中知人事，可以长久，以教众庶，亦不疑殆。医道论篇，可传后世，可以为宝"，并"口传心授"医道给雷公，还要求雷公遵守"割臂歃血之盟"。据《黄帝八十一难经》序文介绍，医道传承的谱序为：岐伯→黄帝→历九师→伊尹→商汤→历六师→姜太公→文王→历九师→医和→历六师→扁鹊→历九师→华佗→历六师→黄公→曹元。

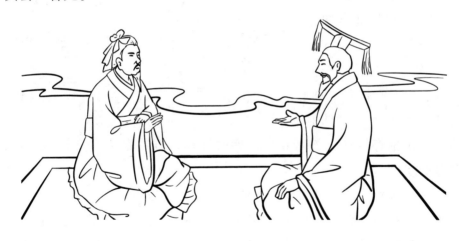

《易经》：中国传统思想文化理论根源

　　按照名义作者的时间顺序，伏羲所著的《伏羲卦经》应该是我国历史上最早的一本书。八卦，自伏羲氏创画以来，一直在不断演变发展。据传，炎帝创《连山易》，黄帝创《归藏易》。更多的说法是，夏朝有《连山》，由艮卦开始，象征山之出云，连绵不断；商朝有《归藏》，由坤卦开始，象征万物美玉归藏其中。目前流传下来、使用最多的，是周文王推演的《周易》。

"先天八卦"与"后天八卦"

伏羲八卦是乾坤定南北，坎离定东西。八卦数是：乾一、兑二、离三、震四、巽五、坎六、艮七、坤八。伏羲八卦所遵循的规律是"太极生两仪，两仪生四象，四象生八卦，由下往上，先阳后阴"，表达的是宇宙的形成过程。

文王八卦是离坎定南北，震兑定东西。八卦数是：坎一、坤二、震三、巽四、中五、乾六、兑七、艮八、离九。文王八卦说明了阴阳依存转换，五行相生，四时推移，万物春生、夏长、秋收、冬藏的规律。

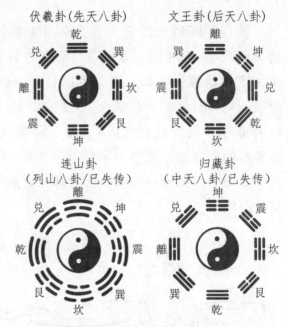

伏羲卦(先天八卦)　　文王卦(后天八卦)

连山卦　　　　　　归藏卦
(列山八卦/已失传)　(中天八卦/已失传)

为了区别伏羲八卦与文王八卦，伏羲八卦被称为"先天八卦"，文王八卦被称为"后天八卦"。二者的区别在于"先天八卦"阐述自然界变化，反映时间变化；"后天八卦"阐述社会变化，反映空间变化。先天八卦、后天八卦的原理基本是相同的。

"河图洛书"传说

相传伏羲氏时，洛阳东北孟津县境内的黄河中浮出龙马，背负"河图"，献给伏羲。伏羲依此而演成八卦。

大禹时，洛阳西洛宁县洛河中浮出神龟，背驮"洛书"，献给大禹。大禹依此治水成功，遂划天下为九州，并定九章大法治理社会，流传下来并被收入《尚书》中，即《洪范》。据传文王据洛书创画了后天八卦。

《易·系辞上》说："河出图，洛出书，圣人则之。"

河图洛书是远古时代流传下来的两幅神秘图案，源自天上星宿，蕴含着宇宙星象奥秘，被誉为"宇宙魔方"。"河图洛书"是中华文化、阴阳五行术数之源。

"河图洛书传说"经国务院批准被列入第四批国家级非物质文化遗产名录。

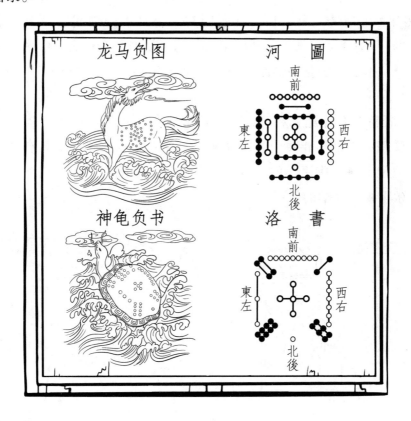

《易经》的文化价值

从中医文化和中医发展史看，《易经》不仅是中国传统思想文化的理论根源，也是中医理论的根源。《易经》作为天人之学，既是世界观，又是方法论。

《易经》是中华文化的第一原创经典，奠定了中华民族的性格、精神和文明基因。《易经》是中华文明的源头、灵魂，它倡导的"天人合一、阴阳中和"构成了中华民族的基本精神。《易经》是中国传统思想文化中自然哲学与人文实践的理论根源，被誉为"大道之源"。《易经》内容极其丰富，对中国几千年来的政治、经济、文化等各个领域都产生了极其深刻的影响。《易经》与《吠陀经》《圣经》《古兰经》一起，并称为世界四大元典。

《易经》是中华文明的源头，是儒家"四书五经"的重要组成部分。周文王创《周易》后，孔子明解《易经》开创儒家，老子暗解《易经》开创道家。佛教传到中国后，与《易经》为代表的中华本土文明融合，形成中国化的佛家。中华文化就有了"一源三流，三教合易"的说法。

《周易》有《经》和《传》两部分，包括占卜、历史、哲学、科学、管理、养生等相关内容的经典。易学在中国文化史上具有极为重要的地位，对于中医学的发展产生了深刻的影响。中国历代著名医家都非常重视对易学的研究。

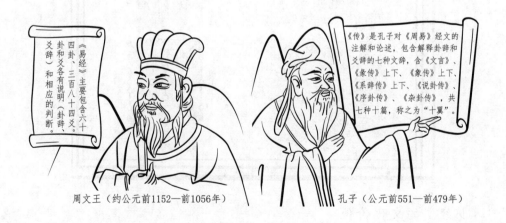

《易经》主要包含六十四卦、三百八十四爻。卦和爻各有说明（卦辞、爻辞）和相应的判断。

《传》是孔子对《周易》经文的注解和论述，包含解释卦辞和爻辞的七种文辞，含《文言》、《彖传》上下、《象传》上下、《系辞传》上下、《说卦传》、《序卦传》、《杂卦传》，共七种十篇，称之为"十翼"。

周文王（约公元前1152—前1056年）　　　　孔子（公元前551—前479年）

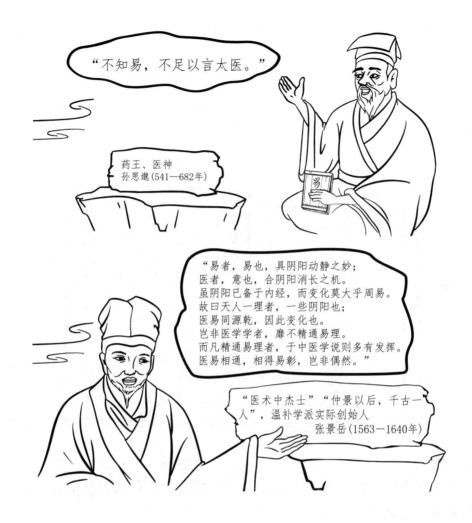

《神农本草经》：最早的中药学著作，中医四大经典之一

《神农本草经》的面世，标志着中药学的确立。

作为中医史上现存最早的本草专著，《神农本草经》为中药学全面发展奠定了理论基础，为之后各种大型本草工具书的编撰提供了编写基础，对中药学的发展具有深远意义。目前仍然是现代中医药学工作者案头必备的工具书之一。

《神农本草经》又称《本草经》《本经》，全书分 3 卷，应该是东汉众多医家托名"神农"集结整理而成，是中医药学的第一次系统总结。

全书共收录了 365 种药物，其中植物药 252 种、动物药 67 种、矿物药 46 种。因书中收录中药以植物药为主，故定书名为《本草经》。

《神农本草经》记载的用药原则与我们现在的用药原则很相近。两千多年前医家的做法，因其科学实用、通俗易懂，至今仍被采用，说明当时中医药实践总结就已经比较准确，中医药理论体系基础也已经比较扎实了。

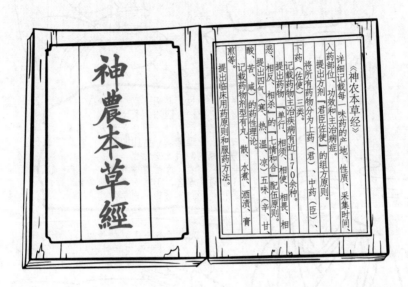

《黄帝内经》：第一部中医经典、第一部关于生命的百科全书、中医四大经典之一

医之始祖

《黄帝内经》是中医学的奠基之作，创建了中医理论体系，2011年被联合国教科文组织列入《世界记忆名录》。

《黄帝内经》主要讲"内求"，要使生命健康长寿，不要外求，所以称为"内经"。往内观看自己的五脏六腑、气血流动。通过内炼，调整气血、经络、脏腑来达到健康和长寿的目的。

《黄帝内经》分《灵枢》《素问》两部分。

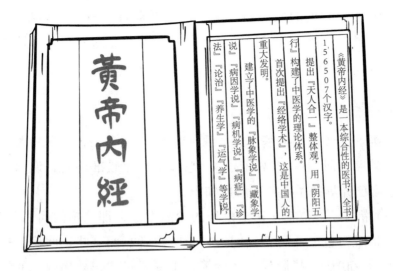

《黄帝内经》是一本综合性的医书，全书15507个汉字。提出"天人合一"整体观，用"阴阳五行"构建了中医学的理论体系，这是中国人的重大发现。首次提出"经络学术"，建立了中医学的"脉象学说""藏象学说""病因学说""病机学说""运气学"等学说，"病症""诊法""论治""养生学"

"素问"是指平常的发问，也是指对事物本质的追问。从内容看，《素问》主要讲人体、生命的基本理论。

"灵枢"是指主宰生命的枢纽和关键，是神气、灵气运行的通道，即经络。《灵枢》也叫《针经》，主要讲经络和针灸方面的内容。经络学术是中国医学理论基础的重要组成部分，在生理、病理、诊断、临床等各科诊疗中都有非常重要意义。

《黄帝内经》最伟大的成就之一，是把易经学中的思辨哲学引入医学之中，把阴阳五行、精气神等哲学概念，与医学知识、经脉学说、藏象学说、病机学说、养生学说等重要概念融为一体，构建并形成了中医学的基础理论体系。《黄帝内经》的理论精华为"阴阳调和，五行致中"，与中华文化"天人合一，和谐共生"的价值观完全相通。"天人合一"的整体观是《黄帝内经》理论体系的最基本特征。《黄帝内经》是我国第一部关于生命的百科全书，是解开生命密码的钥匙，是打开中华文明宝库的钥匙之一。黄帝无疑是中医历史上第一个中医药集大成者。

现在大家把中医也称为"岐黄之术"，就来自岐伯与黄帝的这本对话录《黄帝内经》，以纪念岐伯、黄帝这两位中医药学的开创者和奠基者。

传说黄帝时期的发明还有很多，包括养蚕、舟车、兵器、弓箭、文字、衣服、音律、算术等。现在每年清明节，陕西黄陵县还举办轩辕黄帝的公祭典礼。

《黄帝内经》主要内容

中医理论最初和最基本的来源是解剖学。《黄帝内经》中关于人体内脏、骨骼、肌肉的记载和描述，总体上是比较准确的，说明中国古代医学家已经具备了一定的解剖知识。

《黄帝内经》概括中医对疾病的诊断方法，即"望闻问切"四诊：望诊，指观面色、看舌苔；闻诊，指听声音、闻气味；问诊，指问病情和生活；切诊，指脉诊、触诊等。中医通过"司外揣内"的诊断方法（类似于现代"黑箱理论"），通过四诊合参、知常达变，比较全面、系统地诊察。

阐述的治疗疾病的核心方法是"辨证论治"，通过"脏腑辨证""经络辨证""八纲辨证"和"六经辨证"，给出"中药配伍""针灸配穴"等各种治疗方案，通过一段时间治疗，最后使患者达到"阴阳中和"的健康状态。

指明致病因素包括外因有六淫（风寒暑湿燥火），内因有七情（喜怒忧思悲恐惊），以及"不内外因"（饮食起居不当、过度疲劳等）。

《黄帝内经》所载的疾病治疗方案，多以针刺为主。其中记载了世界医学史上最早的腹腔穿刺放腹水的方法。对方药的运用，提出了十三首方剂，被称为"内经十三方"，是我国运用方剂治疗疾病的最早记载，在我国方药史上有十分重要地位。其中有几个方剂，现在仍被用于临床。

《黄帝内经》提出的养生总原则是"法于阴阳，和于术数"，意思是要遵循阴阳变化规律，使用适合自己的养生方法。并提出养生四法，即"食饮有节、起居有常、不妄作劳（运动、工作要适度，不要过度）、形与神俱（外形和精神要统一，要精神安宁，心态平和）"，非常重视养生和治未病。中医常说的"药食同源"也源自《黄帝内经》。

《黄帝内经》书中人物

《黄帝内经》中，与黄帝对话的人物有岐伯、伯高、少俞、少师、雷公、鬼臾区六人。

岐伯，上古时期著名医学家，精于医术脉理，是中医理论的奠基者，后世尊其为"华夏中医始祖""医圣"。

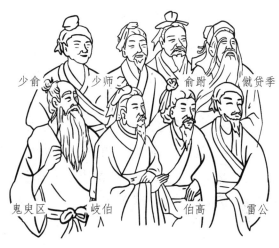

少俞　少师　俞跗　僦贷季
鬼臾区　岐伯　伯高　雷公

伯高，历史上有记载，和岐伯一样，都是黄帝的臣子。据说生活在公元前 26 世纪，是我国古代伟大的经脉学始祖级人物。

少俞，上古时代中医家，精通针灸术。据传是俞跗之弟、黄帝之臣。

少师，参与《内经》中生命科学知识理论的建构，主要在体质学方面有较大贡献。

雷公，相传为黄帝众多懂医学的臣子之一，擅长于教授医学之道。

鬼臾区，又名鬼容区，号大鸿，上古医学家，黄帝之臣，曾协助黄帝整理五行学术和经脉理论。

其中，岐伯、鬼臾区，应该是黄帝的老师，被称为"天师"。伯高、少俞、少师，应该是被黄帝咨询的专家。雷公，应该是黄帝的学生。

《黄帝内经》中另外还提及了两位上古医学家僦贷季和俞跗。

僦贷季，是歧伯祖师，被尊称为"圣工"，是与神农氏同时代的医学家，通阴阳，熟色脉，传说是中国医学史第一人。

俞跗，与岐伯为同时代的上古名医，相传擅长外科手术，治病多采用体表切割手术和腹部手术，在《史记》中有记载。流传有"俞跗摸脚定天下"的故事。相传炎黄部落与蚩尤部落交战时，黄帝让岐伯寻求快速医好伤兵、提高战斗力的方法，岐伯推荐了俞跗。俞跗不用针灸药酒，只在脚上一些特效穴位点拨一下就治好了士兵伤病。据此，有人尊称俞跗为足底按摩的开创始祖。

孔子与"上古三坟"

《伏羲卦经》《神农本草经》《黄帝内经》这三本书的内容是有原型的，只不过之后失传了。现在流传的版本，应该是后世医家托名所作。

孔子所谓的"三坟、五典、八索、九丘"，其中上古"三坟"就包括"三皇"所著的《伏羲卦经》《神农本草经》《黄帝内经》，"五典"是指少昊、颛顼、帝喾、唐尧、虞舜时代典籍，"八索"是指关于八卦的书，"九丘"是关于九州的书。孔子据此经典并修订，改流传杂乱文辞记载而自成一家，成就了"圣人"伟业。

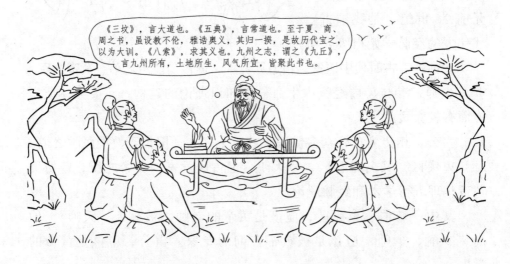

《三坟》，言大道也。《五典》，言常道也。至于夏、商、周之书，虽设教不伦，雅诰奥义，其归一揆，是故历代宝之，以为大训。《八索》，求其义也。九州之志，谓之《九丘》，言九州所有，土地所生，风气所宜，皆聚此书也。

《诗经》中的中医药

《诗经》是儒家"四书五经"的重要组成部分。共收录诗歌305首7200余行，分为《风》《雅》《颂》三部，创作于西周初期至春秋中叶，是中国第一部诗歌总集。《诗经》代表着当时中华文明的新高度，也是真正意义上中医药集中展示的第一本瑰宝级传世著作。

《诗经》记载了饮食、医药、环境卫生、音乐等方面的养生经验。

据统计，《诗经》中记载了包括苍耳子、木瓜、芍药、益母草、车前子、艾叶等药用植物178种，动物160种，以《尔雅》中的《释草》《释木》《释虫》《释虫鱼》《释鸟》《释兽》等篇章最为著名。

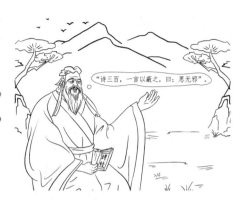

《山海经》中的中医药

《山海经》的作者，旧传为禹和伯益，现多认为此书为多人所作，流传至今。

《山海经》共18卷，其中"山经"5卷、"海经"8卷、"大荒经"4卷、"海内经"1卷，是一部风格迥异的奇书、怪书。记载了先秦时期的神话故事、地理、物产、巫术（巫医）、宗教、医药、民俗等方面的内容，是我国古文献中的一部集大成的百科全书。

书中记载动物、植物、矿物共772种，其中有治疗作用的药物多达138种，包括植物药55种，动物药76种，矿物药和其他药各7种，是最早记载大量药物的古代医学书籍之一。

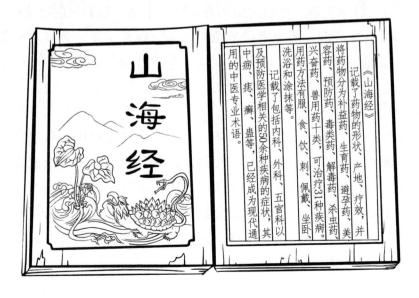

先秦时期的职业医生和未能传世的医学专著

夏代有昆吾作陶、仪狄造酒，商代有伊尹创制汤液，为中医发展提供了重要条件。

先秦时期，医学专著陆续问世，如长桑君传授给扁鹊的《禁方书》，《黄帝内经》中引用过的《上经》《下经》《金匮》《揆度》等十多种古医书等。可惜这些书籍都已遗失，未能传世。

从周代起，宫廷已经建立了史上最早的较完整的医政组织。宫廷医生分为疾医（内科医生）、疡医（外伤科医生）、食医（营养医生）和兽医等。医学分科，是医学进步的突出标志。

春秋时期，已经出现了专职的医生队伍。公元前6—5世纪的秦国，名医云集，也有了专门的宫廷医疗机构，并设有"太医令"这一官职。

据记载，先秦名医主要有如下几位：

（1）马师皇：黄帝的马医，据说能根据马的形气，诊断出马的疾病，手到病除。

（2）苗父：中医祝由疗法创始人，也是心理学鼻祖。他的祝由法经常是，把菅草编成席子，供他和患者坐卧，又用菅草扎成狗的模样，面对北方，口念咒语，每一次治病都只念十个字，患者就能康复如初。

（3）桐君：古代药学家，黄帝的大臣，擅长本草，著有《桐君采药录》，后世尊其为"中药鼻祖"。在"药祖圣地"富春江畔桐庐县的桐君山结庐炼丹、悬壶济世、分文不收。乡人感念，称之为"桐君老人"。

（4）伊尹：商代巫教阿衡，第一大巫师，汤王厨师，政治家，任师保，辅弼君王教导子弟，精于烹调，能辨认药性，对汤液配置和应用方面有杰出贡献。用"以鼎调羹""调和五味"的烹调理论治理天下。他100岁去世时，以天子之礼陪葬于亳都，奉祀为"商元圣"。著《汤液经法》，发明汤药治病。中药从此由生变熟，由单方变复方，提效减毒，方便服用。

（5）医缓：春秋秦桓公时期秦国名医。秦桓公曾派医缓为晋景公诊病。医缓把脉后告知病患已深入肓的上边、膏的下边，灸不能用，针砭不能达，药物也无效，已无法救治了。晋景公见他说得中肯，称赞他是好医生，并赠厚礼。成语"病入膏肓"就出于此。

（6）医和：春秋秦景公时期秦国名医。曾被秦景公派遣为晋平公治病。医和认为晋平公的疾病治不了，因为病源是亲近女色，并断定晋国辅佐的良臣也将离开，天将不再保佑晋国。医和是我国古代最早提出六淫致病的人。这反映了当时医家对疾病病因的认识水平。十年后晋平公去世，晋国逐渐衰落，最终被韩、赵、魏三家分晋，应验了医和的预测。

（7）文挚：战国时期宋国名医，曾用激怒法治疗闵王情志疾病。闵王气急呕吐而病愈。

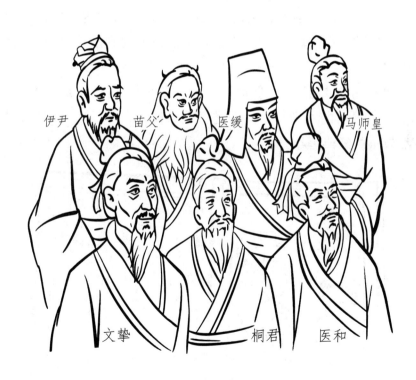

扁鹊：诸子百家中的"医家"代表、"医祖"
——《黄帝八十一难经》：中医四大经典之一

"神医"扁鹊与《黄帝八十一难经》

扁鹊，姬姓，渤海郡郑人，也被称为秦越人，是与孔子同时代的人。

扁鹊是中医历史上第一个有正式传记的医学家。当地人视秦越人为吉祥喜鹊，而尊称其为"扁鹊"。司马迁称赞他说："扁鹊言医，为方者宗，守数精明。后世序，弗能易也"。

《史记》记载扁鹊对患者的"六不治"原则为"骄恣不论于理、轻身重财、衣食不能恰当、阴阳病藏器不充、形羸不能服药、信巫不信医"。

扁鹊发明了四诊法（即望闻问切），精于内外妇儿五官等科，应用砭刺、针灸、按摩、汤液、热熨等法治疗疾病，被尊为"医祖""脉学创始人""古代医学奠基者"。扁鹊是中医史上起到承前启后作用的伟大医学家。

后世托名扁鹊所作的《黄帝八十一难经》，是在《素问》《灵枢》基础上，对提出的八十一个问题进行重点讨论，然后归纳成书，是中医现存较早的经典著作。

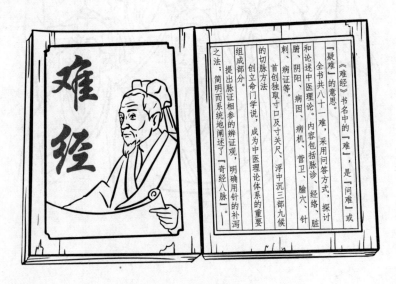

《难经》书名中的「难」，是「问难」或「疑难」的意思。

全书共八十一难，采用问答方式，探讨和论述中医理论。内容包括脉诊、经络、脏腑、阴阳、病因、病机、营卫、腧穴、针刺、病证等。首创独取寸口及寸关尺、浮中沉三部九候的切脉方法，创立命门学说，成为中医理论体系的重要组成部分。提出脉证相参的重要辨证观，明确用针的补泻之法；简明而系统地阐述了「奇经八脉」。

扁鹊拜师长桑君

扁鹊年轻时做客馆的舍长，认识了一个叫长桑君的奇人。相交十多年后，长桑君把秘藏医方传给扁鹊。扁鹊在之后多年的行医实践中，刻苦钻研，勤于思考总结，使其学识和医术达到了别人难以企及的高度，成为一代宗师。

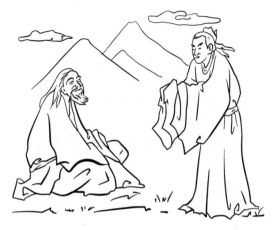

扁鹊"起死回生"

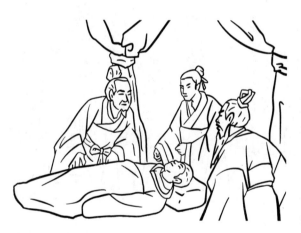

故事出自《史记·扁鹊仓公列传》：虢国太子表面上已经死亡，但脉虽然弱但还在跳动，大腿根热，尸也不僵。扁鹊令其弟子在太子头部百会穴刺一针，太子随后就苏醒过来。又在太子两胁下用温热熨帖，太子就可以坐起来了。最后再用汤液调理，太子就慢慢恢复了健康。为感恩扁鹊，太子师从扁鹊学医，主管采药，成为扁鹊十大弟子之一。

扁鹊与齐桓侯

故事出自《韩非子》和《史记·扁鹊仓公列传》。扁鹊经过齐国时，桓侯热情邀请并以礼相待。扁鹊四次见桓侯，每次都发现桓侯的病症越来越严重，而桓侯不自知，还取笑贬低扁鹊。桓侯的病情，从开始

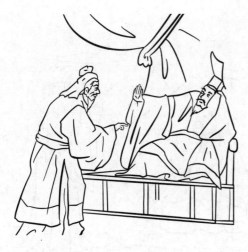

病在皮肤肌理之间到血脉，再到肠胃，最后病重入骨，无药可医而亡。桓侯因轻视小病而最终导致丢失性命的故事，启示人们要尊重医学，万事都要防微杜渐。

扁鹊十弟子

扁鹊的十个弟子各司其职，各有专长。其中，子豹主管开方，子明主管司药，子容主管针灸，子术主管手术，子同主管火灸，子阳主管诊脉，子仪主管按摩，子游主管炼丹，子越主管赶车，虢太子主管采药。

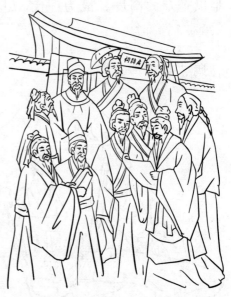

"天回医简"

因为扁鹊名气太大，当时及后世很多良医都自称"扁鹊"，还有很多托名扁鹊著书立说。

2012 年，专家在成都抢救性发掘一个汉代古墓时，发现了一些对研究扁鹊十分重要的文物，包括 920 支医学竹简和 50 枚木椟（全部被称为"天回医简"），以及一个人体经穴髹漆人像。

专家在对发掘出土的文物进行仔细研究后，得出一个结论："天回医简"应该是扁鹊和仓公所传医书，在汉景帝时，由齐国传入蜀地。

"天回医简"证明了汉代中医药学繁荣发达，还证明了东汉时期的四川三代脉学大师"涪翁—程高—郭玉"为扁鹊学派传人。"天回医简"记载的成方制剂《治六十病和齐汤法》，其医学史价值超过马王堆医书。

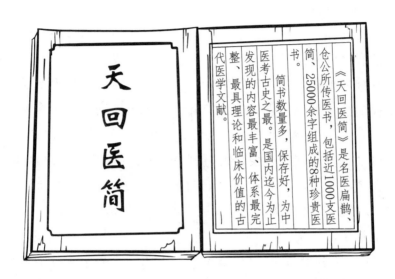

《天回医简》是名医扁鹊、仓公所传医书，包括近1000支医简、25000余字组成的8种珍贵医书。

简书数量多，保存好，为中医考古史之最。是国内迄今为止发现的内容最丰富、体系最完整、最具理论和临床价值的古代医学文献。

马王堆汉墓出土文物——中医史上的多个"之最"

1973年12月，在湖南长沙马王堆三号汉墓出土了古医学养生书共2万余字。依据内容被分为15种医籍，分别定名为：《足臂十一脉灸经》《阴阳十一脉灸经（甲本）》《阴阳十一脉灸经（乙本）》《脉法》《阴阳脉死侯》《五十二病方》《却谷食气》《导引图》《养生方》《胎产书》10种帛书，《杂疗方》木简书及《十问》《合阴阳》《天下至道谈》《杂禁方》4种竹简书。大部分为先秦时期的中医相关著作。

《五十二病方》是现存最早的中医方剂著作，成书于战国时期。现存1万余字，记录了52种疾病（包括103种病名）的治疗方法，包括内外妇儿五官各科疾病。能辨认的医方大约有283首，涉及中药247种。记载的治疗方案中，除中药外用、内服之外，还有灸、砭、熨、薰、角（火罐疗法）等多种外治法，包括外伤创口的药物和酒剂清理消毒、最早的结扎割除痔疮手术、世界医学史上最早的水银制剂治疗癣疗法、冷热药水疗法、熏疗法、膏脂疗法等。治疗手段的多样化，是当时医疗水平提高的重要标志之一。书中也记载许多巫术，巫医并重现象比较明显。

《胎产书》现存约 34 行，首篇仅 400 余字，与《禹藏埋胞图》《人字图》一起抄在长方形帛书上。全书以禹问幼频答的形式，论述了妇女生育的有关问题，其内容包括十月胚胎的形成、产妇调养法、产后胞衣的处理和埋藏方法、胎孕男女的选择法、通过药物治不孕法、产后母子保健法（如黏土保健方法、药洗预防感染法）等，涉及的都是安胎保产、求子多孕的医方。《胎产书》阐述了"同类相生律"（简单类比）和"触染律"（曾经接触过的物体间存在着相互交感作用），提倡为孕妇创造良好环境、改善孕妇的精神状态、重视胎教等，以提高胎儿素质。《胎产书》是汉代以前优生思想学术成就的总结，也是研究优生学的重要古代文献。

44 式《导引图》，是现存最早的导引图谱。导引是呼吸运动和躯体运动相结合的一种医疗体育方法。书中用红、蓝、棕、黑等多种颜色，描绘了 44 种不同姿态的导引人形。由于《导引图》是绘在《却谷食气》和《阴阳十一脉灸经》同一卷帛书上，说明作者认为导引应该结合食气，使精气按一定路径在身体内运行的。

《阴阳十一脉灸经》（甲本），是经络专著，与《脉法》（古医家传授弟子应用灸法和砭法的一种民间教材，全文仅 300 余字）、《阴阳脉死候》（仅 100 字左右，主要是有关诊断鉴定死亡症候的论述）写在同一卷帛书上。

《养生方》，记载了 33 种疾病的 90 余个养生方，其中有食疗、食养方，有内治方，有外用、外治方。主要部分是房中养生方，即通过药物的摄养或治疗，消除某些性功能障碍的方法。也有少量房中导引养生的内容附于全卷之末。

《却谷食气》，是我国最早的气功、辟谷专著。记载古人以不吃粮食，结合呼吸吐纳的气功养生祛病方法。

《十问》竹简，是性学专著。

《合阴阳》竹简，是现已发现的最早论述房中术的专著，论述两性生活和房中保健，全篇用简32枚。

《天下至道谈》竹简，阐述与房中生活相关的养生之道。

《杂疗方》木简，是古代房中术著作。讨论的内容包括通过夫妻性活动和谐，并辅以导气，以求健身延寿的养生方法，是最早、比较完整的房中术著作。

《杂禁方》，约成书于秦汉之际，论述古代医学"祝由科"的内容。

《足臂十一脉灸经》，撰成于公元前168年以前，是现存最早的经络专著。记述足臂十一脉的走向均由四肢末端流向躯体中心或头面方向，有向心性的规律。记载的治疗方法均为灸法。

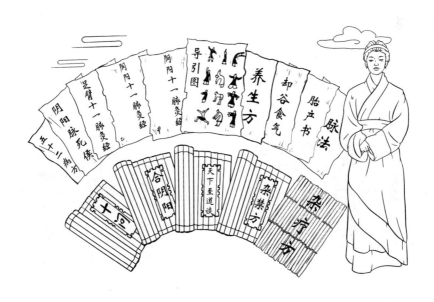

秦汉时期——中医发展的第一个高峰

秦汉时期，中医药的核心理论体系已经建立，伤寒、杂病和外科等临床医学水平也达到了前所未有的高度。据目前考古发现，湖北云梦秦简所记载的"疠迁所"，是世界上最早的麻风病隔离病院。该所记载的"封诊式"，是世界上最早的法医检验方法。

战国中期到秦汉之际，黄老道家思想极为流行。黄老学派思想主要包括三大主题：修行（即修身养性、长生久视、丹道等）、经世（即政治思想、休养生息、无为而治等）、致用（包括各种技术发明等）。黄老思想以形而上"本体的道"作为依据，结合形而下的养生、方技、术数、兵法、谋略等，具有极强目的性和可操作性，风行一时。

在此大背景下，中医实践得到大力提倡和发展。

中医传承方面，虽然受公元前 213 年秦始皇"焚书坑儒"历史事件影响，但很多医学书籍因其实用性强而得以保全。

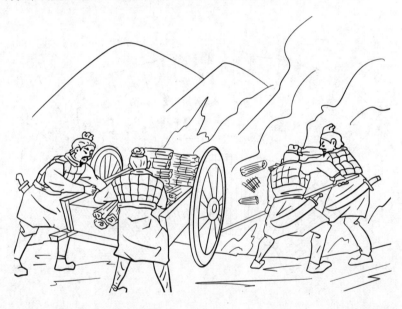

到了汉代，国家的强盛，为中医药发展提供了优越的条件。中医学内容得到全方位充实，理论水平得到非常快的提高。在中药学方面，《武威汉简》所记载的升华法制汞制剂，是我国化学制药的最早实践。

需要说明的是，本书提到的先秦时期《神农本草经》《黄帝内经》等经典著作，实际上都是汉代医家托名所作。

韩康卖药

东汉时期，社会动荡，但中医药仍深受百姓爱戴。出身豪门的韩康不愿入仕当官，经常游名山采药到长安市场上去卖，三十年如一日坚持"言不二价"，以表示其药"货真价实"。一次，一女子从韩康处买药，韩康照旧言不二价。女子怒道，你是韩康吗，怎么不能讲价呢？韩康感叹道，我原来不想出名，才卖药避世。现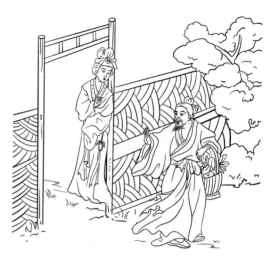在连这样的女子都知道有我，还卖什么药呢。然后就潜入霸陵山再不出世。至今，一些药店还以"韩康遗风""市隐韩康"作匾额，表明其童叟不欺。

淳于意与中国最早的病案集

淳于意（约前215—约前140年），西汉临淄（今山东临淄东北）人，曾任齐太仓令，后人常称其为"仓公"或"太仓公"。

淳于意潜心研读黄帝、扁鹊等著作，医术精湛，医治病人能起死回生，时人称他为"神医"，是西汉时期唯一见于正史记载的医家。

淳于意在其医疗实践中，经常针对不同病因选择不同治疗方案。不仅用方药治病，还根据药性命名药方，如"下气汤""火剂汤""苦参汤"等；倡导用体育疗法治疗肥胖病，用物理疗法冷敷降温等。

淳于意反对庸医滥用药、针、灸，指出炼服五石的危害性，坚决反对服石（西汉时期，出现服食丹药求生之风）。

淳于意在回答汉文帝询问医道的过程中，将自己遇到的典型病例整理成"诊籍"。《史记》记载了西汉初年淳于意的 25 例医案，是中国现存最早见于文献记载的病史医案记录，比西方诊籍的创立早数百年。

淳于意拜师公乘阳庆

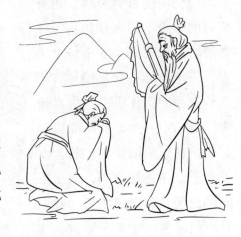

临淄名医公乘阳庆在八十多岁时，很富有。虽然医术高明，但很少看病，也不收徒弟。淳于意聪明好学，殷勤懂事，被阳庆收为关门弟子。在阳庆把黄帝和扁鹊的《脉书》《药论》等著作全部传给了他后，经潜心研读，淳于意成为一代名医。

缇萦救父

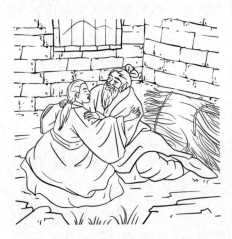

淳于意获罪权贵，被押解到都城长安。淳于意的小女儿缇萦毅然跟随父亲一起去长安，面见文帝，替父亲伸冤。汉文帝下诏免除淳于意的刑罪，还废除了黥（刺面并着墨）、劓（割鼻）、刖（斩足）、宫（割势）、大辟（砍头）等"五刑"。

汉文帝问医道

汉文帝是汉代吕后专权后的第一个皇帝，开创了汉代的"文景之治"。《二十四孝》中"亲尝汤药"的主角就是汉文帝。淳于意被无罪释放之后，曾多次被汉文帝召见，并详细陈述学医经过及为人治病过程中的具体情况。

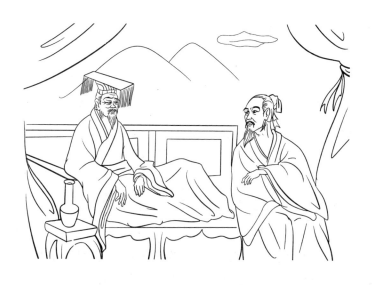

《汉书·艺文志·方技略》：历史上医学著作的第一次全面整理

《汉书》，又称《前汉书》，是中国第一部纪传体断代史，"二十四史"之一，由东汉时期史学大家班固编撰。《汉书》是继《史记》之后，中国古代又一部重要史书。

《汉书·艺文志·方技略》是对古代中医著作的第一次全面整理，对中医史研究有很大帮助。据书中记载，汉代四大医学流派分别为医经、经方、房中、神仙。

当时的医学属于方技类，属于百工之列，社会地位比较低下。这种情况一直到宋代才有所改善。

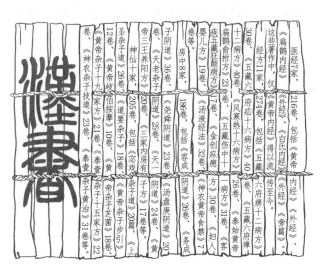

医经7家，《黄帝内经》216卷，包括《黄帝内经》《外经》，《扁鹊内经》《外经》，《白氏内经》《外经》《旁篇》等。

经方11家，仅《五藏六府痹十二病方》40卷、《五藏六府疝十六病方》40卷、《五藏六府瘅十二病方》40卷、《风寒热十六病方》26卷、《泰始黄帝扁鹊俞拊方》23卷、《五藏伤中十一病方》31卷、《客疾五藏狂颠病方》17卷、《金创疭瘛方》30卷、《妇人婴儿方》19卷、《汤液经法》32卷、《神农黄帝食禁》7卷等。

房中8家，《容成阴道》26卷、《务成子阴道》36卷、《尧舜阴道》23卷、《汤盘庚阴道》20卷、《天老杂子阴道》25卷、《天一阴道》24卷、《黄帝三王养阳方》20篇、《三家内房有子方》17卷。

神仙十家，《宓戏杂子道》20篇、《上圣杂子道》26卷、《道要杂子》18卷、《黄帝杂子步引》12卷、《黄帝岐伯按摩》10卷、《黄帝杂子芝菌》18卷、《黄帝杂子十九家方》21卷、《泰壹杂子黄冶》31卷等。

这些著作中，得以流传至今。

《黄帝杂子十五家方》22卷、《神农杂子技道》23卷、《泰壹杂子十五家方》22卷等。

神医华佗：中医外科鼻祖

华佗（约145—208年，东汉末年），沛国谯县人。佗是虫的意思，华佗不是他本名，而是美称，说明他驱虫水平高。

华佗是中医史上最著名人物之一，是真正耳熟能详的名人，《后汉书》《三国志》等均为华佗专门立传。后人多以"华佗再世"称誉有杰出医术的医师。

华佗跟扁鹊类似，属于"游方医"。喜欢四出游历，为百姓治病，并向当地医师们学习医术，钻研医术而不求仕途。

华佗养生、治病能力超群。他诊断精确、临证施治、方法独到、用药精当、针灸便捷、手术神奇、疗效明确。他所留医案，共26则，在先秦和两汉医家中是较多的。从其治疗疾病的范围看，属于内科的有热性病、内脏病、精神病、肥胖病、寄生虫病，属于外、儿、妇科的疾病有外伤、肠痈、肿瘤、骨折、忌乳、死胎、小儿泻痢等。

华佗医术全面，尤其擅长外科，精于手术，被后人称为"外科圣手""外科鼻祖"。华佗发明的"麻沸散"，含有镇痛麻醉作用的多味本草，可能是世界医学史上最早的麻醉剂，是世界医学史上重大发明之一。"麻沸散"比美国牙科医生莫顿（1846年）发明乙醚麻醉要早1600多年。华佗还独创针灸"华佗夹脊穴"的34个穴位，用于治疗上肢、胸部、腹部和下肢疾患。

华佗死后，麻沸散作为方术，变成秘密流传而后竟致失传。华佗之死，延滞了中医外科的发展。其三个徒弟，即著有《吴普本草》的吴普、著名针灸家樊阿、著《药录》的李当之，都没有得到华佗驱虫、麻醉、手术的真传，甚为遗憾。

华佗刮骨疗毒

《三国志·关羽传》原文：羽尝为流矢所中，贯其左臂，后创虽愈，每至阴雨，骨常疼痛，医曰："矢镞有毒，毒入于骨，当破臂作创，刮骨去毒，然后此患乃除耳。"羽便伸臂令医劈之。时羽适请诸将饮食相对，臂血流离，盈于盘器，而羽割炙引酒，言笑自若。

《三国演义》第74回"庞令明抬榇决死战，关云长放水淹七军"记载："公急勒马回时，右臂上中一弩箭，翻身落马"，成了右臂受伤。

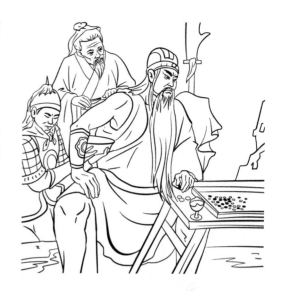

华佗与曹操

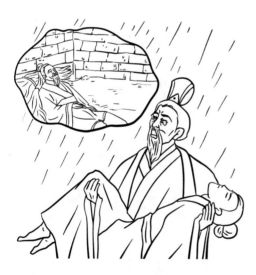

华佗受邀医治曹操偏头痛，遭曹操怀疑，下狱被拷问致死。曹操处死华佗前，荀彧规劝曹操，说"佗方术实工，人命所悬，宜加全宥"。曹操却说："不忧，天下当无此鼠辈邪"。华佗死后不久，曹操最喜欢的13岁爱子曹冲（字仓舒）病重，曹操哀叹道："吾悔不该杀华佗，令小儿仓舒将死也！"

华佗五禽戏

华佗，也是武术家，他继承古代导引养生术，依据中医学阴阳五行、藏象、经络、气血运行规律，观察禽兽活动姿态，用虎鹿猿熊鸟等动物形象、动作创编了一套养生健身功法——华佗五禽戏。五种动作各有特点、各有侧重，但又是一个整体，能起到调养精神、调养气血、补益脏腑、通经活络等作用，对高血压、冠心病、神经衰弱等慢性疾病，均有较好的治疗和康复作用。华佗五禽戏目前已经国务院批准列入第三批国家级非物质文化遗产名录。

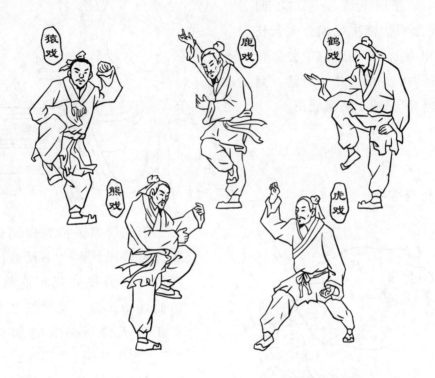

《华氏中藏经》

《华氏中藏经》又名《中藏经》，是宋代医家假托华佗之名所作，是一部综合性医著，可能也包含了一部分残存的华佗原著内容。

其中医论部分通过联系脏腑生成和病理分析证候和脉象，论述各个脏腑的虚实寒热、生死逆顺。涉及的病证包括内科常见的阴厥、劳伤、中风偏瘫、脚

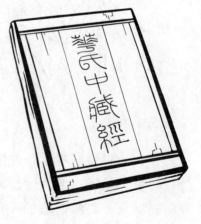

气、水肿、肌肉关节病、胸腹肿胀等，以及外科常见的疔疮、痈疽等。书中对一度盛行的"服食丹药"也有较为中肯的评价。

临床部分主要介绍中医各科主治病证及治疗方药。所载药方大多配伍严密，服法清楚。不少方剂类似经方，后世医家一直延用。如书中记载的"三黄丸"与经方"泻心汤""浴肠汤"、与经方"大黄硝石汤"药物组成和功能主治基本相同。

建安三神医

与"神医"华佗同时代还有两个大名鼎鼎的中医大咖，即"医圣"张仲景和"医仙"董奉。他们被称为"建安三神医"。其中，董奉被时人尊为消灾救命的"活神仙"，为中医留下了"杏林"的别称，并为后世留下"杏林春暖"等美丽传说。

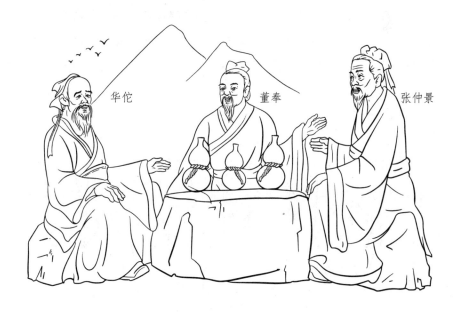

华佗　　　董奉　　　张仲景

张仲景："医圣""经方派""伤寒派"创始人
——《伤寒杂病论》：方书之祖，中医四大名著之一

张仲景（约150—219年，东汉末年），南阳涅阳（今河南邓州市）人。他对中医学最杰出的贡献之一，是确立了中医临床所用的"辨证论治"基本原则。从此，辨证论治成为中医的灵魂。

张仲景因家族亲友患伤寒而病故多人，开始立志学医，是"因亲学医"的典型代表。

张仲景名著《伤寒杂病论》，集秦汉以来医药理论大成，被广泛应用于古今中医实践，是中国医学史上最早、影响最大的临床诊疗学专著。是继《黄帝内经》之后，又一部最有影响的医学典籍。到了宋朝，此书被重编，分为《伤寒论》及《金匮要略》两册。

后世称张仲景的《伤寒杂病论》为"方书之祖"，称该书所列方剂为"经方"。

《伤寒杂病论》的问世，标志着中医临床医学和方剂学已经成熟。

张仲景愤世嫉俗，虽然曾官居高位，但在当时正史中，并未能获得应有的崇高地位。后世温病派、时方派都是在张仲景学术基础上，推陈出新，发展起来的。经方派重视用方，时方派重视用药。后世经方派发展出理法派、经络派、气论派、方证派、法证派、经证派6大流派。

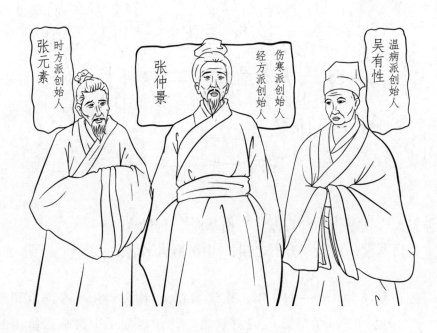

《伤寒杂病论》

　　《伤寒杂病论》对各种疾病的论述，体现了严格的理、法、方、药中医辩证施治理论体系。

　　在辩证方面，体现了六经辩证，脏腑辩证，阴阳、表里、寒热、虚实辩证等具体方法。

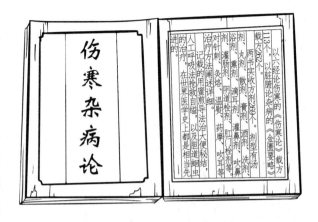

　　在治疗方法上，已经从朴素感性方法过渡到有理性的指导。

　　在方剂学方面也比较成熟和完善，并形成了系统理论。方剂从简单的不稳定的经验方过渡到有方名、有主治、有相对稳定的药味（有些方剂还可有加减）、有剂量、有制法、有服法、有禁忌等。

　　在药物治疗方面，提出整体观念为指导，以调整阴阳、扶正驱邪，完整体现汗、吐、下、和、温、清、消、补八法，并创立了一系列卓有成效的方剂。

"坐堂医生"张仲景

　　张仲景博学多识，品质优秀，孝顺父母。其父亲曾在朝廷做官，有世家背景，所以被州郡举荐为孝廉。张仲景在担任长沙太守期间，坚持在后堂为患者治病。无论贫富，他都热情接待，认真施治。因其医术高超、细致周到，百姓纷纷

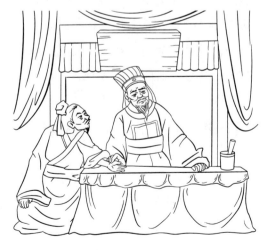

慕名前来求医。为了更方便快捷地为百姓看病，张仲景甚至将"诊所"搬进官衙大堂，坐堂应诊，把脉开方。张仲景开创了名医坐堂的先例，极大地提升了中医师的社会地位，被传为千古佳话。后来，人们把坐在中药铺里给人看病的医生称为"坐堂医生"，药铺取名时也多冠以"堂"。

"医圣"张仲景

张仲景的医学理论对推动中国古代医学发展和守护百姓健康等方面做出了巨大的贡献。后人研究他的医理，敬仰他的医术和医德，尊他为"医圣"。河南省南阳市修建了"医圣祠"，纪念这位奠定中国中医治疗学基础的伟大医学家。

中医辨证论治，主要有张仲景"伤寒"和明清时期"温病"两个学派。张仲

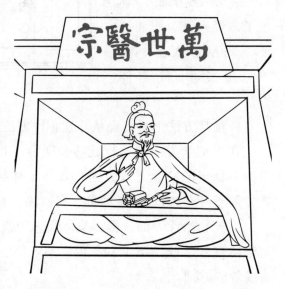

景创立的"伤寒派""经方派"对中医发展贡献巨大。张仲景继承了《黄帝内经》基本理论、结合当时人民与疾病斗争的经验，以六经论伤寒，以脏腑论杂病，提出了包括理、法、方、药在内的辩证论治原则，使基础理论与临证实践紧密地结合起来。

《黄帝明堂经》：中国第一部腧穴学专著

先秦两汉时期，在针灸还没有成为独立专科之前，大量的针灸治疗内容，散见于"医经""经方"等各类医书中。

《黄帝明堂经》，以黄帝冠名，作者不详，是对汉以前散落在医书

中的针灸腧穴文献所作的一次全面总结。对腧穴的名称、部位、主治病症及刺灸法等，首次进行了全面系统梳理，标志着继《黄帝内经》以后，针灸学科开始独立发展。从此，针灸专著自无到有，所载腧穴数量也迅速增加。

黄帝明堂经

《黄帝明堂经》约成书于西汉末至东汉延平年间（前138年—106年），我国第一部腧穴学专著。先秦两汉时期，在针灸未形成独立的专科之前，大量针灸治疗内容散见于「医经」「经方」类医书中。《汉书·艺文志》记载，当时有关医药的著作就有医经七家，经方十一家，共四百九十卷。《黄帝明堂经》是对汉以前散在医书中的针灸腧穴文献的一次全面总结，它博采汉代及汉以前包括《内经》在内的医书中的大量针灸文献，对腧穴的名称、部位、主治病症及刺灸法等方面进行了首次全面系统的总结和统一工作，成为针灸早期标准。

宋朝以前，中医针灸教学及临床取穴，几乎均以此书为准。因此《黄帝明堂经》所载内容，成为我国早期针灸治疗领域的事实标准，对后世针灸腧穴学的发展产生了十分深远影响。

随着后世针灸腧穴学发展，临床使用《黄帝明堂经》日渐减少，目前主要用于科研参考。

中国最早的人体经脉漆雕

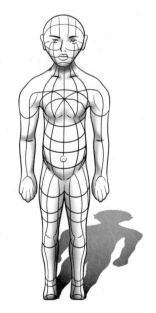

1993 年，在四川绵阳西汉木椁墓的考古中，出土发现了一件人体漆雕。漆雕出土时身穿数层红色纺织品，胎髹黑漆，高 28.1 厘米。人体漆雕体表分布的红色线条，标出当时认定的人体经脉，应该是西汉时期经脉的人体模型。

研究发现，人体漆雕上的经脉分布与《黄帝内经·灵枢·经脉篇》及《黄帝明堂经》上记载的经脉特征，有相似也有差异。这个人体模型经脉图，是迄今为止最早的同类文物，学术价值很高。

道医与炼丹术

道士，指有道之士，由方士集合、演变而来，其行为具有积极的探索精神。道家道术，是方术的继续和规范化，包含阴阳五行学说、儒家经学、图谶纬书术、墨家崇鬼思想、神仙方术、医药养生术等，其发展至东汉末年，在全社会流行开来。

道医学是为追求长生成仙，继承和汲取中医学的成果，在内修外养的过程中积累的医药学知识和技术，包括服石、外丹、内丹、导引以及带有巫医色彩的仙丹灵药和符咒等，与中医学既有联系又有区别，其医学和药物学的精华是中国医学的组成部分，是中国传统医学的一个流派。道医的最大特点在于养生，其倡导的养生思想和方法，构成了传统预防医学的重要内容。

炼丹术起源于中国，被视为近代药物化学的先驱。中国炼丹术后经阿拉伯传到欧洲，成为近代化学的摇篮。

据传，秦始皇重用巴郡女药商巴清生产丹砂、水银，并筑怀清台予以表彰。秦始皇陵所用100吨水银据说均为巴清生产。秦始皇在重用徐福、卢生、韩终、侯生、石生寻求仙人仙药失败后，曾坑杀术士数百人。

东汉魏伯阳所著《周易参同契》，是世界炼丹史上最早文献，包含了最古老的药物化学记载。炼丹术作为追求长生不老的方术，最终没有成功，但却促进了中医外科学的发展。古代丹药内服有害，但外用于疮疡却有独特疗效，如红升丹、白降丹等，目前仍然用于外科临床。据统计，据说历代因服食古代丹药而逝的皇帝有14人之多，其中包括汉武帝、唐太宗、清世宗雍正等一些有作为的皇帝在内。

唐代药王孙思邈为道医理论奠定了系统化的诊治基础，其医用原则主要体现在天人合一、天人感应、无为而治的思想，重视人体本身的修复功能，把生死看成是自然现象，通过改善生存环境、提高生活质量、突破生命极限，达到我命由我不由天的生命自觉境界。

道家与之前的方术家一样，对发明的技术一般会严格保守秘密。

这可能也是导致华佗麻沸散失传，天花接种技术从发明到著书立说公开传播，中间至少经过了近五个世纪的重要原因。

道医中的著名医药学家有葛洪、雷公、陶弘景、孙思邈等，被同尊为"药王"，供奉在各地药王庙。

中医历史上著名的道医

（1）茅盈（前145—？），道教茅山派创始人，修炼服气、辟谷术等，并以医术救治世人。

（2）张道陵（34—156年），东汉沛国丰邑（今江苏丰县）人，著道书24篇，创立道派，自号"天师"，擅长以符水咒法为人治病。

（3）许逊（239—374年），著名道医养生专家，最早提出"气功"一词，净明道的开山祖师，被尊奉为"天医大帝"。

（4）葛洪（283—363年），自号抱朴子，著名炼丹家和医药学家。

（5）鲍姑（309—363年），葛洪之妻，是我国医学史上第一位女灸学家，也是中国古代四大女名医之一（其他三位为：西汉义妁、宋代张小娘子、明代谈允贤）。

（6）陶弘景（456—536年），南朝齐、梁时炼丹家、医药学家。

（7）孙思邈（581—682年），唐代医药学家，被后人尊称为"药王"。

（8）刘完素（1110—1200年），时人称其为"神医"。

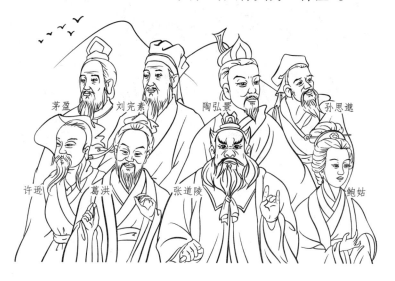

《范子计然》：中国第一部药材商品学著作

《范子计然》是西汉时期对药材商品知识的一次总结，开药材商品学先河。表明西汉药业已经发展到一个比较成熟的新阶段，在中国药业史上有重要地位。

《范子计然》据传为托名春秋时期范蠡、计然所著。

范子又名范蠡（前536—前448年），字少伯，楚宛三户（今南阳）人，人称陶朱公，被后人称为"商圣"。春秋末期政治家和大商人，辅佐越王勾践灭吴后，弃官经商。范蠡的著作今多已散佚，现存还有世界上最早的养鱼专著《养鱼经》。

计然（生卒年不详），辛氏，号计然，春秋时期宋国葵丘濮上（今河南商丘）人，范蠡之师，也是宋国成功商人。

《范子计然》是我国第一部供药材采购人员使用的药材商品学手册。全书分为两个部分，其中：

总论，讲述天地、日月星、风雨露、春夏秋冬等气象、地理知识。

各论，记录102种商品。其中87种为药材，包括植物药65种，

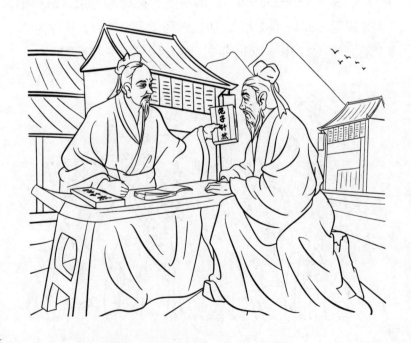

动物药 6 种，矿物药 16 种。药材中，有 39 种记有优质品的质量标准，包括产地、形状、粗细、色泽、质地、气味、采集季节 7 项指标；有 4 种药材记有上中下等级及销售价；有 82 种药材记有 100 个产地等详细信息。

魏晋南北朝时期——医学水平领先全世界

魏晋南北朝有两个明显的时代特征，其一是社会动荡，文人避世。逍遥自在的陶渊明，愤世嫉俗的"竹林七贤"生活在这个时期。其二是佛教和印度文化开始进入中国，其数学、天文及医学知识，在中国传播兴盛。中医吸收国外的药物知识和治疗经验，邻国移植仿效中医学，中外医学交流不断加强，对中医学、东南亚和阿拉伯地区医学发展均有较大影响。

在这个时代背景下，中医教育，以及中医的脉学、针灸学、本草学及方剂学等中医理论和技术，得到全面发展。

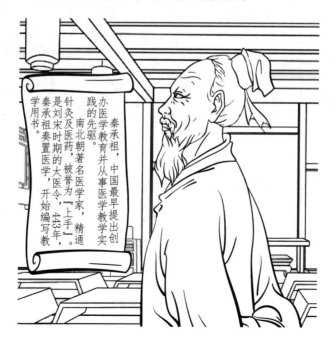

秦承祖，中国最早提出创办医学教育并从事医学教学实践的先驱。

针灸及医药，被誉为"上手"。南北朝著名医学家，精通

学用书。是刘宋时期的太医令，443 年，秦承祖奏置医学，开始编写教

皇甫谧："中医针灸学之祖"与孔子齐名于世界文化史
——《黄帝三部针灸甲乙经》：最早、最完整的针灸疗法专著

晋代以前，凡涉及针灸内容的医书，基本都被视为秘宝，普通人是看不到的。这包括了历史上很多针灸名著，如周代编写的《足臂十一脉灸经》和《阴阳十一脉灸经》，战国时代的《黄帝内经》，以及东汉初期针灸名医涪翁所著的《针经》等。

皇甫谧（215—282年），安定郡朝那县（今甘肃灵台县）人，一生边耕边读，以著述为业，是勤学而成为名家的代表。中年时因误服五石散，患了严重的风湿病，仍然手不释卷，疾病痛苦使其更加发愤努力。他依据当时著名的三部医学著作《素问》《针经》（即《灵枢》）和《明堂孔穴针灸治要》，结合自己的临证经验，编写了后世针灸学规范的巨著《针灸甲乙经》，奠定了针灸理论基础，对针灸学以至整个中医的发展作出了不可磨灭的贡献。

《针灸甲乙经》，全名是《黄帝三部针灸甲乙经》，简称《甲乙经》，一直被列为中医必读的古典医书之一。

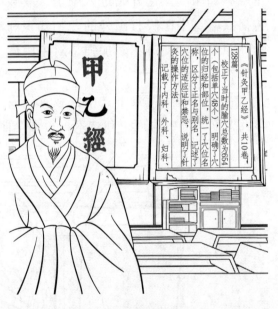

我国的针灸疗法，虽然后世医家对部分穴位名称略做改变，但所有原则基本都源于此书。1700多年来，它为针灸医生提供了临床治疗的理论依据和具体指导。

王叔和：魏晋"医圣"
——《脉经》：现存最早、最完整的脉学专著

脉诊是中医诊断学的重要组成部分，也是中医独特的发明创造，有着悠久的历史。

西晋王叔和（201—280年，山东高平人）撰写的《脉经》是我国最早脉学专著。全书10万多字、10卷、98篇，集汉代以前脉学的大成，总结了《内经》《难经》以及张仲景、华佗、扁鹊等名家有关论述，在阐明脉理的基础上，联系临床实际，使脉学正式成为中医诊断疾病的一门科学。

王叔和的另一贡献，是重新整理了张仲景的《伤寒论》，为其流传至今做出了巨大贡献。

后世有托名五代高阳生编撰的《王叔和脉诀》，内容就取材于《脉经》，以歌诀形式阐述脉理，便于讲授和学习，在相当长时间内，流传广泛，影响甚至超过《脉经》本身。故有"《脉诀》出而《脉经》隐"的说法。

《脉经》问世以后，一直受到历代医学家的重视。自隋唐以后便被列为医学生的必读书。书中的很多内容一直为后世沿用，至今仍有很高的实用价值。

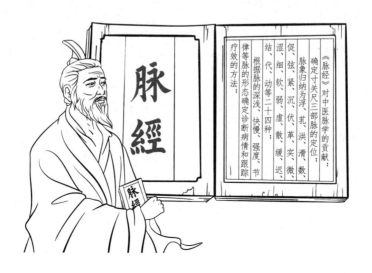

《脉经》对中医脉学的贡献：

确定寸关尺三部脉的定位；

脉象归纳为浮、芤、洪、滑、数、促、弦、紧、沉、实、微、涩、细、软、弱、虚、革、散、缓、迟、结、代、动等二十四种；

根据脉的形态确定诊断病情和跟踪疗效的方法。

律等脉的形态确定诊断病情和跟踪疗效的方法。

《肘后备急方》：第一部临床急救手册

葛洪（283—363 年），丹阳郡句容（今江苏句容）人，著名炼丹家、医药学家，自号"抱朴子"，世称"小仙翁"，曾受封为"关内侯"，后隐居罗浮山炼丹。葛洪继承前人理论，总结了当时炼丹经验，集炼丹大成，著《抱朴子》。其中内篇 20 卷，包括金丹、仙药、黄白各部分。

葛洪所著《肘后备急方》，在世界上最早、最准确地记载了天花的症状、危险性、传染性，记述了恙虫病、疥虫病等寄生虫病。详述了被疯狗咬后，可以取用疯狗的脑子涂在伤口上预防及治疗狂犬病，与近代巴斯德狂犬疫苗原理大体相近，是中国免疫学思想的萌芽和探索。书中对结核病（包括肠结核、骨关节结核）主要症状的描述及对结核病"死后复传及旁人"的特性记载，与现代医学结论几乎一致。最早论述了开放性创口感染的"毒气"说，提出"疠气"是流行病、传染病的传播根源，具有反传统的科学认识思维。记录骨折、脱臼的整复手法和小夹板局部固定法，奠定了中医骨伤科的形成和发展基础。在中药史上首次记载"成剂药"10 余种，标志着中成药已经正式成为独立商品。

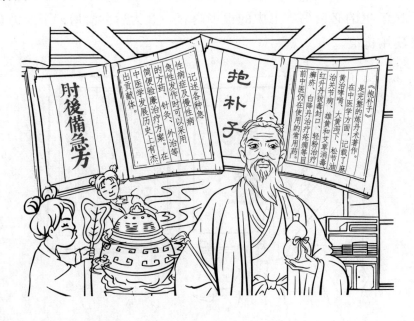

陶弘景："山中宰相"、道教上清派茅山宗创始人
——《神农本草经集注》：首创按药物自然属性分类

陶弘景（456—536 年），丹阳秣陵（今江苏南京）人，梁时著名道医，琴诗书画无所不工，是我国早期本草学发展史上贡献最大的人物之一。

由于当时已有医药的分工，出现陶弘

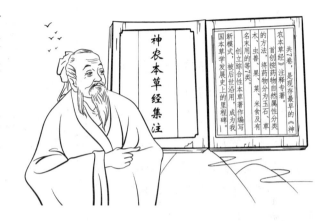

景所说的"众医睹不识药，惟听市人"的情况，导致药效下降而医者却不知情的现象发生。

陶弘景对南北朝前的本草学著作进行了系统整理，编著了《名医别录》。后来他又在《神农本草经》的基础上，加入了《名医别录》中的 365 种药物，增录注释成《神农本草经集注》。

陶弘景还整理了葛洪的《肘后备急方》为《补阙肘后百一方》3 卷。著有《效验施用药方》5 卷，《服云母诸石药消化三十六水法》1 卷，《服草木杂药法》1 卷，《断谷秘方》1 卷，《灵方秘奥》1 卷等中医著作。

雷敩：中药炮制学鼻祖
——《雷公炮炙论》：第一部中药炮制学专著

南朝刘宋时期雷敩编撰的《雷公炮炙论》，共 3 卷，是中药炮制和中药鉴定学的重要文献。

全书记载药物 300 种，详细说明了药材性状及与易混品种的区别等。

书中称制药为修事、修治、修合。记载了净选、粉碎、切制、干燥、水制、火制、加辅料制等药材加工步骤方法，并详细论述了净选

药材的特殊要求，如当归分头、身、尾，远志、麦冬需去心等，有些方法至今仍被制药业采用。

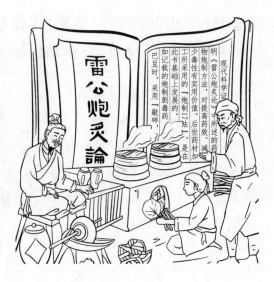

此书对后世影响极大。历代制剂学专著名称前经常加"雷公"二字，反映中医药行业内对雷氏制药法的重视与尊奉。

《雷公炮炙论》全面总结了历史上中药炮制技术和经验，是对中药炮制技术的第一次大总结，奠定了中药炮制学基础，使中药炮制成为一门学科。

方氏行医传说

据传，古代医学传承主要集中在"方山"。方山的主人是炎帝后代"方雷氏"。方氏祖先雷公跟随黄帝参加逐鹿之战时，因有功受封在方山。据说雷公是黄

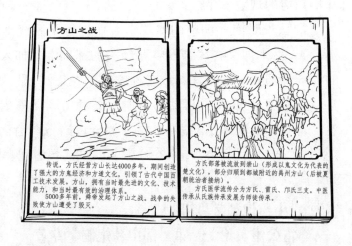

传说，方氏经营方山长达4000多年，期间创造了强大的方鬼经济和方道文化，引领了古代中国百工技术发展。方山，拥有当时最先进的文化、技术能力，和当时最有效的治理体系。5000多年前，舜帝发起了方山之战。战争的失败使方山遭受了毁灭。

方氏部落被流放到崇山（形成以鬼文化为代表的楚文化），部分归顺到都城附近的禹州方山（后被夏朝统治者接纳）。

方氏医学流传分为方氏、雷氏、邝氏三支。中医传承从氏族传承发展为师徒传承。

帝的学生，也是《黄帝内经》的作者。

因为中医理论和实践非常复杂，当时只能通过血缘关系为纽带进行口口相传。方氏医生行走八方，故被称为"行医"。其他族群部落，称这些医生为"药方"或"医方"（类似于其后的商朝，是因为其善于经"商"而得名）。这也是中医"开方抓药"一词的由来。

方氏，世代以医为谋生手段，成为氏族传承的中医世家。家族成

员以方山为中心，游历四方，治病救人。方山，成为了当时的经济、医学和科技中心。

《刘涓子鬼遗方》：现存第一部外科专著

刘涓子（约 370—450 年），南北朝人，是宋武帝刘裕的族叔，医学家，精通外科治疗技术。

相传刘涓子在郊外打猎时，遇"黄父鬼"而得到一部"痈疽方"。书名中有"鬼遗"两个字，应该主要是为了吸引眼球，让读者重视。

《刘涓子鬼遗方》，又称《神仙遗论》《痈疽方》，原 10 卷，今存 5 卷。全书采用黄父鬼与岐伯问答形式，由南齐龚庆宣编撰整理。全书主要论述痈疽的辨证治疗，详细介绍了痈疽的鉴别和治疗。全书共载方 140 余首，多为治疗

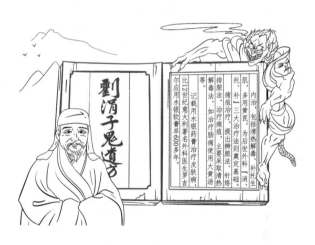

痈疽的方剂。另外还有金疮、瘀血、外伤治疗，包括止痛、止血、取出箭镞等疾病的方剂 34 首。

《僧深集方》：记载最早最有效的脏器疗法

《僧深集方》，又称《（释）僧深药方》《僧深方》《深师方》，共 30 卷，是一部成书于南北朝后期，盛行于隋唐时期的医学全书，由齐宋年间道人深师（亦称僧深所著）。

《僧深集方》内容涵盖内、外、妇、儿以及五官各科，涉及伤寒、温病等外感疾病。还记载了脚气、痢疾、中风、胸痹等杂病，极具文

献价值。

书中特别收录了很多治疗当时流行的脚气病的验方，达百余首。为脚气病的治疗提供了极其宝贵的经验，解决了当时极大的医学难题，深受后世医家推崇。

书中记载的"五瘿丸"，用鹿的甲状腺制成，用于治疗甲状腺肿大，是最早最有效的脏器疗法，现仍然被临床用于治疗甲状腺肿瘤等疾病。

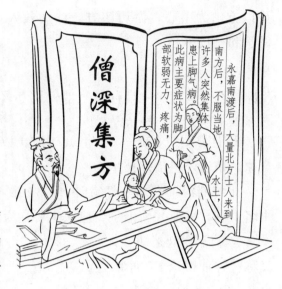

书中记载的水银药膏治疗皮肤病方法，现在也还在使用。梅毒传入中国后，中医在治疗中使用了水银制剂，很有效果，应该也是从中得到的启发。

隋唐五代十国时期——中医药全面发展

隋唐两代（隋代581—618年，唐代618—907年），是中国历史上最强盛的时期之一。当时的中国，是世界上当之无愧的第一大国。中医更是充满了活力和创造力，在世界医学中居于领先地位。

隋唐朝廷，当时对外采取较为开放的政策，中外经济、文化交流频繁。隋唐两代的300多年间，中国封建社会在政治、军事、文化、经济、科技上得到前所未有的发展。

隋唐时期，文化繁荣。隋唐文学以唐诗成就最大，初唐陈子昂，盛唐李白、杜甫，中唐白居易、元稹，晚唐李商隐、杜牧等均为其杰出代表。另外，同时期的韩愈、柳宗元等倡导的古文运动，对后世影响也非常大。颜真卿的书法，阎立本、吴道子、李思训、王维的绘画，

《霓裳羽衣舞》等音乐舞蹈，以及众多的石窟艺术，均引领潮流并流传后世。

科学技术方面，中国四大发明中，有两项（雕版印刷术和火药发明）都出现在这一时期。

国家的统一，经济文化的繁荣，为中医学的总结和发展创造了良好条件。

隋唐时期，中医在理论、药物学、方剂学以及临床各科全面发展的基础上，

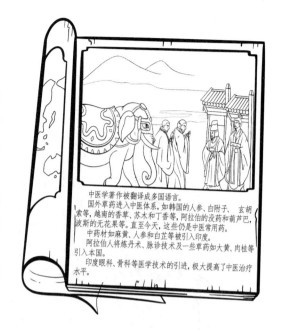

中医学著作被翻译成多国语言。

国外草药进入中医体系，如韩国的人参、白附子、玄胡索等，越南的香草、苏木和丁香等，阿拉伯的没药和葫芦巴，波斯的无花果等。直至今天，这些仍是中医常用药。

中药材如麻黄、人参和白芷被引入印度。

阿拉伯人将炼丹术、脉诊技术及一些草药如大黄、肉桂等引入本国。

印度眼科、骨科等医学技术的引进，极大提高了中医治疗水平。

出现了总结整理中医成就、编纂综合性医经方书巨著的潮流，对后世中医学产生了重要影响。

《巢氏病源》：第一部病因症候学专著

《巢氏病源》又称《诸病源候论》，由隋代巢元方组织撰写，是我国第一部由政府敕编，集体编撰的医学著作。书中引用保存了古代许多珍贵医学资料，学术价值很高，后世医家对此书极为推崇，是隋朝对中医药发展最重要的贡献之一。

《巢氏病源》共50卷。本书把疾病分为67门，详细记载并准确描述1739种病症，内容涉及内科、外科、儿科、妇科、皮肤科、眼科及耳鼻喉科等，反映了隋代医家对症候的描述、发病机理的分析、病源的探讨已经有了相当深入、系统的科学探索，并提出了病因理论新见解，是中国最早的病因证候学文献。许多后世中医著作都会直接或间接引用此书的原文及论点。每卷末尾，还附有养生导引等体育按摩疗法，为疾病治疗、养生保健提供帮助。

《巢氏病源》首次记载了服用五石散（由钟乳、硫黄、白石英、紫石英、赤石等制成的迷幻药，会引起慢性中毒）而引起严重药源性疾病的不良后果。

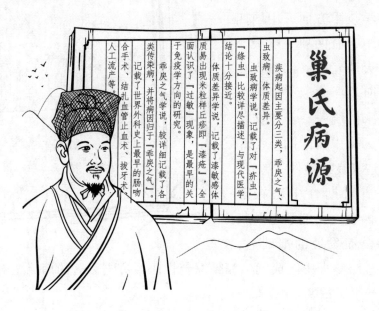

唐朝太医署：世界上最早的医药学校

唐朝太医署成立于 624 年，是世界上最早的医药学校，也是最先对医学生进行能力资格测试、设立医学考试制度，同时配备我国历史上最早药用植物园的政府医学管理机构。

虽然隋朝也曾经设立过太医署，但由于当时的机构管理模式不同，规模也较小，不能完全称其为医学校模式。唐朝太医署很正规，政府有实力办好医学教育。

唐政府也大力发展民间医学教育，保护百姓身体健康，扭转当时崇尚巫鬼的风气，迫使"巫祝"转行。从唐代开始的医学校教育模式，有力促进了医学发展和传播，并流传到海外。当时有十多个国家派人来我国学中医，使我国成为东方医药学中心。

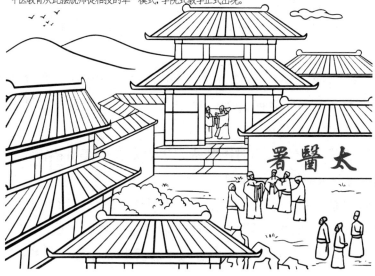

唐朝太医署
由四部分构成：行政、教学、医疗及药工；
医学教育分两方面：医疗及药学。医学科目中新设按摩科及咒禁科；
医师培训合格后，主要为皇帝、皇室及贵族服务。
非常重视考试，对学生要求也很严格，每月、季、年都有考试。
成立 5 年后，唐太宗要求各州郡也建立地方性医学教育机构，由地方府委任教师教学、指派医师为本地百姓服务。
中医教育从此摆脱师徒相授的单一模式，学院式教学正式出现。

《新修本草》：世界上第一部由国家颁行的药典

唐朝首创由政府组织编撰药典并颁行全国。

657—659 年，唐高宗李治期间，政府委任苏敬等 23 位医家集体编撰《新修本草》，诏令全国各地征集道地药材并绘成书内中药插图。

《新修本草》全书共 54 卷，分为三部分，共载药 850 种。比欧洲最早的政府药典《纽伦堡药典》

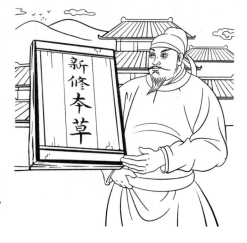

早 883 年。《新修本草》内容丰富，取材精要，以详实的药物考证成果和丰富的药学知识，赢得了中外医药行业同道的尊崇，并深刻影响了后世药物学发展。唐朝政府规定《新修本草》为医学生必修课之一。

孙思邈: "药王""真人"
——《千金要方》《千金翼方》: 最早的临床医学百科全书

药王孙思邈（581—682 年），著名道医，是中医发展史上最有影响的医学家之一。年轻时，他身体虚弱，使他对医药学产生兴趣，是"因病学医"的典型代表。

孙思邈精通医药，当时隋文帝、唐太宗及唐高祖都曾诏他入朝为官，都被志不在仕途的孙思邈一一谢绝。

孙思邈有非常丰富的草药知识，认同印度医学"万物皆药"思想，努力发掘自然物质的药用价值。他非常注重药材的采收季节及处理方法，对中国药物学发展做出突出贡献，被后世尊称为"药王"。

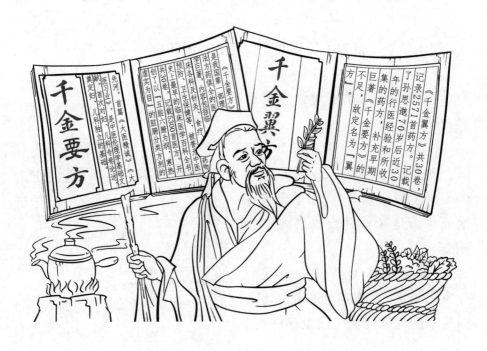

孙思邈最出名的两本著作是《千金要方》《千金翼方》。孙思邈认为"人命至重，有贵千金，一方济之，德逾于此"，所以将他自己最重要的两部著作均冠以"千金"二字。

《千金要方》是唐代以前医药学成就的系统总结，对后世医学发展影响深远。日本医学界赞誉《千金要方》为"人类之至宝"。

孙思邈认为，最佳的治疗方案是预防疾病发生，最差的治疗方案是当疾病开始后处理。同时还认为，在诉诸用药之前，应先尝试饮食治疗。他主张针药并用，探索出新的应用穴位"阿是穴"，创制了彩色经络图。他将儒家、道家以及外来古印度佛家的养生思想与中医学的养生理论相结合，总结了一套按摩养生法，使养生学成为有理论、有实践的学术。他还是中国最早的麻风病专家，曾治疗过600余病例。

"药王医龙"的故事

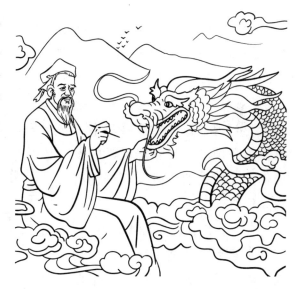

据传，一日孙思邈出门，碰见一位穿白衣的少年，前来拜谢孙思邈。孙思邈想起曾经救活过一条小青龙，原来是泾阳水府的龙王。龙王取出秘藏在龙宫的药方30篇交给孙思邈。孙思邈试着用来治病，效果都很灵验。后来，他编写《千金要方》30卷，将龙宫医方也编入了书中。

"虎守杏林"的故事

"药王"孙思邈精研医学，晚年效法先贤董奉，为患者治病不收钱，不受谢，只求患者病愈后在寺旁植杏树三株。多年后，杏树林逾

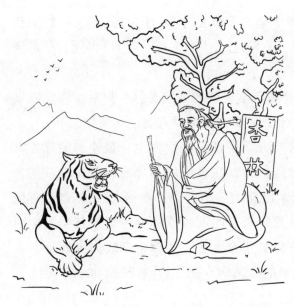

百亩，杏熟后换成谷物赈济灾贫。有一天，一只老虎找到孙思邈伏跪求医。孙思邈首创使用"虎撑"，治愈老虎咽喉疾病。老虎为报恩，主动为药王守护杏林并充当药王坐骑。"虎撑"也成了游医采药行医的标志。

"世界食疗学鼻祖"孟诜与《食疗本草》

孟诜（621—713 年），汝州梁人（今河南汝州市），著名医学家、"药食同源"的首倡者和实践者。其著作《食疗本草》是世界上现存最早的食疗专著。

《食疗本草》集古代食疗之大成，与现代营养学实践基本一致，为我国和世界营养医学的发展作出了巨大的贡献，至今仍有较高价值。

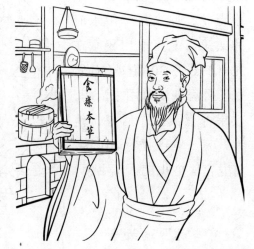

《食疗本草》所记载的本草，均注明药性（温平寒冷等）、功效、禁忌及单方，也记录本草形态、加工、产地等，是唐代较系统、全面的食疗专著。

"茶疗鼻祖"陈藏器与《本草拾遗》

陈藏器（约687—757年），四明人（今浙江宁波），唐代中药学家，以收集《新修本草》遗漏的药物为主，著成《本草拾遗》（又名《陈藏器本草》）一书，对《新修本草》作了补充。

《新修本草》成书后的数十年间，民间单方验方大批涌现出来，加上《新修本草》的内容是由百姓按照政府要求提供的药物形状图画汇集而成，编撰者并未对资料进行深入调查核对，所以内容上有一些遗漏和错误。

《本草拾遗》详细记载了脚气病的临床表现，还明确指出久食精白米是发生脚气病的根本原因。这个论点的提出，早于荷兰医学家近千年。

陈藏器提出"本草茶疗"概念，指出"诸药为各病之药，茶为万病之药"。唐玄宗赐陈藏器为"茶疗鼻祖"，一举奠定了他在我国本草茶疗领域的杰出地位。

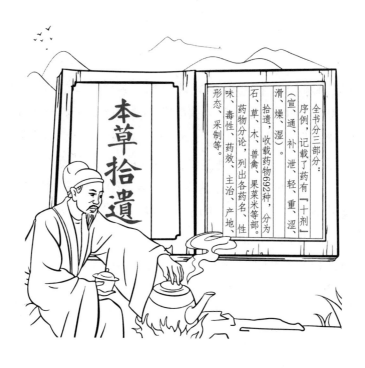

本草拾遗

全书分三部分：

序例，记载了药有「十剂」（宣、通、补、泄、轻、重、涩、滑、燥、湿）。

拾遗，收载药物692种，分为石、草、木、兽禽、果菜米等部。

药物分论，列出各药名、性味、毒性、药效、主治、产地、形态、采制等。

王焘与《外台秘要》：创"金针拨障术"

《外台秘要》与《诸病源候论》《千金要方》并称为隋唐中医学三部杰出代表作。

王焘（670—755年），今陕西郿县人，唐代著名医家。他在著《外台秘要》时，不存个人偏见，博采众家之长，引用以前的医家医籍达60余部，"上自神农，下及唐世，无不采摭"。《外台秘要》是集唐代之前医学书籍大成的名著。

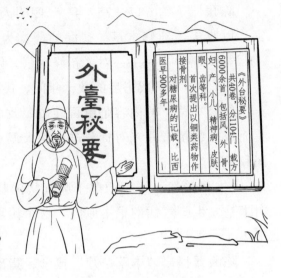

《外台秘要》共40卷，分1104门、载方6000余首，包括风、外、骨、妇、产、小儿、精神病、皮肤、眼、齿等科。首次提出以铜类药物作接骨剂，对糖尿病的记载，比西医早900多年。

王焘以一生的精力，为保存古医籍原貌和总结唐以前的医学成就做出了突出的贡献，被誉为文献整理的"大师"，留下了千古美名。

"金针拨障术"

"金针拨障术"又名金篦术、针拨白内障术，最早记载于唐朝编写的北周正史《周书》。《外台秘要》吸取了晋唐以来各家内容，对白内障各期症状都做了简要的描述，如"忽觉眼前时见飞蝇黑子，逐眼上下来去""渐渐不明，久病年岁，逐至失明"。并记载了"外形不异，只不见物而已"，与眼底病进行的鉴别。结合印度传来的眼科技术对此术进行了深入论述，并说明所适用的各型白内障，以及其具有切口小、不用缝针、容易愈合等优点。

唐代诗人白居易四十多岁即患白内障，赋诗描写病症："散乱空中千片雪，蒙笼物上一重纱。纵逢晴景如看雾，不是春天亦见花"。经此手术治愈后，赋诗表达其喜悦心情："案上漫铺龙树论，合中虚贮决明丸。万般灵药皆无效，金针一拨日当空。"

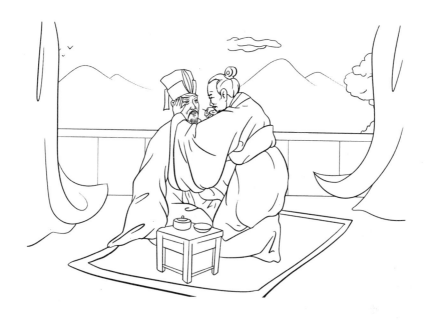

蔺道人与《仙授理伤续断秘方》：第一部极有价值的骨伤科专著

唐代《仙授理伤续断秘方》是我国现存的第一部极有价值的骨伤科专著，反映了我国中医骨伤科学在8世纪左右就已经达到了惊人的高水平。

《仙授理伤续断秘方》记载40余方，有洗、贴、掺、揩及内服方剂，奠定了骨伤科辨证、立法、处方和用药的基础。其内服方剂主要有大活血丸、小

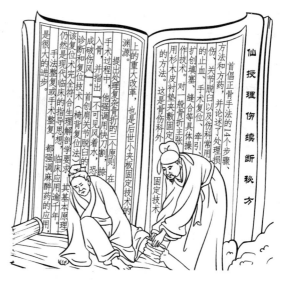

红丸、大红丸等活血祛瘀止痛药，常用药主要有草乌、乳香、没药、血竭等，这些方药至今一直在中医临床广为使用。

作者蔺道人（约790—850年），是一位学术造诣极高的僧人，精于骨伤理论和医疗技术。据考证，蔺道人应该是欧洲景教传教人，是中西文化交流最早的实践者之一。

蔺道人对伤科患者的处理，既重视手法整复、功能锻炼，又重视内服方药。

高水平的中医骨科，是中医对世界医学的重大贡献之一，已被列入我国首批国家级非物质文化遗产名录。

咎殷与《经效产宝》：第一部妇产科专著

唐代咎殷编撰于大中六年（852年）的《经效产宝》，又名《产宝》，共3卷，续编1卷，原书52篇，现存41篇，是现存最早的产科名著。

在儒家伦理占主导地位、讲究"男女有别""男女授受不亲"的背景下，女性生病后，特别是患了妇科病后，往往羞于启齿，或语焉不详。有的女患者宁愿病死也不愿意公开隐私。所以古代中医，一直有"女病难医"和"宁治十男子，不治一女人"的说法。

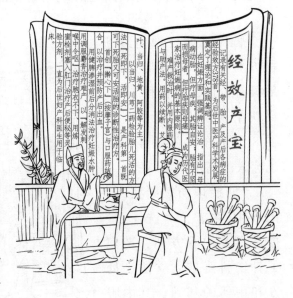

当时，男医生给女患者诊疗时，是绝对不会直接触碰女病人肌肤的。医生一般会戴上手套，或是用薄纱罩在女患者的手臂上，然后才出手号脉。

咎殷行医时，常带一女体器具，诊断时会拿出来，让女患者自己指出不舒服的具体位置，以便准确诊断，对症下药。

在中国人民共和国成立前，我国产科发展一直都不太好。女性生小孩，主要还是依靠经验丰富的接生婆，水平比较低下。虽然对妇产科的研究开展得比较早，也有非常了不起的成就，但是由于宋朝之后的儒医群体不屑于妇产科工作，导致旧中国时期产科发展一直较为滞慢并日渐落后。

宇妥·宁玛云丹贡布：藏医药创始人、"医圣"
——《四部医典》：藏医药百科全书，入选《世界记忆亚太地区名录》

藏医药孕育于平均海拔4000米以上，有"世界屋脊""地球第三极"之称的青藏高原。《四部医典》是记载藏医药医疗实践和理论精华的藏医药权威工具书，被誉为藏医药百科全书，体现了藏医药学中最系统、最完整、最根本的理论体系，至今仍为藏医、蒙医从业人员必读的经典著作。

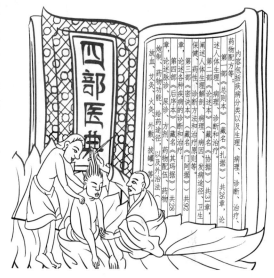

《四部医典》又名《医方四续》（藏名《居悉》），为藏医药创始人宇妥·宁玛云丹贡布所著，共分四部，一百七十七章。

宇妥·宁玛云丹贡布吸收了《医学大全》（藏名《门杰钦木》）、《无畏的武器》（藏名《敏吉村恰》）、《月王药诊》（藏名《索玛拉扎》）等著作的精髓，吸收了当地苯教解剖知识和医疗方法，参考借鉴了印度医学、汉族医学、尼泊尔医学、突厥医学、大食医学，总结藏医药临床经验，用了近二十年（748—765年）时间编著而成《四部医典》。

据传，《四部医典》成书后，依照当时密教祖师莲花生的建议，被秘藏在桑耶寺的柱子下面，直到11世纪初才被发现。五世达赖喇嘛的摄政王第司桑吉嘉措（1653—1705 年）根据《四部医典·蓝琉璃》内容，主持绘制的一套藏医彩色挂图"曼唐"，共 79 幅，是世界医学史上独一无二的医学图形教科书，反映了藏医药已经具有非常高的科学水平。

李珣与《海药本草》：第一部进口药专著

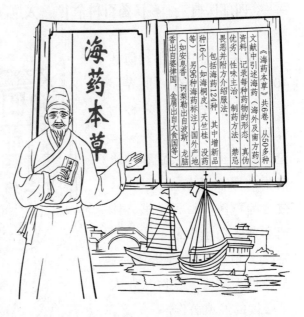

《海药本草》是中医史上非常重要的一本书。这本书从一个侧面印证了，中医是在融世界各家医学之长，在与国外医学体系的交流碰撞中，兼收并蓄，逐渐发展起来的。

作者李珣（9 世纪末至 10 世纪初），祖籍波斯，常居梓州（今四川省三台），其家族是以经营香药为业，是唐末五代时著名文学家和本草学家，也是五代时期"花间派词人"著名代表。

《海药本草》提到岭南及海外地名 40 多处，所载药物以香药为主，大多数是从海外传入或从海外移植到中国南方的。本书在介绍国外输入的药物知识和补遗中国本草方面作出了较大的贡献。

宋金元时期——中医药发展鼎盛期

宋金元时期（960—1368 年）是中国历史上的宋朝、金朝和元朝的合称。这三个朝代分别由三个不同民族建立：宋朝为汉族、金朝为女真族、元朝为蒙古族（宋金同期的辽为契丹族建立的）。中医学多民族融合发展的特点，在这一时期表现得淋漓尽致。

宋朝，开始采用文人治国。政治开明，科技发展迅速，推行科举，复兴儒学，形成了程朱理学体系。王安石推行著名的"新法"改革，完善了当时的医疗体系。朝廷富有远见的决策，带来了市井文化的兴盛和商品经济的繁荣。据估计，在1000年前后，中国经济总量大约占全世界经济总量的1/4。有学者认为，宋朝是中国历史上的"文艺复兴"和"经济革命"的重要时期。

宋代以前，医生的社会地位较低。宋朝皇帝和官员对医学极为重视，极大地提高了医生的社会地位，并开始出现"儒医"新群体。随着宋朝经济发展、社会繁荣、思想进步，医学作为一门实用技术，在宋代出现了空前的繁荣。"不为良相，当为良医"，范仲淹少年时的志向，成为当时极富影响力的流行语，进一步提高了中医的社会地位。

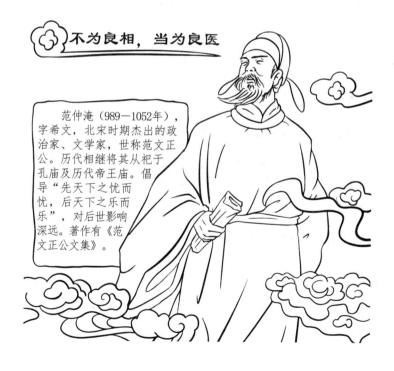

不为良相，当为良医

范仲淹（989—1052年），字希文，北宋时期杰出的政治家、文学家，世称范文正公。历代相继将其从祀于孔庙及历代帝王庙。倡导"先天下之忧而忧，后天下之乐而乐"，对后世影响深远。著作有《范文正公文集》。

宋代文人官员阶层对医学开始重视，出现了如欧阳修、王安石、司马光、苏轼、沈括等一大批具有良好医学素养的统治阶级官员。理学大师朱熹，对太极、理气学说作了全面梳理，为后世中医五运六气学说的完善，做出了贡献。

宋朝政府十分重视百姓卫生健康，不仅组织编辑刻印了很多医学典籍，而且还要求各州县加以推广应用。

宋朝政府对医学的重视，保护了医生权益，调动了医生的积极性，为医学实践提供了探索机会，提升了医生临床能力和医学理论水平，成就了宋代医学的极盛发展。

1040年，毕昇改良发明了活字印刷技术，极大地提高了印刷效率，降低了印刷成本。此后，医学著作得以大量出版，促进了医学知识的普及。

元朝时期，统一的多民族国家进一步巩固，疆域超越历代。随着海外贸易繁荣，中外医学交流的不断深入，中医药整体得到了进一步发展。

整个宋金元时期，是中医理论发展的一个重要阶段。两宋时期，医家对历史上的中医学术传统进行全面继承、理论研究趋于深化。金元时期，中医新学肇兴和学术争鸣，伴随着中医实践的丰富，中医基础理论研究取得了重大突破。医家通过研究古代医学经典，结合各自临床经验，纷纷自成一说，并形成了不同的流派，极大地丰富了中医理论体系。伤寒学开始兴盛，辨证论治异军突起，临床医学飞速发展。

宋金元政府对中医发展的重视和推动

古代中国，医学一直被当作施行"仁政"的一个重要手段。官方组织编撰的医学书籍，成了显现仁政爱民的重要载体。在中国历史上，宋朝首次正式颁布禁止巫师治病的法令，为医学的科学发展提供了条件。

在北宋九位皇帝中，有六位皇帝爱好医学。据记载，宋太祖赵匡胤下旨编修《开宝新详定本草》20卷，并亲自作序。宋仁宗赵祯曾经亲研方剂，在古方"甘桔汤"中加入荆芥、防风、连翘，制成专治咽喉口舌等病的"三圣汤"，治疗效果极其显著。

宋徽宗赵佶是我国历史上唯一一位亲自编撰医著的皇帝。他亲撰《圣济经》10卷，包括体真、化原、慈幼、达道、正纪、食颐、守机、卫生、药理、审剂10篇，共42章（含药理、医法、方剂等）。同时他敕令御医编写《圣济总录》（200卷，分66门，每门又按病证分类，阐述病因病理，详述治法方药，是北宋时期载方较多的医学全书）。

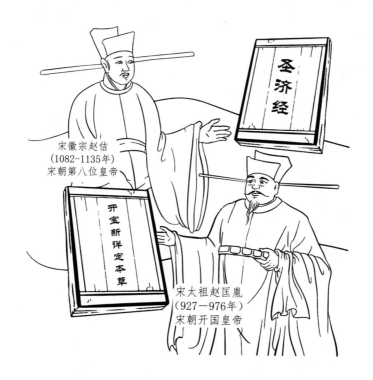

宋徽宗赵佶
（1082-1135年）
宋朝第八位皇帝

开宝新详定本草

圣济经

宋太祖赵匡胤
（927-976年）
宋朝开国皇帝

宋朝政府成立"太医局""尚药局""医药和剂局""医药惠民局""校正医书局"

宋朝"太医署"后改名为"太医局"，主管医学教育，是国家最高医学教育机构。融教学与研究为一体，有完备的医学教育制度和医官考核制度。前身为前朝太医署，类似于现在的医学院校。

宋朝中医药获得极大发展的原因主要有最高统治者重视，社会精英权贵积极参与，建立了覆盖全国的医学教育和管理体系，重视医学书籍的整理、编撰和创新，政府设立相应机构和体系保障全国中药研发、生产和流通，经济繁荣保障了社会卫生健康需求的实现等。

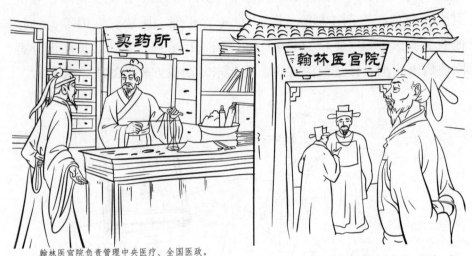

翰林医官院负责管理中央医疗、全国医政。

太医局负责管理医药教育，规定医学分为9个专科，包括大方脉、风科、小方脉、疮肿兼折伤，眼科、产科、口齿兼咽喉科、针兼灸科、金镞兼书禁科。

太医局设立的熟药所、卖药所，后改为独立的医药和剂局、医药惠民局，负责制造和出售成药。国家对医药购销实行专卖制度。我国是世界上最早开办国家药局的国家。药局严格按照官颁标准方书《和剂局方》生产成药，中成药配制技术达到了空前高度。药局下设药材所，负责药材收购和检验，是我国最早的药品监督管理机构。

尚药局负责收集宋代以前的方剂和民间验方，并编撰大型方书。

校正医书局是世界上最早的国家卫生出版机构，负责历代重要医籍的搜集、整理、考证、校勘和出版。

元政府设立"广惠司""太医院"

元政府设"广惠司"，专司药政，是掌管回族医药的机构。元初大批回族人被征调进入中原后，回医药学也随之传入内地，并极受宫廷重视。西域医药学比较发达，广惠司选用回族医生，按阿拉伯传入的各种香药配制成药，同时吸收阿拉伯著名的正骨术等医术治疗病患。广惠司还翻译回族药方和医学著作，推广回族医药。

元朝对中医药的最大贡献，是引进了先进的回族医药制药技术，如阿维森纳创用的金银箔衣丸、制作蔷薇水的蒸馏技术等，促进了中外医药技术、理论的融合。

金元两朝设立的太医院不是治病救人的医院，而是管理全国医政药政的政府机构。

《太平圣惠方》：10世纪以前最大的官修方书

《太平圣惠方》，简称《圣惠方》，共100卷。

北宋王怀隐、王祐等奉敕编写，汇录两汉以来各代名方16834首，共分1670门，其中也包括了宋太宗赵光义所收集的千余首医方。宋太宗不但为此书作序，还赐书名。

本书是继唐代《千金要方》《外台秘要》之后，由政府颁行的又一部大型方书。

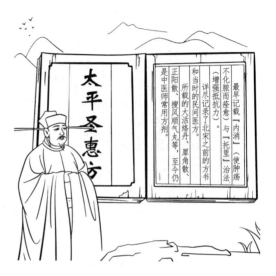

最早记载「内消」（使肿疡不化脓而痊愈）与「托里」治法（增强抵力）。

详尽记录了北宋之前的方书和当时的民间医方。

所载的大活络丹、犀角散、正阳散、搜风顺气丸等，至今仍是中医师常用方剂。

《太平惠民和剂局方》：全世界第一部由官方主持编撰的成药标准典籍

《太平惠民和剂局方》，简称《局方》，由宋代太平惠民和剂局组织编写，全书共10卷，并附指南总论3卷。颁行于1151年，比国外最早的由政府组织编写的成药典早600余年。

《局方》的出版，推动了方剂学的发展。成药易于存储、携带，适应面较广。加之由官方颁布，具有很强权威性，受到医生和患者的欢迎。

至今，《局方》仍是从事中医临床、教学、科研以及中药炮制、制剂、调剂研究工作的必读书籍之一，也是医学生学习中药学、方剂学的重要参考书籍。

宋朝重视中医药的独特政府制度安排，为中成药的发展，提供了前所未有的优越条件。

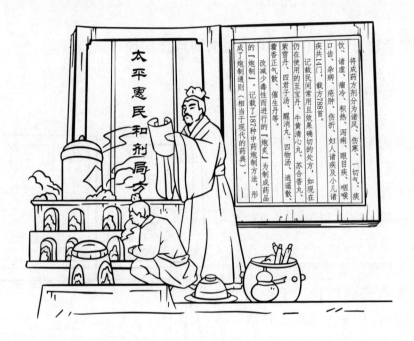

《新铸铜人腧穴针灸图经》与针灸铜人：世界上最早的立体生理模型

宋仁宗赵祯认为，腧穴使用一旦出现差错，极易危及生命，所以应该慎重使用针灸。

宋仁宗敕令翰林医官王惟一主持铸造针灸铜人，并根据历代针灸名著，撰《铜人腧穴针灸图经》配合使用，由宋朝政府刻于石碑颁行全国。这是首次国家级的经穴大整理，是针灸史上新的里程碑。

王惟一（987—1067年），宋代著名针灸学家。曾任太医局翰林医官。他主持研制的两具与真人一样高的青年裸体式"针灸铜人"，体内配有五脏六腑，与真人生理结构一致。四肢及内脏均可拼拆，外表刻有354个穴位，并用金字标明穴位名称，被誉为"世界上最早的立体生理模型"，是我国医学的瑰宝。

"针灸铜人"不光可以用作针灸教学，还可以用于解剖医学，比西方的解剖医学早了近800年。

宋仁宗将其中一个针灸铜人放在宫中供鉴赏，另一个送医官院，作为针灸教学模型和测试医学生针灸能力的考试标准。医生考试时，通常先将铜人外表涂蜡，体内注水，并穿上衣服。当针刺中穴位时，水就会流出。

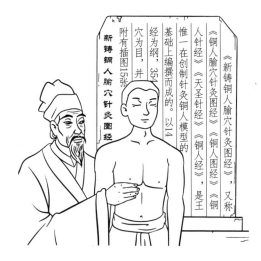

宋朝重视针灸，主要体现在对前人理论和经验的总结和教育推广上。王惟一的成就，直接推动了针灸技术的进步。遗憾的是，王惟一创制的这两个针灸铜人，已在宋金战乱中遗失。

《欧希范五脏图》《存真图》：世界上最早的人体解剖学图谱

北宋时期，政府和民间曾先后组织过两次大规模的尸体解剖活动，也因此诞生了两部人体解剖图谱：《欧希范五脏图》和《存真图》。

《欧希范五脏图》，是北宋庆历年间（11世纪40年代），解剖广西起义领袖欧希范等56人行刑后尸体绘制而成的图谱。书中还包括了一些关于病理问题的论述，是世界上最早的人体解剖学图谱。

《存真图》，又名《存真环中图》1卷（存，指脏腑；环中，指经络），是由北宋泗州（今江苏盱眙）名医杨介（1060—1130年），对数十个秋后处斩的犯人尸体解剖作画而成。在整个解剖过程中，40多岁的杨介用夹子逐一核对尸体的各个部分：从咽喉以下，心、肺、肝、胆、胃，以及小肠、大肠、膀胱等，逐一量尺寸、标大小、称重量、检经络，并作详细记录。同时将各幅图标明精细等级，最后制作成人体解剖图谱《存真图》。元明清等朝代使用的许多脏腑图，大多以《存真图》为蓝本绘制。

中医在早期，很重视解剖学和外科学的发展，《黄帝内经》就明确提出"解剖"的方法，上古名医俞跗、神医华佗就以手术治疗疾病见长。儒学盛行后，由于封建社会的伦理道德限制，统治者强调不可随意损伤人的身体，更不要说解剖人体了，导致人体解剖学的发展几乎停顿。对身体生理结构了解不足，成为制约中医药发展的一个巨大障碍。

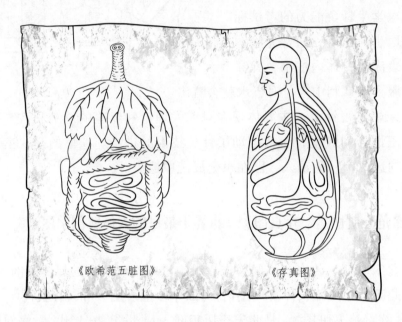

《欧希范五脏图》　　　　　　　　　《存真图》

成无己：第一个全面注解《伤寒论》的医家

成无己（约 1063—1156 年），金代山东茌平人，出生于医学世家，是伤寒学派的主要代表人物之一。

成无己医学造诣极深，又有丰富的临床经验，在中医伤寒学研究史上，具有举足轻重的地位。

其代表著作有《注解伤寒论》《伤寒明理论》《伤寒明理药方论》等。

成无己，在宋朝割淮水以北的土地进贡给金朝后，在77岁时被金国绑架劫持到临潢。其随身携带的《注解伤寒论》手稿，却从未向金国进献，并坚定认为此书必须回到大宋朝。临终前，成无己冒死将书稿交人带回，并于南宋乾道壬辰八年（1172年）出版发行，对后世伤寒学派的发展产生很大影响。

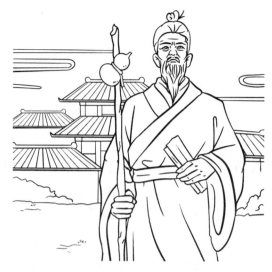

"北宋医王"庞安时与《伤寒总病论》：首倡温病（传染病）学

庞安时（约1042—1099年），自号蕲水道人，今湖北浠水人，出身于世医家庭，医术精湛，医德高尚。他20岁时得病耳聋，仍行医不辍。

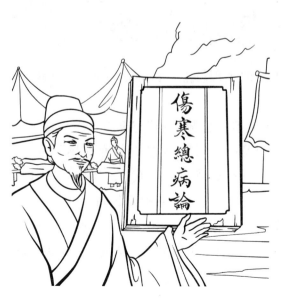

庞安时治伤寒病患时，从病因、发病过程着手，强调体质因素在发病中的重要作用。他认为伤寒的病因是"寒毒"，而温病的病因则是"异气"引起。他提出温病与伤寒分治，是对外感病学的发展。

庞安时从他丰富的临证实践中观察到，温病以温毒最为凶险。对温毒五大证的治疗，他着眼于"毒"字，使用大剂量清热解毒、辛温散毒的中药，处方多以大量石膏为主。

在他所著《辟温疫论》中，列举了"疗疫气令人不染"方，如辟温粉、雄黄嚏法、千敷散等，体现了他治温病更注重预防的思想。

晚年时，他参考诸家学说，结合亲身经验，编撰《伤寒总病论》6卷，对张仲景思想做了补充和发挥。

儿科鼻祖钱乙与《小儿药证直诀》：现存最早的一部儿科专著

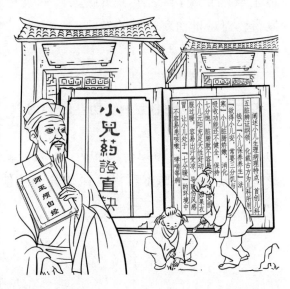

古代医家称小儿科为"哑科"，认为治小儿病最难。因幼小儿童还不能用语言表达，或者词不达意。

钱乙（约1032—1113年），东平郓州（山东郓城人），以善治幼儿疾病闻名于世。

据传，他熟读巫妨所著的儿科奠基典籍《颅囟方》，曾治愈皇亲国戚的小儿疾病，声誉卓著。通过40余年的医疗实践，他总结小儿的生理特点，摸索出一整套儿科疾病诊治方法。

钱乙认为，小儿的生理特点具有"脏腑柔弱""五脏六腑，成而未全，全而未壮"等特点，其病理特征为"易虚易实，易寒易热"。

《四库全书总目提要》称"钱乙幼科冠绝一代"。其代表著作有《小儿药证直诀》《婴孺论》《钱氏小儿方》《伤寒指要》等。

我们熟知的"六味地黄丸"，是钱乙在治疗小儿"五迟"（立迟、行迟、语迟、发迟、齿迟）时，根据张仲景的"八味丸"（地黄、山药、山茱萸、茯苓、泽泻、丹皮、附子和肉桂），为适应儿童阳气足，避免暴热而流鼻血，减少了肉桂和附子而拟定，并首次记载于《小儿药证直诀》，现在却成为滋阴补肾、养生保健的千年良药，流传至今。

董汲与《斑疹备急方》：免疫学鼻祖级专著

董汲，字及之，生卒年不详，北宋医学家，东平（今山东东平县）人，著有《小儿斑疹备急方论》1卷，《脚气治法总要》2卷，《旅舍备要方》1卷，是儿科鼻祖钱乙治愈的患者、同乡和学生，是精通儿科的全才型医学家。

斑疹（天花），是烈性传染病，通过飞沫或接触传染，潜伏期约为12天，通常发现症状后一周内即死亡。患天花后能活下来的患者，脸上也会留下永久性疤痕（俗称"麻子"）。经多年研究，董汲不但弄清了天花的发病规律，找到了治疗的方剂，还总结出预防的方法——人痘接种法。经过几年的认真钻研和辛勤撰写，董汲于1093年完成了现存最早的中医免疫学专著《斑疹备急方》。书稿送到钱乙手中后，钱乙读后叹服，并欣然作序。

人痘接种法，是我国古代传染病研究上取得的重大成果，是中医对世界医药卫生做出的重大贡献。董汲潜心研究并总结的人痘接种法，虽经历朝历代医家不断改进，但其原则和方法没有实质性变化，在一定范围得到较广泛的应用。此技术在17

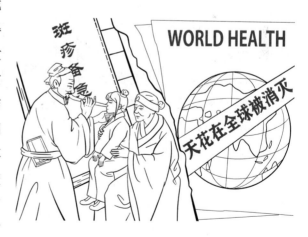

世纪传入日本、朝鲜、俄罗斯、阿拉伯等地，并于1717年传入英国。1796年，英国科学家爱德华·琴纳，在人痘接种法基础上发明了牛痘接种法，并在全世界范围内得到广泛推广应用。牛痘法挽救了全球数亿儿童的生命。1977 年，世界上最后一例自然感染的天花病例出现在索马里。1980 年，世界卫生组织宣布斑诊（天花）从地球上被完全消灭。

苏颂与《本草图经》：宋朝最完善最科学的医药书，世界第一部图解本草书

《本草图经》简称《图经》，又名《图经本草》，是经宋政府设立的"校正医书局"安排，由苏颂等编辑整理而成，1057 年刻版发行。全书 21 卷，收录现存最早的版刻中药图谱 993 幅。

《本草图经》是一部承前启后的药物学巨著，是宋朝最完善最科学的医药图书。

可惜的是，由于当时官方对科技发明不太重视，此巨著在苏颂死后就散佚了，其内容只能散见于后世相关著作。据说，李时珍在编撰《本草纲目》时，就借鉴了较多《本草图经》内容。

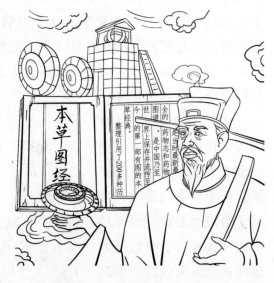

苏颂是我国著名的天文学家、药物学家。他博学多才，领导制造了世界上最古老的天文钟"水运仪象台"，开启了古代钟表的先河。在领导编写《本草图经》时，他组织了全国性中药资源普查。此举不但扩大了药源，还确证了药材功效，减少了中医传承中存在的以讹传讹的现象。

《中国科学技术史》作者李约瑟对《本草图经》给予极高的评价，称苏颂撰写的《本草图经》，是附有木刻标本说明图的药物史上的杰作之一。在欧洲，把野外采集到的动植物标本精确地木刻并印刷出来，

是 15 世纪后才出现的，比中国晚约 400 年。

《苏沈良方》：文学家苏轼和科学家沈括的"儒医"代表作

苏轼（1037—1101 年），眉州眉山（今四川眉州）人，是中国历史上著名的一代文豪，唐宋八大家之一，诗词文章、绘画书法均达到至高境界。

沈括（1031—1095 年），杭州钱塘县（今浙江杭州）人，是"中国科学史上的坐标"，集地理学家、物理学家、天文学家、数学家、化学家、医学家、石油发现者和命名者等名人标签于一身的百科全书式的科学巨匠，著有"中国科学史上的里程碑"之称的《梦溪笔谈》。

苏轼、沈括同为宋神宗朝臣，因对王安石变法的态度不同而成政敌。沈括是著名的文字狱"乌台诗案"的始作俑者。有意思的是，在他们死后，后世医家将他们两人的医学著作编在一起，取名为《苏沈良方》。

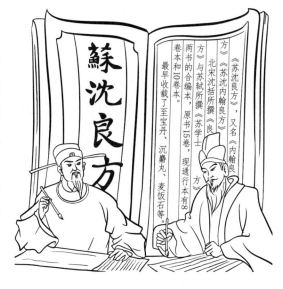

中国古代医家都把自己的经验药方看得极为珍贵，经常秘不传人，导致失传甚多。《苏沈良方》对后世医学的最大贡献，就是将很多秘方收集并整理出版，使之得以传承。如"秋石丹"，也称"还元丹"，治疗咳嗽等症具有非常好的疗效。据《苏沈良方》记载，秋石丹是从人尿中提取的，是人工提取性激素结晶的最早记录，在科学史上有重要意义。

《苏沈良方》，又名《内翰良方》《苏沈内翰良方》，北宋沈括所撰《良方》与苏轼所撰《苏学士方》两书的合编本，原书 15 卷，现通行本有 8 卷本和 10 卷本。最早收载了至宝丹、沉麝丸、麦饭石等。

苏轼、沈括有社会地位，有经济能力，也有影响力，所以收集秘方很有条件。宋代大儒关注医学，对中医药传承发展很有帮助。

宋代医家个人编撰方书的风气特别兴盛。从宋代起，中医史上出现了学者型医生的专有名词"儒医"。从此，医生从社会地位低下而进入社会主流，使宋朝以后的中医形象发生了巨大变化。

杨子健与《十产论》：现存最早的专论难产的著作，首创世界医学史上"异常胎位转位术"

杨子健，生卒年不详，北宋时青神县（今四川眉山市青神县）人，著名妇产科专家。他痛感因没有足够医术高超的医生，导致产妇痛伤难产，无辜死亡，胎儿横遭夭折，结合自己临床经验，参考前人妇产科学说，发奋编著了《十产论》。

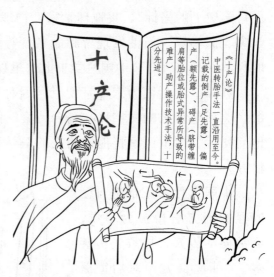

《十产论》是中医妇产科医学的重要专著。所谓"十产"，即正产、催产、伤产、冻产、热产、横产、倒产、偏产、碍产、盘肠产的总称。《十产论》在阐述正产之外，还较详细地论述了各种难产（异常分娩）的病因、症状和助产方法。

世界医学史上关于"异常胎位转位术"，国外一般认为是16世纪法国医生阿姆布露斯·巴累（1517—1590年）所创。实际上，《十产论》所记载的转胎手法要领先欧洲近500年。

陈无择与《三因方》：中医"病因学说"奠基人

陈无择（1131—1189年），名言，是以儒治医、医儒兼通，又精于临证的医学家，在当时极有影响。

《三因极一病证方论》，原名《三因极一病源论粹》，简称《三因方》，18卷，分为180门，收方1050余首。书中记载从脉诊、习医步骤及致病三因开始，根据"三因"论述临床治疗各科病证的方药。

中医病因学说，从殷商时期开始探索，一直到清代名医石寿棠撰成《医原》一书，历经3000多年。传统中医史一般都认为，陈无择因编著《三因方》，成为中医病因学说的奠基人。

陈无择在其著作中，深刻论述了医家不读医药经典的危害，要求学医必须认真学习医药典籍和前人经验总结专著，

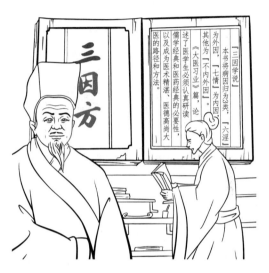

学习张仲景、华佗、孙思邈等历代名医的学术经验，以成为医术精湛、医德高尚的大医。

在目前中医药大专院校的教学中，《三因方》一直被用为中医病因学病理学经典教材，也是中医学术和临床研究的重要文献。

"神医"刘完素：金元四大家之一，创"火热论"，寒凉派、河间学派创始人

刘完素（约1110—1200年），字守真，别号守真子，自号通玄处士。金章宗完颜璟曾三次征聘，刘完素都坚辞不授。章宗敬其诚，赐号"高尚先生"。因为长年居住河间，故又称"河间先生"或"刘河间"。

刘完素是中国古代十大名医之一。刘完素的杰出成就，主要来源于他敢于标新立异，勇创新说。以他为首的金元四大家，开创了金元时期中医学发展的新局面，为中医理论和实践注入了新的血液。其首

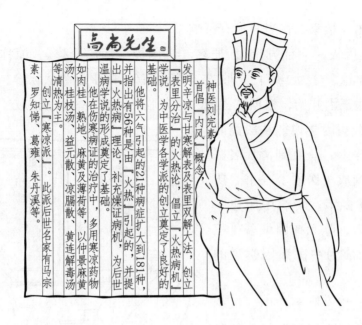

神医刘完素，首倡「内风」概念，发明辛凉与甘寒解表及表里双解大法，创立「火热病机」学说，为中医学各学派的创立奠定了良好的基础。

他将六气引起的21种病症扩大到181种，并指出有56种是由「火热」引起的，并提出「火热病」理论，补充燥证病机，为后世温热学说的形成奠定了基础。

他在伤寒病证的治疗中，多用寒凉药物如肉桂、熟地、麻黄及薄荷汤、桂枝汤、益元散、凉膈散、黄连解毒汤等清热为主。创立「寒凉派」。此派后世名家有马宗素、罗知悌、葛雍、朱丹溪等。

首倡「表里分治」的火热论，倡立「火热病机」

创的"防风通圣散"，至今仍用于临床，是治疗表里俱实及外科病毒的良方。

刘完素的主要医学著作有《黄帝素问宣明论方》15卷，《素问玄机原病式》，《内经运气要旨论》（即《素问要旨论》），《伤寒直格》3卷，《三消论》（附《儒门事亲》）等。其他托名刘完素的著作还有《习医要用直格并药方》《河间刘先生十八剂》《保童秘要》《治病心印》《刘河间医案》等。后人把刘完素的主要著作编成"河间六书"或"河间十书"。

张元素：首倡脏腑辨证、遣药制方论、药物归经论、引经报使论，易水学派创始人

张元素（1131—1234年），27岁考"经义进士"时，因名字中的"元"犯金朝皇家"完颜"姓中的"完"字的"庙讳"而落榜，遂弃仕从医，是"因科举落第而学医"的代表。

张元素经过二十多年的刻苦学习，对临床经验进行总结和升华。

他以《黄帝内经》《伤寒论》等为其学术基础，创立脏腑辨证说，中药的性味归经说、引经报使说、遣药制方论等，都是划时代的创新，为辨证施治、遣药处方提供了依据，推动了中药学理论的发展。张元素以研究脏腑病机为中心，创立易水学派。

张元素首创"药物归经"学说，正式开启了"时方"时代，成为之后历代中医的主体。"时方派"嫌"经方"太猛，喜欢用一些平和的药，善用寒凉、滋补药物。时方治病，面面俱到，方大药杂，所用的方药被赋予了浓浓的文化内容。目前80%中医大夫都重视"时方派"。

张元素于1186年完成的著作《医学启源》，阐述了"古代医方不能完全治疗现今疾病"的革命性观点。张元素主张革新，医学成就在中医史上是里程碑式的，其学术水平可与孙思邈、钱乙、王焘等相提并论，是一代宗师。

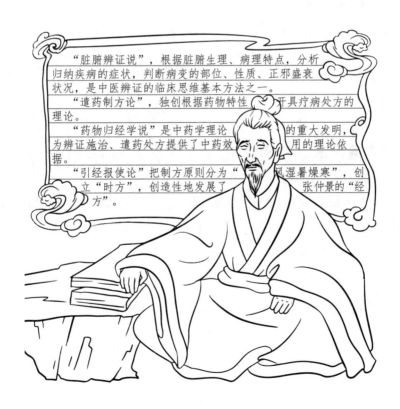

"脏腑辨证说"，根据脏腑生理、病理特点，分析归纳疾病的症状，判断病变的部位、性质、正邪盛衰状况，是中医辨证的临床思维基本方法之一。

"遣药制方论"，独创根据药物特性　　开具疗病处方的理论。

"药物归经学说"是中药学理论　　　　的重大发明，为辨证施治、遣药处方提供了中药效　　　用的理论依据。

"引经报使论"把制方原则分为"　　风湿暑燥寒"，创立"时方"，创造性地发展了　　　张仲景的"经方"。

张从正：金元四大家之一，创"攻邪论"，攻下派、攻邪派创始人

张从正（1156—1228 年），又名子和，是河间学派重要代表之一。

张从正最有名的理论是"攻邪说"。他认为人生病的原因，是由邪气导致的。邪气分为三类，即天之邪、地之邪及水谷之邪。治疗手段以消除邪气为主，目的是恢复体内正气。

张从正提倡"六门三法"。"六门"指风、寒、暑、湿、燥、火等六种致病因素，作为辨证用药的基础。"三法"指临床治疗中需要灵活使用的"发汗、催吐及泄泻"三法，以祛除邪气。张从正扩大"攻下三法"的应用范围，他的学术流派也被称为"攻下派"。他形成了以攻邪治病的独特风格，为中医学的病机理论和治疗实践作出贡献，是"攻邪派"的主要代表。

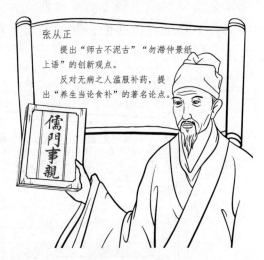

张从正

提出"师古不泥古""勿滞仲景纸上语"的创新观点。

反对无病之人滥服补药，提出"养生当论食补"的著名论点。

张从正十分重视社会环境、精神等致病因素。经常使用"心理疗法"治疗各种疾病，在情志治疗方面很有建树，为中医心理疗法的发展做出重大贡献。

张从正一生著书 10 余种，后被其学生编入《儒门事亲》一书，共15 卷。

李杲：金元四大家之一，创"脾胃论"，补土派创始人

李杲（1180—1251 年），字明之，晚年自号东垣老人，中医"脾胃学说"的创始人。因脾胃在五行中属于中央土，因此他的学说流派也被称为"补土派"。因善于运用"温补脾胃"的处方和药物，因此他

创立的学术流派也被称为"温补派"。

李杲出身富豪之家。20岁时，母亲王氏患病卧床不起，后因众医杂治而亡。李杲悔恨自己不懂医而痛失生母，于是立志学医，是"因孝学医"的典型代表。

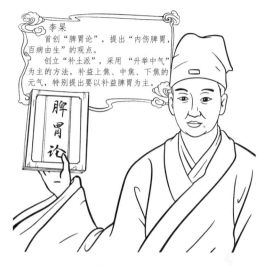

李杲

首创"脾胃论"，提出"内伤脾胃，百病由生"的观点。

创立"补土派"，采用"升举中气"为主的方法，补益上焦、中焦、下焦的元气，特别提出要以补益脾胃为主。

脾胃论

李杲著有《脾胃论》《内外伤辨惑论》《兰室秘藏》《脉诀指掌病式图说》《伤寒治法举要》《用药法象》《珍珠囊药性赋》《此事难知》等。后世流传极广的《药性赋》，可能是明代医家托李杲之名所作。

朱震亨：金元四大家之一，创"相火论"，滋阴派创始人

朱震亨（1281—1358 年），又名丹溪翁，是元代敢于创新、很有见地的医家。

他先学儒，后改学医。他在研习《素问》《难经》等经典著作的基础上，遍访名医，受业于刘完素的再传弟子罗知悌，成为融诸家之长的一代名医。

朱震亨医术高明，临证治疗效果好，多有服药即愈、不必复诊的病案，所以被誉为"朱一贴""朱半仙"。

朱震亨编撰的《格致余论》，是中国最早的一部医话专著，因文中"古人以医为吾儒格物致知一事"而得名。其著名的"相火论""阳有余阴不足论"等都出自此书。阐述了相火与人身的关系，提出保护阴血为摄生之本，强调饮食起居的重要性。

金元时代，《局方》盛行，世人多以成方治疗疾病，不太重视辨证治疗。朱震亨重视患者个体差异，治疗时强调因人、因时、因地

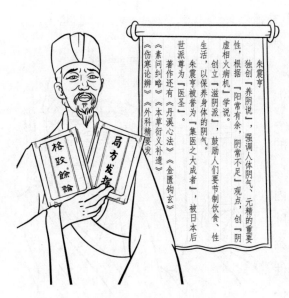

朱震亨独创【养阴说】，强调人体阴气、元精的重要性，根据【阳常有余，阴常不足】观点，创立【阴虚相火病机】学说，创立【滋阴派】，鼓励人们要节制饮食、性生活，以保养身体的阴气。朱震亨被誉为【集医之大成者】，被日本后世派尊为【医圣】。著作还有《丹溪心法》《金匮钩玄》《素问纠略》《本草衍义补遗》《伤寒论辨》《外科精要发挥》

制宜。他编著的《局方发挥》，是对《局方》存在的问题进行批评及评价的著作，中心思想是强调辨证论治，反对滥用温燥，反映了朱震亨重要的学术特点。

金元四大家来历：题词的重要性

宋镰被明太祖朱元璋誉为"开国文臣之首"。他在为《格致余论》题词时写道："金以善医，名凡三家，曰刘宋真（刘完素）、张子和（张从正）、李明之（李杲）"，指出朱丹溪的《格致余论》"有功于生民者甚大，宜与三家所著并传于世"。于是，"金元四大家"就成了流行定论。

宋金元时期，新学涌现，门派林立，故有"儒之门户分于宋，医之门户分于金元"的说法。这个时期中医学发展迅速、流派纷呈，对后世医学发展影响很大。

遗憾的是，作为一代宗师的张元素，因传承体系不同，没有进入"金元四大家"之列。

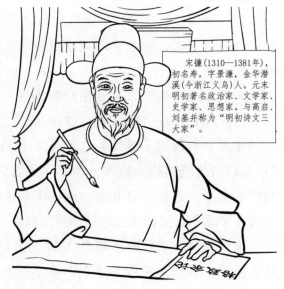

宋镰（1310—1381年），初名寿，字景濂，金华潜溪（今浙江义乌）人。元末明初著名政治家、文学家、史学家、思想家。与高启、刘基并称为"明初诗文三大家"。

"世界法医学鼻祖"宋慈与《洗冤集录》：世界上第一部系统法医学著作

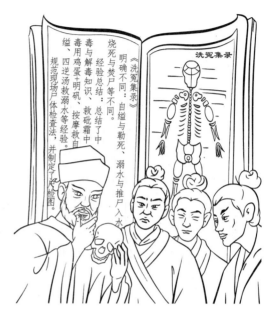

宋慈（1186—1249年），字惠父，是南宋时期杰出的法医学家，被称为"法医学之父"。中外法医界普遍认为，宋慈开创了"法医鉴定学"。

宋慈于1247年完成的《洗冤集录》，是世界上最早的法医学专著，比国外由意大利人菲德里编撰的最早法医著作还要早300多年。

宋慈在法医理论探索和实践中，表现出唯物主义倾向。《洗冤集录》所载检验方法多样、全面，科技含量、精确度高，内容精彩，前无古人。书中内容包括人体解剖、尸体检验、现场勘察、死伤原因鉴定、各类中毒急救及解毒方法等，分析详细且非常实用。此书是中国死伤断案的法典和依据，一直沿用600多年，并被先后翻译成多国语言出版。

危亦林与《世医得效方》：世界首创外科曲针缝合术、悬吊复位法，记载并实践世界上已知最早的全身麻醉术

危亦林（1277—1347年），字达斋，抚州人，是我国古代骨伤科著名代表。本人虚心好学，祖传五代从医。其所著《世医得效方》（1337年编成，1345年刊行）20卷，是记载治疗内外妇儿等十三科疾病方法的综合性著作，其中外科有关内容所占比重很大，也是我国古代水平最高的骨科专论。

《世医得效方》是中医著名方书，内容按照元代太医院所分十三科的顺序编排。其中记载的世界医学史上重大发明有："曲针缝合术"，发明的手术后伤口由内向外逐层缝合方法，是伤科手术的创举；"悬吊复位法"，是医学史上最早记载的用于"脊柱骨折脱臼"治疗的方法，比1927年英国医学家达维斯（Daris）提出悬

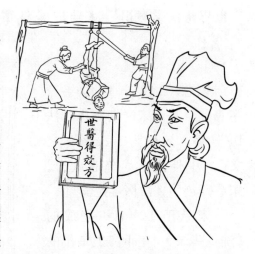

吊复位法早600多年；"全身麻醉"，是世界上最早的全身麻醉（华佗"麻沸散"已失传）记载，使用"草乌散"作为全身麻醉药，比日本外科医生华冈青州于1805年使用蔓陀罗做手术麻醉剂早400多年，比19世纪中叶发明的现代麻醉药，要早500多年。

元代皇家厨师忽思慧与《饮膳正要》：中国第一部完整的饮食卫生与食疗的专著

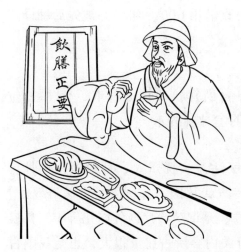

忽思慧，生卒年不详，蒙古人（也有说是阿拉伯人），是一位很有成就的营养学家，在我国食疗史、医药史上占有重要地位。元仁宗延祐年间（1314—1320年）被选任饮膳太医，他从健康人的实际饮食需要出发，以正常人膳食标准立论，于元文宗天历三年（1330年）著成《饮膳正要》。

《饮膳正要》是中国第一部完整的饮食卫生与饮食治疗法的专著，也是一部有实用价值的古代食谱。

《饮膳正要》特别提倡中庸之道，认为饮食要平均配合，不可过量。记载 230 种谷类、肉类、鱼类水产及生果疏菜等食品，明确其营养价值。强调饮食卫生、营养疗法及食物中毒的防治，要求饭后漱口，提出睡前刷牙比早晨起来刷牙更好等卫生观点，阐明妊娠和乳母的饮食宜忌等。

明清时期——中医传统理论和实践成熟

明代以前，中国医学在世界上一直处于领先地位。

明清两朝，君主专制空前加强，多民族国家进一步统一和巩固。尊儒重教，对科学发展重视不够。明代沿袭元朝的户籍制度，导致医户社会地位低下，传承方式主要依靠家传与师徒相授，医户子孙必须世代为医。人口数量从元末约 6000 万，增加到明朝鼎盛时期近 2 亿，到清朝末年已达 4 亿左右。

发生在 14 世纪到 17 世纪的欧洲文艺复兴（1453—1689 年），带来了思想革命、科技革命和生产力解放，也为中国带来了崭新的科技文化。

西方思想从禁锢中得到解放后，各个领域飞速发展。西方医学吸收了大量当时的自然科学成果，医学思想水平也得到了大幅提升，从经验主义进入实验主义阶段，开始领先于中国医学。西方医学进入中国后，在很多疾病的治疗上，取得很好效果。西医理论变得非常直观，在传统医学的氛围中，西方医学逐渐成了一股实力非凡的新生力量。

明清时期，儒家程朱理学一统天下。勇于创新的著名医家李时珍、吴有性、王清任等，都曾受到当时复古派的猛烈抨击。脱离实际、缺少科学精神、烦琐考据成为医家治学的主要方式，注释经典成为流行。

明朝实施的闭关锁国政策，使中医失去了与西医同期共同发展的大好机遇。

明朝中晚期开始的西学东渐，将西方近代各种学术新成果带入了中国，使许多在传统中国不被重视甚至不存在的学科得到一定程度的发展。

经过西学的洗礼，中国人对世界、历史、政治、经济、社会、自然界万物的看法，都发生了巨大的改变，并对晚清的政治产生重大影响。洋务运动、戊戌维新、废除八股文和科举制度等事件的发生均与

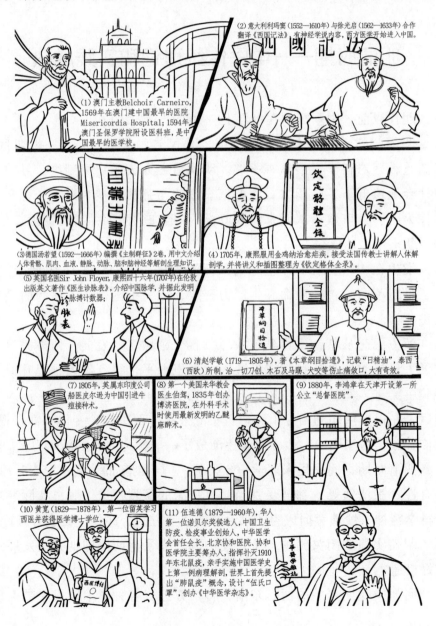

(1) 澳门主教Belchoir Carneiro，1569年在澳门建中国最早的医院Misericordia Hospital；1594年澳门圣保罗学院附设医科班，是中国最早的医学校。

(2) 意大利利玛窦(1552—1610年)与徐光启(1562—1633年)合作翻译《西国记法》，有神经学说内容，西方医学开始进入中国。

(3) 德国汤若望(1592—1666年)编撰《主制群征》2卷，用中文介绍人体骨骼、肌肉、血液、静脉、动脉、脑和脑神经等解剖生理知识。

(4) 1705年，康熙用金鸡纳治愈疟疾，接受法国传教士讲解人体解剖学，并将讲义和插图整理为《钦定格体全录》。

(5) 英国名医Sir John Floyer，康熙四十六年(1707年)在伦敦出版英文著作《医生诊脉表》，介绍中国脉学，并据此发明诊脉搏计数器；

(6) 清赵学敏(1719—1805年)，著《本草纲目拾遗》，记载"日精油"，泰西(西欧)所制，治一切刀创、木石及马跌、犬咬等伤止痛敛口，大有奇效。

(7) 1805年，英属东印度公司船医皮尔逊为中国引进牛痘接种术。

(8) 第一个美国来华教会医生伯驾，1835年创办博济医院，在外科手术时使用最新发明的乙醚麻醉术。

(9) 1880年，李鸿章在天津开设第一所公立"总督医院"。

(10) 黄宽(1829—1878年)，第一位留英学习西医并获得医学博士学位。

(11) 伍连德(1879—1960年)，华人第一位诺贝尔奖候选人，中国卫生防疫、检疫事业创始人，中华医学会首任会长，北京协和医院、协和医学院主要筹办人，指挥扑灭1910东北鼠疫，亲手实施中国医学史上第一例病理解剖，世界上首先提出"肺鼠疫"概念，设计"伍氏口罩"，创办《中华医学杂志》。

此相关。到了清朝末年，中医与西医实际上已经形成了并存局面。

中医领域的巨大变化，主要体现在中西汇通派的出现，开启了中西医结合、共同发展的局面。

《普济方》：中国历史上最大的方剂书籍

《普济方》是由明太祖第五子周定王朱橚主持，教授滕硕、长史刘醇等主持编撰而成。本书所引 15 世纪以前的方书 150 余种，比明朝同期编纂的我国古代最大的一部类书，也是世界上最大的百科全书《永乐大典》所引古医籍还多 50 余种。

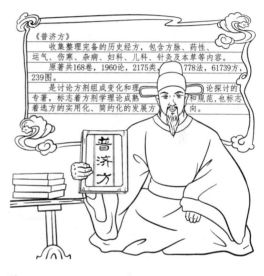

朱橚还主编了药食两用的植物学专著《救荒本草》，选择了可供灾荒时食用的植物 414 种。

薛己与《内科摘要》（中国医学史上第一本以内科命名的医籍）《口齿类要》（中国现存清代以前唯一以口齿病症为主的医学专著）

薛己（1487—1559 年），号立斋，曾任太医院名誉院长，一生醉心医学研究和医疗实践，可能是当时治疗病人最多的医生。

薛己学术思想强调真阴、真阳不足，临证治疗多采用甘温益中、补土培元等方法。薛己著作较多，包括《外科枢要》《正体类要》（骨伤科代表作）《薛氏医案》《疠疡机要》《女妇撮要》《外科心法》《食物本草》等。其增补的《原机启微》，论述了眼睑炎、倒睫、眼出血、内障、瞳孔散大等治疗方案，所载黄连羊肝丸、磁珠丸、石斛夜光丸、拨云退翳丸、羚羊角散等方药，一直被后世医家推崇。

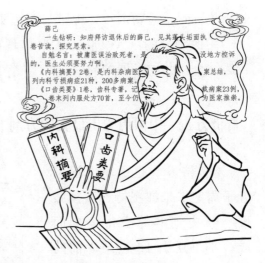

薛己
一生钻研：知府拜访退休后的薛己，见其蓬头垢面执卷苦读，探究思索。
自勉名言：被庸医误治致死者，是……没地方控诉的，医生必须要力行!
《内科摘要》2卷，是内科杂病医……案总结，列内科亏损病症21种，200多病案。
《口齿类要》1卷，齿科专著，记……载病案23例，卷末列内服处方70首，至今仍……为医家推崇。

薛己是温补学派创立人之一。清代温病学派最反对的就是温补，一直诟病薛己的治法治则。他可能是历史上被争议最多的名医。

中华养生第一人、"医圣"万密斋与《万密斋医学全书》

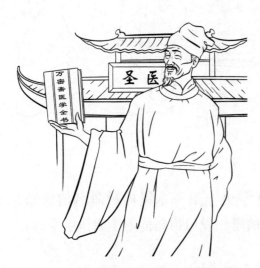

万密斋（1499—1582 年），原名万全，著名"儒医"，时人称为"神医"，是明代与李时珍齐名的著名医学家，有"万密斋的方，李时珍的药"之说，被康熙皇帝嘉封为"医圣"。行医五十多年，以儿科、妇科、痘疹科见长并享有盛誉。

万密斋不仅医术精湛，医德也十分高尚。他经常痛斥庸医误人，反对巫医惑乱。

著《万密斋医学全书》，子目有《万氏儿科》《妇科发挥》等10多种，共108卷。其《养生四要》一书，对养生保健、预防疾病、优生优育等方面见解独到，提出"寡欲、慎动、法时、却疾"的养生理论，比世界卫生组织提倡的"心理平衡、营养均衡、适当运动、戒烟限酒"的养生理念早几百年，且内涵更全面、更有效、更先进、更科学。万密斋也因此被誉为"中华养生第一人"。

万氏祖传十三方在临床上应用广泛，其中玉枢丹已成经典名药，万氏牛黄清心丸至今仍是治疗小儿急惊风的优选药。

"药圣"李时珍与《本草纲目》："东方药学巨典"，入选世界记忆名录

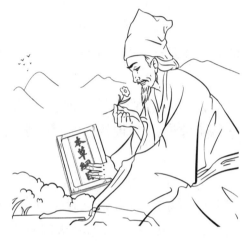

李时珍（1518—1593 年），字东璧，别号李三七，晚年自号濒湖山人，明代著名医药学家，被后世尊为"药圣"。其著作另有《奇经八脉考》《濒湖脉诀》等。

《本草纲目》共 16 部、52 卷，收录古书本草药物 1518 种，新收集药物 374 种，总 1892 种（其中植物药 1195 种），共辑录单方 11096 首，附药物形态图 1100 余幅。书中把药物分为 16 部，60 类，每种药物按纲分类，纲之下列目，纲目清晰，为世界首创。其首创的按药物自然属性逐级分类的纲目体系，是现代生物分类学的重要方法之一，比现代植物分类学创始人林奈的《自然系统》早了一个半世纪。

《本草纲目》是李时珍以《证类本草》为蓝本，历经 27 年，参考历代医药等方面书籍 925 种，记录上千万字札记，于明万历十八年（1590 年）三易其稿而成的 192 万字的巨著，其内容包含很多重要发现和突破。

《本草纲目》集我国 16 世纪之前药学成就之大成，是一部具有世界影响的博物学著作，是我国古代最伟大的药学著作，在世界科技史上占据重要地位，被国外学者誉为"东方药学巨典"，是当时中国最系统、最完整、最科学的一部医药学著作。英国科学家达尔文也曾受益此书，称其为"中国古代百科全书"。

《本草纲目》不仅为中国药物学的发展作出了重大贡献，而且对世

界医药学、植物学、动物学、矿物学、化学的发展也产生了深远的影响。先后被译成日、法、德、英、拉丁、俄、朝鲜等 10 余种文字在国外出版。

时任应天府尹、南京兵部侍郎、南京刑部尚书的王世贞在为《本草纲目》作序时，称赞李时珍为当世的"北斗以南一人"。金陵书商胡承龙出资刻印的金陵版《本草纲目》，在 2011 年入选世界记忆名录。

李时珍是首位提出脑负责精神感觉、发现胆结石病、利用冰为高热病人降温及发明消毒技术的医学家。

吴有性与《温疫论》：创立了"戾气"病因瘟疫学说，创新了中医基础理论，与现代医学仅一步之遥

吴有性（1582—1652 年），字又可，明末清初传染病学家，创立"戾气"病因学说，强调温疫与伤寒是完全不同的。他创立了表里九传辨证论治的思维模式，对后世温病学的形成与发展产生了深远影响。他创立的瘟疫学说，是对中医药的创新性贡献，领先西医 200 多年。他提出了邪气侵犯途径说等新的学术思想，充实了中医温热病学的内容。其代表方剂是治疗温疫的"达原饮"。

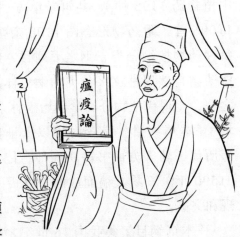

《温疫论》，吴有性撰于崇祯十五年（1642 年），是中医温病学发展史上具有划时代意义的标志性著作，是中医理论原创思维与临证实用创新的杰出代表，有上下两卷。

吴有性在没有显微镜观察细菌、病毒等致病微生物的条件下，能科学地预见其存在，并对温病病因、传染途径等进行探索。这种创新、探索精神，是中医持续发展的魂。

陈司成与《霉疮秘录》：我国第一部性病专著，世界首创减毒砷剂疗法

陈司成（生卒年不详），字九韶，海宁盐官人，其祖八代行医。受家庭熏陶，自幼爱好医道，曾参考祖传秘授，治愈友人性病。历时 20 年，探索出一套治疗梅毒有效方法，于天启三年（1623 年）编撰出版我国第一部性病专著《霉疮秘录》。

《霉疮秘录》分 5 部分，记载病案 29 则、方 55 首，附有药物配制及运用方法，并列举误治病例 6 个。他提出梅毒必须彻底治疗等原则，重视预防和防止愈后复发，反对内服轻粉以防药源性疾病。1632 年，陈司成首创减毒砷剂疗法，提出"解毒、清热、杀虫"综合治疗方案，采用砷汞为主的"生生乳"治疗梅毒，居于当时国际领先地位，至今仍有临床实用价值。对毒性矿物药（砷剂）的运用，积累了丰富的经验，为现代研制治疗白血病、肝癌等恶性重症新药提供了借鉴作用。

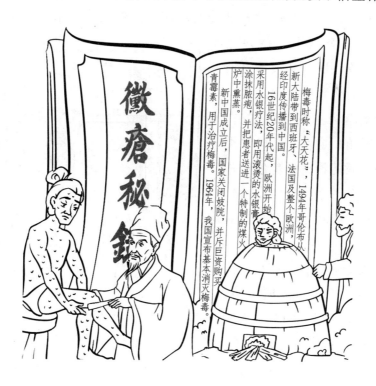

叶天士与《温热论》：康熙御笔亲题"天下第一"，首创温病"卫气营血"辨证大纲

叶天士（1666—1745 年），名桂，自号香岩，别号南阳先生，有手到病除的美誉，清代著名医学家。首创温病"卫气营血"辨证大纲，为温病的辨证论治开辟了新途径，是"温病四大家"之一，温病学奠基人之一。

叶家世代以医为业。叶天士自幼耳濡目染，从小熟读医书，从 12 岁到 18 岁，他先后拜过师的名医就有 17 人，其中包括周扬俊、王子接等著名医家，后人称其"师门深广"。他谦恭好学、改名换姓求师学艺的精神，是后世医家的光辉典范。叶天士称"病有见证，有变证，必胸有成竹，乃可施之以方"。后人对其医术总结为"诊疾深明病源，立方不拘成法，投药每有奇效，治疗常多变通"。

所著《温热论》，全文 4 千余字，是温病学说的奠基性著作，首次阐明温病的病因、感受途径和传变规律。明确提出"温邪"是导致温病的主因，突破了"伏寒化温"的传统认识，从根本上划清了温病与伤寒的界限。创立以清营清宫为主的治疗方法，使用如犀角、金汁、竹叶之类比较轻灵的药物，避免使用芒硝、大黄等毒性较大的药物，独辟蹊径，拯救了很多危急病人的生命。

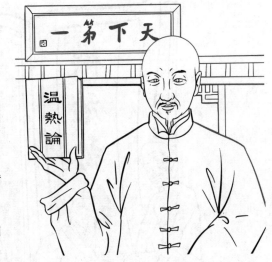

叶天士对儿科、妇科、内科、外科、五官科无所不精，是对中医贡献很大的医学大师，"叶派"在近代医学史上占据着重要地位。民间传说其为"天医星下凡"，康熙皇帝为其御笔亲题"天下第一"匾额，史书称其为"仲景、元化一流人也""切脉望色，如见五

藏""治病多奇中"，为众医之冠，人称"半仙"。

《御纂医宗金鉴》：古代医学丛书（全书）中内容最全备、简明、实用的专著

　　《医宗金鉴》是清政府组织纂修的医学丛书，乾隆皇帝钦定书名，总修官太医院院判吴谦（1689—1748 年）率宫廷医家团队将历代重要医学著述加以校订、删补，并进行节录编辑整理而成的一部大型医学丛书，于 1742 年颁行，是清代最为流行的普及型医学教科书。

　　《医宗金鉴》全书 90 卷 15 门，依次为《订正伤寒论

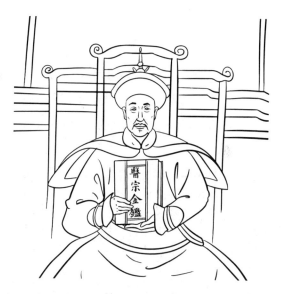

注》《订正金匮要略注》《删补名医方论》《四诊要诀》《运气要诀》《伤寒心法要诀》《杂病心法要诀》《妇科心法要诀》《幼科心法要诀》《痘疹心法要诀》《种痘心法要旨》《外科心法要诀》《眼科心法要诀》《刺灸心法要诀》《正骨心法要旨》等。伤寒和临床各科包括图、说、方、论几部分，其中"心法要诀"是全书精华。方论部分大多归纳成诀并加以注释，便于读者记忆诵读。书中附有大量插图，便于读者领会，切合临床实用，至今仍是学习中医的必读典籍，流传极为广泛。

王清任与《医林改错》：创立"瘀血学说"

　　王清任（1768—1831 年），字勋臣，是一位注重实践的医学家，其所著《医林改错》2 卷，1830 年刊行。上卷主要论述了脏腑解剖，

改正古人在解剖和生理认识上的一些错误。其对脏腑结构的记载和观点与现代解剖学和生理学知识比较接近。他在中医史上第一次正确地描述了膈肌，改正了之前许多医书对人体脏腑的位置、大小和重量的描述，推翻关于胎养、胎毒等观点，创造"灵机记性在脑不在心"的脑功能新学术观点，提出运动神经交叉说、视神经说等。下卷主要论述了半身不遂、瘫痿、瘟毒证、月经及胎产病、肌肉关节痛、癫狂等病症的瘀血病机及辨证治疗方案，改正了古人对这些病症认识和治疗上的错误。

《医林改错》创立的瘀血学说，补充了中医病机学和方药学，提出气血是人体生命的源泉，创新并倡导"补气活血"和"逐瘀活血"两大诊治法则。其独创的"膈下逐瘀汤""血府逐瘀汤""少腹逐瘀

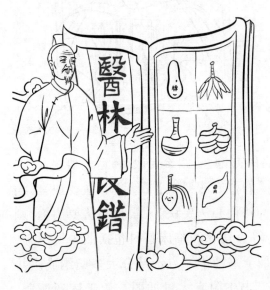

汤""通窍活血汤""补阳还五汤"等名方，自制、改制古方而成的 32 首活血化瘀方剂，具有很好的活血通窍、祛瘀、通络功能，至今仍被广泛应用于冠心病、中风后遗症等临床治疗，经多年临床实践验证，疗效非常可靠。

王清任对解剖生理学的探索成果并没有被融入当时的中医学体系，但他的活血化瘀治法和方剂被纳入中医体系，并被广泛应用。支持王清任的学者梁启超评论说，"王勋臣是中国医界极大胆革命论者，其人之学术，亦饶有科学的精神"。反对王清任的医家则认为，"医林改错，越改越错"。确实，王清任当时解剖的都是已经死亡的小孩子，因血管中无血液，便把血管误认为气管，犯了明显的错误。

中西汇通理论家、实践家朱沛文与《华洋脏象约纂》

广东南海朱沛文（1805—？），出身世医之家，酷爱通读古今中外医学书籍并勤于实践，提倡"熟读王叔和，不如临证多"，提出医生应该"半日临证，半日读书"。曾亲自到西医院观察尸体解剖，经临证实践 20 余年，对中西医汇通提出自己独到见解，是我国近代中西汇通四大家之一。

其著作《华洋脏象约纂》，又名《中西脏腑图象合纂》，是中西医关于脏腑生理功能　病理变化的概述。书中每节先阐述中医传统观点，再对比西医学术观点，最后阐明作者观点。

朱沛文客观比较了中西医学，进一步确立了中医价值，指出中西医学在方法论上的不同，提倡各取所长、求同存异、择善而从。

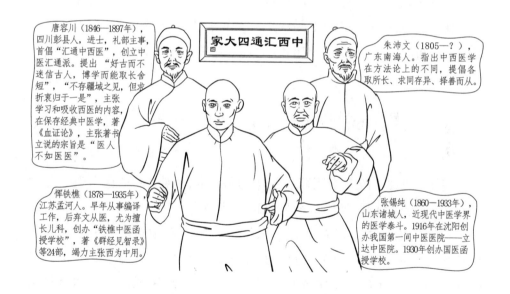

唐容川（1846—1897年），四川彭县人，进士，礼部主事，首倡"汇通中西医"，创立中医汇通派。提出"好古而不迷信古人，博学而能取长舍短"，"不存疆域之见，但求折衷归于一是"，主张学习和吸收西医的内容，在保存经典中医学，著《血证论》，主张著书立说的宗旨是"医人不如医医"。

朱沛文（1805—？），广东南海人。指出中西医学在方法论上的不同，提倡各取所长、求同存异、择善而从。

中西汇通四大家

恽铁樵（1878—1935年），江苏孟河人。早年从事编译工作，后弃文从医，尤为擅长儿科，创办"铁樵中医函授学校"，著《群经见智录》等24部，竭力主张西为中用。

张锡纯（1860—1933年），山东诸城人，近现代中医学界的医学泰斗。1916年在沈阳创办我国第一间中医医院——立达中医院。1930年创办国医函授学校。

俞樾与《废医论》：近代中国主张废除中医第一人

俞樾（1821—1907年），字荫甫，自号曲园居士，清末进士，曾任翰林院编修，著名经学家、文学家、古文字学家、书法家。他是现

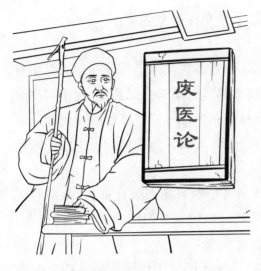

代诗人俞平伯的曾祖父，国学大师章太炎、书画家吴昌硕、日本汉学家井上陈政的老师。

在其亲人不断亡故而医学无助的情况下，失望之余的俞樾，于1879年发表了《废医论》，明确提出废除中医的主张，是近代中国主张废除中医的始作俑者。俞樾作为国学大师，其废除中医的思想，对当时及后世影响都很大。

俞樾应用考据学方法对《黄帝内经》进行探赜索隐、辨讹正误，提出"废医论"，显然是违背科学的，其结论也是荒谬的。他晚年自己也推翻了《废医论》中的主要观点，并重新著《医药说》，提出"医可废，药不可尽废"。当然，他的这个观点显然还是错误的。

民国时期——中医药转型关键期

民国时期，"改良中医药、中医药科学化、创立新中医"等口号风行一时，形成民国时期中医药发展的一大特色。

民国时期，中西医药并存。虽然国民政府对中医药采取了不支持和歧视的政策，但在中医界及热爱中医的志士仁人努力下，中医药学以其顽强的生命力，继续向前发展，并取得了卓越成果。中医药融合新知，与时俱进，仍是中国社会防治疾病的中坚力量。

这一时期，中医引入西医诊断器械如体温计、听诊器、血压计、压舌板、喉镜、X射线摄片等技术到诊断实践中，提高了中医诊断的客观性。

中医参考西医相关知识，对一些重大疾病的病因病机、诊断的认识日渐清晰。在治疗模式上，开始尝试将中医辨证论治与西医辨病治疗联合应用到中医临床实践中，如张锡纯使用阿斯匹林石膏汤，李健颐首创治鼠疫有效的"二一解毒汤"和1933年发明的旧中国第一支中药注射液"二一解毒注射液"。

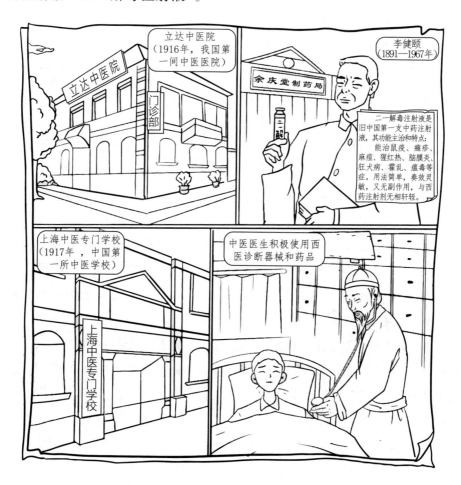

中医还吸收西医药理学知识，对中药开始药物成分提取、分析等方面的研究。

在磺胺药和青霉素发明前，西医治疗细菌感染并无优势，纯中医在治疗"瘟病"（传染病）等诸多疾病的优势比较明显。

民国中医在生死大考中获重生

民国初期，受日本明治维新后一跃成为亚洲强国的影响，中国社会的主要思想潮流是新文化运动和政治社会改革。文人学者高举民主、科学大旗，百姓希望中国再次强盛。在部分人眼里，中医被贬为"不科学思想"，被认为是推动国家现代化的"障碍"。民国初期的历届政府对中医采取了抵制或不支持态度。

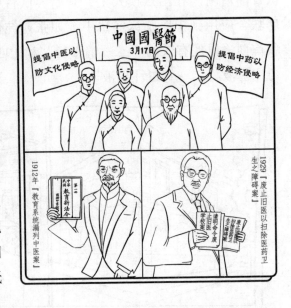

1912 年，北洋政府教育总长汪大燮在教育部第一届临时教育会议上，通过并颁布了《中华民国教育新法令》，竟然没有把"中医药"列为教育学科，激起全国中医药界强烈抗议，掀开近代史上中医抗争的第一幕，引发著名的"教育系统漏列中医案"。

1929 年 2 月，民国政府召开第一届中央卫生委员会议，通过了由西医余云岫等提出的历史上臭名昭著的"废止旧医（中医）以扫除医药卫生之障碍案"，规定 6 项消灭中医的具体办法：施行旧医登记，给予执照方能营业，登记限期为一年；限五年为期训练旧医，训练终结后，给以证书，无此项证书者停止营业；自 1929 年为止，旧医满 50 岁以上、在国内营业 20 年以上者，得免受补充教育，给有效期为 15 年特种营业执照，但不准诊治法定传染病及发死亡诊断书等，期满即不能使用；禁止登报介绍旧医；检查新闻杂志，禁止非科学医学宣传；禁止成立旧医学校。

1929 年 3 月 17 日，全国 17 个省市 200 多个团体，300 余名代表云集上海，共同举行反对废除中医的大会，并成立"全国医药团体总联合会"。在谭延闿（1880—1930 年）、于右任（1879—1964 年）、冯玉祥（1882—1948 年）等政要主张保存中医的影响下，在全国中医界的努力下，国民政府暂缓废医案。为纪念这次斗争胜利，全国医药团体总联合会确定 3 月 17 日为中医药界大团结纪念日，同时定此日为"国医节"。

1936 年，国民政府通过《中医条例》，中医执业正式合法化。

近代医学第一人张锡纯与《医学衷中参西录》，创办我国第一间中医医院

张锡纯（1860—1933 年），是近现代中医学界的泰斗。20 世纪 20 年代初期，与江西陆晋笙、江苏杨如侯、广东刘蔚楚同负盛名，被称为民国初年"四大名医"。

张锡纯于 1916 年在沈阳大东关创办我国第一间中医医院——立达中医院。

在衷中参西、汇通中西医的思想指导下，张锡纯确立

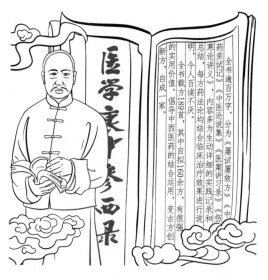

了全新的治学观点和方法。他接受近现代科学实验方法，对中西药物开展切实研究并对其临床效果进行细致观察。他抛弃崇古泥古、固步自封的观点，敢于创新，反对空谈，倡导中西药物结合运用，变古方，创新方，自成一家。

中西医"打擂"获胜的丁甘仁，开中医学术界伤寒温病统一论之先河，开办中国第一所中医学校

丁甘仁（1866—1926 年），名泽周，中医世家，师从"江南第一

圣手"名医马培之（1820—1903年），医术日精，成为当时上海最有名的中医之一，"丁氏内科医学"也成为享誉业内的"丁派"。为振兴中医，丁甘仁与夏应堂（1871—1936年）、谢利恒等创办上海中医专门学校（1917年，中国第一所中医学校，聘谢利恒为首任校长）、女子中医专门学校、沪南沪北广益中医院等。

丁甘仁曾任上海中医学会会长，主编《中医杂志》。

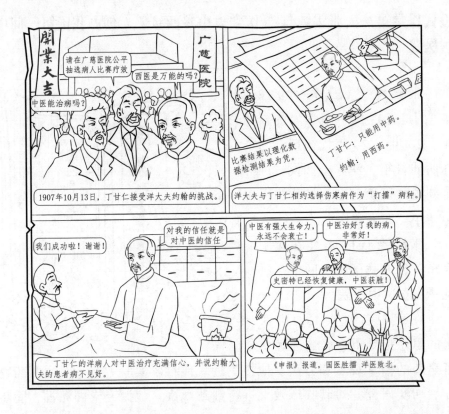

《中国医学大辞典》《中国药学大辞典》：名医鸿儒谢利恒及弟子陈存仁开我国中医药辞书先河

谢利恒（1880—1950年），名观，家传九世儒医，均为孟河名医。著有《中国医学大辞典》等。世称其有"九力"而助其成功，即德力、才力、胆力、智力、学力、能力、精力、魄力、助力。谢利恒一生为中医事业的传承与光大殚精竭虑，是现代中医教育的先行者、开创者。1929 年为反对民国废止中医案，中医界公推谢利恒为首席代表，赴当时的首都南京领导抗争工作。

1908 年，商务印书馆主编陆尔奎（1862—1935 年）提出"国无辞书，无文化之可言"，并组织开展《中国医学大辞典》《中国药学大辞典》的编撰工作。

《中国药学大辞典》主编陈存仁（1908—1990 年），其所拜过的国学老师、医药老师多达 17 人。在上海中医专门学校毕业后，师从名中医丁甘仁、丁仲英（1886—1978 年）父子，也成为上海名医。著作有《皇汉医学丛书》《中国医学史图鉴》《津津有味谭》等。1928 年，20 岁时即创办国内第一份医药卫生报刊《健康报》。

谢利恒对晚辈后学满腔热忱，悉心指点提携。他的学生陈存仁在编纂《中国药学大辞典》过程中，他不断指点并慷慨赠送 1000 余种私藏医药书籍，其中许多是已经绝版的珍本。

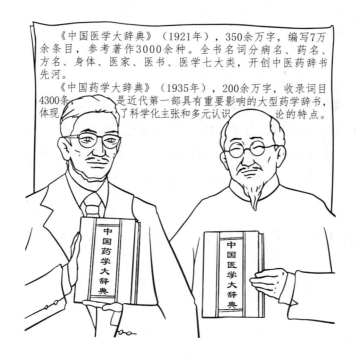

《中国医学大辞典》（1921年），350余万字，编写7万余条目，参考著作3000余种。全书名词分病名、药名、方名、身体、医家、医书、医学七大类，开创中医药辞书先河。

《中国药学大辞典》（1935年），200余万字，收录词目4300条，是近代第一部具有重要影响的大型药学辞书，体现了科学化主张和多元认识论的特点。

民国中央国医馆：中医科学化正式启动

1930 年 5 月，南京国民党中央执行委员会举行第 226 次中央政治会议，通过全国医药团体总联合会关于设立中央国医馆的提案。

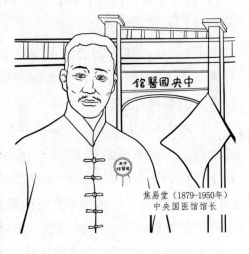

焦易堂（1879-1950年）
中央国医馆馆长

1931 年，第一个将中医与政府紧密连结在一起的官方机构——中央国医馆成立，选举焦易堂任馆长，陈郁（1888—？）、施今墨任副馆长，中医存废斗争一度有所缓和。

1931 年 8 月，《中央国医馆组织章程》通过国民政府审核，明确了中央国医馆主要工作为：成立医药专家委员会，建立附设医院、医药学校，组织管理各省市国医分馆，奖励有贡献的医药专家，最终目标是谋求中医学术发展的一致性，发展出"科学化"的"标准中医"。具体工作为，制定"学术标准大纲"、统一疾病名词、撰写全国中医药教材，并修订中医药古典书籍等。

1933 年，中央国医馆公布《中央国医馆整理国医药学术标准大纲》，把中医学分为基础学科和应用学科两大类，确定了各门学科相关内容，使教材编写系统化。此后各地涌现的中医教材讲义达 170 多种。

1937 年，中央国医馆迁至重庆，1946 年回到南京，1949 年被解散。

民国四大名医：萧龙友，施今墨，孔伯华，汪逢春

1935 年，国民党政府颁布了中医条例，规定对所有执业中医实行考核发证管理。

在北京第一次中医考核时，当局挑选了医术精湛、享有盛名的施今墨、汪逢春、萧龙友、孔伯华四人作为主考官，负责命题与阅卷。

因此就有了"民国四大名医"之称。

萧龙友（1870—1960 年），既无家传，又无师承，是"依靠个人兴趣自学成才"的名医代表。他于 1927 年弃官行医，在北京西城兵马胡同寓所，开始了正式的医生生涯，曾为孙中山、袁世凯、梁启超、吴佩孚等人治病。中华人民共和国成立后，曾任卫生部中医研究院学术委员、名誉院长，中国科学院学部委员。著有《现代医案选》《整理中国医药学意见书》《息园医隐记》《天病论》等著作。

施今墨（1881—1969 年），中国近代著名中医临床家、教育家、改革家，中医科学化代表人物之一。1921 年，改名为"今墨"，以纪念诞生地"黔"，同时寓意要学习墨子，行兼爱之道，在医术上勇于革新，成为当代中医的绳墨（规则和标准）。曾为孙中山、汪精卫岳母、杨虎城等人治病。施今墨是中医革新和中西医结合的先驱，曾提出"学术无国界而各有增长""诊断以西法为精密，处方以中药为完善""无论中医西医，其理论正确，治疗有效者，皆信任之；反之，摒弃不可用也"等观点。著有《施今墨临床经验集》《施今墨对药临床经验集》等。

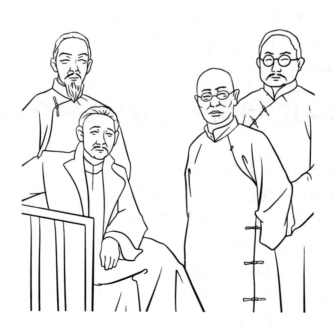

孔伯华（1885—1955年），早年任北京外城官医院医官，1929年被选为全国医药团体联合会临时主席，率请愿团赴南京抗议"废止中医案"。学术上，他主张病必求其本，以善治温病著名，善用石膏，人称"石膏孔"。著有《时斋医话》《传染病八种证治晰疑》《孔伯华医集》。1955年孔伯华逝世，周恩来总理亲任治丧委员会主任。

坊间传闻：曾摄行民国大总统的周自齐（1869—1923年），邀请孔伯华和德国大夫为其医治腿上已化脓的疖子。西医大夫建议手术割除，孔伯华建议吃中药而无须开刀。周自齐服中药几天后腿上疖子痊愈，且未留任何疤痕。此事传遍大街小巷，再一次传奇地弘扬了中医文化。

汪逢春（1884—1949年），10岁师从吴中名医艾步蟾（1854—1933年），精究医学，博览群书。22岁进京科考遇科举被废，改拜御医力钧（1856—1925年）为师，终成一代名医。汪逢春注重整体观念，强调辨证施治，擅长治疗时令病及胃肠病。悬壶治病50余年，门庭若市，妇孺皆知。遇到疑难杂症，他经常邀请名医刘士豪（1900—1974年）、方石珊（1884—1968年）、林巧稚（1901—1983年）、赵炳南（1899—1984年）等一起讨论研究。他常说，行医不能抱残守缺，孤陋寡闻。著有《中医病理学》《泊庐医案》等。

中华人民共和国——全面快速高质量发展

中华人民共和国成立前，中国人均寿命只有35岁左右。中华人民共和国成立后，政府高度重视人民健康和医学发展，为中西医共同发展创造了良好条件，中医和西医在各自领域均取得了杰出成就。2022年，中国人均寿命超78岁，人均寿命比解放前增长了一倍多，主要健康指标已经居于中高收入国家前列。

在中国特色社会主义进入新时代后，中医药发展迎来了黄金机遇期。中医人深入发掘中医药伟大宝库中的精华，发挥中医药的独特优势，推进中医药现代化，推动中医药走向世界，切实把中医药这一祖先留下来的宝贵财富继承好、发展好、利用好，在建设健康中国、实现中国梦的伟大征程中谱写新篇章。

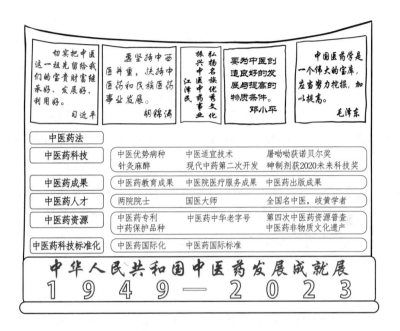

国家中医药管理局：领导全国中医药行业发展的国家行政机关

中华人民共和国中央人民政府高度重视卫生事业，特别是中医药事业的发展，1949年11月成立卫生部。1952年，卫生部在医政局内设立中医科，专门管理全国中医事务。1954年，在卫生部下设中医司，薛和昉（1908—1983年）首任司长，并专门聘请章次公（1903—1959年）、秦伯未（1901—1970年）、韩刚（1913—1982年）和沈德建（1897—1975年）等著名中医学家为卫生部部级中医顾问。

1984年，中央指示要"认真解决好中医问题"。1986年7月，国务院成立国家中医管理局，胡熙明（1934—2015年）首任局长、党组书记。1988年，更名为国家中医药管理局，开始同时管理中药（包括中药材、中药饮片、中成药）生产经营行业。

1990 年，邓铁涛（1916—2019 年）、路志正（1920—2023 年）、焦树德（1922—2008 年）等八位全国著名中医药专家上书中央，建议加强国家中医药管理局职能，得到中央和国务院领导高度重视。全国相继成立了省市级中医（药）管理局。

目前，国家中医药管理局是国务院直属机关，是国家卫生健康委员会归口管理的副部级国家局。下设综合司、人事教育司、规划财务司、政策法规与监督司、医政司、中西医结合与少数民族医药司、科技司（中药创新与发展司）、国际合作司、机关党委等机构。直属单位有中国中医科学院、中华中医药学会、《中国中医药报》社、中国中医药出版社、中国中医药科技发展中心（国家中医药管理局人才交流中心）、中医师资格认证中心、监测统计中心、国家中医药博物馆等。归口管理的中医药社会团体还有世界针灸学会联合会、中国民族医药学会、中国中医药研究促进会、中国医学气功学会、中国药膳研究会、世界中医药学会联合会等。

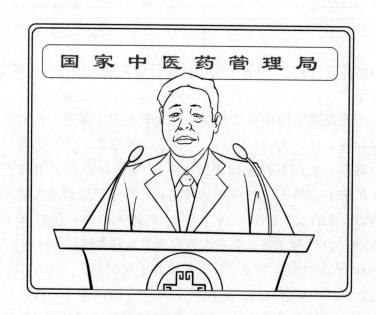

2016 年开始实施的国务院中医药工作部际联席会议，由中央宣传部、中央统战部、外交部、发展改革委等 36 个部门和单位组成，为加强全国中医药工作的领导、协调、统筹工作起到至关重要的作用。

中国中医科学院：领导全国中医药科学研究的国家队

中国中医科学院始建于 1955 年，前身是原卫生部中医研究院，首任院长为新中国中医科研和中西医结合事业奠基人鲁之俊（1911—1999 年）。1971 年与北京中医学院合并，更名为中国中医研究院。2005 年更名为中国中医科学院，曹洪欣（1958—）首任院长。

中国中医科学院成立以后，以解决制约中医药发展的关键科学问题和提高临床疗效为核心，广泛开展中医药科学研究，在基础理论、重大疾病防治、中药资源保护、重大新药创制等关键技术及中药新药研发、中医药标准化与国际化、中医药古籍保护与利用等方面取得卓越成果，在中医药科研、医疗、教学等领域，起到重要的引领作用。

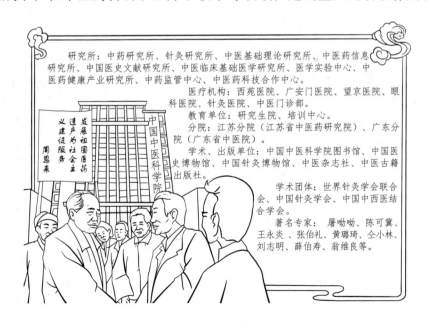

研究所：中药研究所、针灸研究所、中医基础理论研究所、中医药信息研究所、中国医史文献研究所、中医临床基础医学研究所、医学实验中心、中医药健康产业研究所、中药监管中心、中医药科技合作中心。

医疗机构：西苑医院、广安门医院、望京医院、眼科医院、针灸医院、中医门诊部。

教育单位：研究生院、培训中心。

分院：江苏分院（江苏省中医药研究院）、广东分院（广东省中医院）。

学术、出版单位：中国中医科学院图书馆、中国医史博物馆、中国针灸博物馆、中医杂志社、中医古籍出版社。

学术团体：世界针灸学会联合会、中国针灸学会、中国中西医结合学会。

著名专家：屠呦呦、陈可冀、王永炎、张伯礼、黄璐琦、仝小林、刘志明、薛伯寿、翁维良等。

中医药大学（学院、学校）：中医药教育科研主力军

1955年，著名中医萧龙友、施今墨等专家提议在全国兴办中医学院，中央从全局考虑，指示卫生部在全国东南西北各办一所。1956年8月，国务院批准在北京、上海、广州和成都筹建第一批中医学院。1956年8—9月，4所学院相继成立并开始招生。1979年全国中医院校开始培养研究生。1993年始，中医学院先后改为中医药大学。

截至2023年年底，全国39所高等中医药院校、200余所高等综合性医药院校或非医药院校均设置了中医药专业，全国中医药专业在校大学生总数近80万人。

目前，我国中医药学教育存在多种形式，主要有中等教育、大学专科、大学本科、研究生等学历与非学历教育。中医药本科专业设有：中医学、针灸推拿学、藏医学、蒙医学、维医学、壮医学、哈医学、傣医学、回医学、中医康复学、中医养生学、中医儿科学、中医骨伤科学、中药学、中药资源与开发、藏药学、蒙药学、中药制药、中草药栽培与鉴定等19个专业。

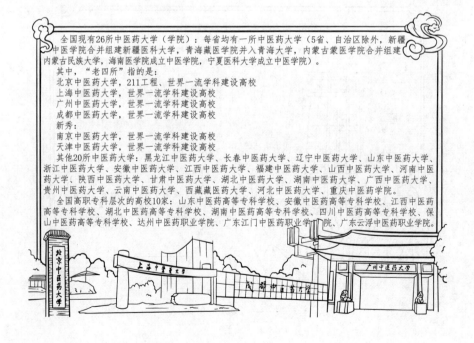

全国现有26所中医药大学（学院）：每省均有一所中医药大学（5省、自治区除外，新疆中医学院合并组建新疆医科大学，青海蒙医学院并入青海大学，内蒙古蒙医学院合并组建内蒙古民族大学，海南医学院成立中医学院，宁夏医科大学成立中医学院）。

其中，"老四所"指的是：
北京中医药大学，211工程、世界一流学科建设高校
上海中医药大学，世界一流学科建设高校
广州中医药大学，世界一流学科建设高校
成都中医药大学，世界一流学科建设高校

新秀：
南京中医药大学，世界一流学科建设高校
天津中医药大学，世界一流学科建设高校

其他20所中医药大学：黑龙江中医药大学、长春中医药大学、辽宁中医药大学、山东中医药大学、浙江中医药大学、安徽中医药大学、江西中医药大学、福建中医药大学、山西中医药大学、河南中医药大学、陕西中医药大学、甘肃中医药大学、湖北中医药大学、湖南中医药大学、广西中医药大学、贵州中医药大学、云南中医药大学、西藏藏医药大学、河北中医药大学、重庆中医药学院。

全国高职专科层次的高校10家：山东中医药高等专科学校、安徽中医药高等专科学校、江西中医药高等专科学校、湖北中医药高等专科学校、湖南中医药高等专科学校、四川中医药高等专科学校、保山中医药高等专科学校、达州中医药职业学院、广东江门中医药职业学院、广东云浮中医药职业学院。

全国各级中医医疗机构全覆盖：提供强大的全民中医药就医服务

截至 2020 年年底，全国有中医类医院 5482 家，其中中医医院 4426 家，中西医结合医院 732 家，民族医院 324 家。全国近 90% 的县级区域已经设置县级中医院。

目前，6 所中医医院正在创建国家医学中心，8 所中医医院正在建设国家区域医疗中心项目。全国现有三级甲等中医医院近 500 家，近 90% 二级以上公立综合性医院设立了中医临床科室，99% 社区卫生服务中心、98% 乡镇卫生院、91% 社区卫生服务站、75% 村卫生室能够为居民提供中医药服务。全国备案中医诊所近 3 万家。全国中医类医院医疗服务已经达全国医疗服务总量 15% 以上，优质高效的中医药服务体系已经形成。

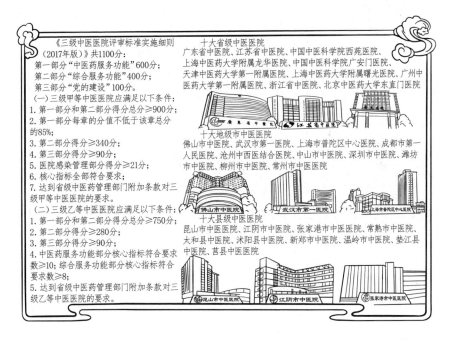

《三级中医医院评审标准实施细则（2017 年版）》共 1100 分：
第一部分为"中医药服务功能"600 分；
第二部分为"综合服务功能"400 分；
第三部分为"党的建设"100 分。
（一）三级甲等中医医院应满足以下条件：
1. 第一部分和第二部分得分总分≥900 分；
2. 第一部分每章的分值不低于该章总分的 85%；
3. 第二部分得分≥340 分；
4. 第三部分得分≥90 分；
5. 医院感染管理部分得分≥21 分；
6. 核心指标全部符合要求；
7. 达到省级中医药管理部门附加条款对三级甲等中医医院的要求。
（二）三级乙等中医医院应满足以下条件：
1. 第一部分和第二部分得分总分≥750 分；
2. 第二部分得分≥280 分；
3. 第三部分得分≥90 分；
4. 中医药服务功能部分核心指标符合要求数≥10；综合服务功能部分核心指标符合要求数≥8；
5. 达到省级中医药管理部门附加条款对三级乙等中医医院的要求。

十大省级中医医院
广东省中医院、江苏省中医院、中国中医科学院西苑医院、上海中医药大学附属龙华医院、中国中医科学院广安门医院、天津中医药大学第一附属医院、上海中医药大学附属曙光医院、广州中医药大学第一附属医院、浙江省中医院、北京中医药大学东直门医院

十大地级市中医医院
佛山市中医院、武汉市第一医院、上海市普陀区中心医院、成都市第一人民医院、沧州中西医结合医院、中山市中医院、深圳市中医院、潍坊市中医院、柳州市中医院、常州市中医医院

十大县级中医医院
昆山市中医院、江阴市中医院、张家港市中医医院、常熟市中医院、太和县中医院、沭阳县中医院、新郑市中医院、温岭市中医院、垫江县中医院、莒县中医院

中医药出版、传媒：成果丰硕

中医药出版，包括中医药相关报纸、杂志、图书及新媒体在内的

专业、科普、文化等内容的生产和传播，凝结着历代中医人的思想和智慧，是促进中医药学术繁荣的关键因素，是推动新时期中医药传承发展创新的重要力量。

改革开放后，中医药出版事业得到飞速发展。1989年，国家中医药管理局主管的中医药行业唯一的国家级报纸《中国中医药报》在北京创刊，全国人大常委会原委员长彭真（1902—1997年）题写报名。该报不仅是国家中医药政策法规和最新专业信息的权威发布平台、医疗行业大型专业媒体，也是大众喜闻乐见的健康科普读物。另外，我国现有中医药专业期刊超500种，其中中文科技双核心期刊近20种，科技核心期刊近60种，成为发布中医药各专业领域研究成果的专业性

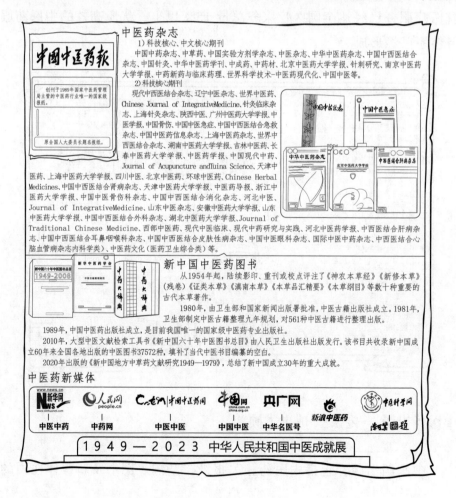

中医药杂志

1）科技核心、中文核心期刊

中国中药杂志、中草药、中国实验方剂学杂志、中医杂志、中华中医药杂志、中国中西医结合杂志、中国针灸、中华中医药学刊、中成药、中药材、北京中医药大学学报、针刺研究、南京中医药大学学报、中药新药与临床药理、世界科学技术-中医药现代化、中国中医等。

2）科技核心期刊

现代中西医结合杂志、辽宁中医杂志、世界中医药、Chinese Journal of IntegrativeMedicine、针灸临床杂志、上海针灸杂志、陕西中医、广州中医药大学学报、中医学报、中国骨伤、中国中医急症、中国中西医结合急救杂志、中国中医药信息杂志、上海中医药杂志、世界中西医结合杂志、湖南中医药大学学报、吉林中医药、长春中医药大学学报、中医药导报、中国现代中药、Journal of Acupuncture andTuina Science、天津中医药、上海中医药大学学报、四川中医、北京中医药、环球中医药、Chinese Herbal Medicines、中国中西医结合肾病杂志、天津中医药大学学报、中医药导报、浙江中医药大学学报、中国中西医结合消化杂志、河北中医、Journal of IntegrativeMedicine、山东中医杂志、安徽中医药大学学报、山东中医药大学学报、中国中西医结合外科杂志、湖北中医药大学学报、Journal of Traditional Chinese Medicine、西部中医药、现代中医临床、现代中药研究与实践、河北中医药学报、中西医结合肝病杂志、中国中西医结合耳鼻咽喉科杂志、中国中医基础医学杂志、中国中医眼科杂志、国际中医中药杂志、中西医结合心脑血管病杂志内科学类）、中医药文化（医药卫生综合类）等。

新中国中医药图书

从1954年起，陆续影印、重刊或校点评注了《神农本草经》《新修本草》（残卷）《证类本草》《滇南本草》《本草品汇精要》《本草纲目》等数十种重要的古代本草著作。

1980年，由卫生部和国家新闻出版署批准，中医古籍出版社成立。1981年，卫生部制定中医古籍整理九年规划，对561种中医古籍进行整理出版。

1989年，中国中医药出版社成立，是目前我国唯一的国家级中医药专业出版社。

2010年，大型中医文献检索工具书《新中国六十年中医图书总目》由人民卫生出版社出版发行。该书目共收录新中国成立60年来全国各地出版的中医图书37572种，填补了当代中医书目编纂的空白。

2020年出版的《新中国地方中草药文献研究1949—1979》，总结了新中国成立30年的重大成就。

中医药新媒体

中医中药　中药网　中医中医　中国中医　中华名医号　新浪中医药

1949—2023 中华人民共和国中医成就展

媒体，为专业人士传播学术领域信息、思想、知识和成果提供学术平台支持。

用现代语言和方式阐述中医药的科普出版物很受国内外读者欢迎，充分发挥了中医药的文化优势、理论优势、实践优势和群众基础优势，产生了良好的文化产业经济效益、社会效益。涌现了大批高水平的科普优秀代表，如王琦院士、张伯礼院士、国医大师李佃贵、全国名中医高思华等。

四次中医药资源普查：中医药成为社会经济发展的重要资源

中医药资源是中医药产业发展的物质基础，国家高度重视中药资源保护和可持续利用工作。20世纪60、70、80年代，分别开展3次全国范围的中药资源普查。

第四次全国中药资源普查（2011—2020），基本查清我国中药资源本底情况，建立了中药资源普查成果数据库，构建了信息网络化共享服务平台，

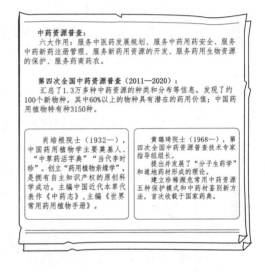

中药资源普查：

六大作用：服务中医药发展规划、服务中药用药安全、服务中药新药注册管理、服务新药用资源的开发、服务药用生物资源的保护、服务药商药农。

第四次全国中药资源普查（2011—2020）：

汇总了1.3万多种中药资源的种类和分布等信息，发现了约100个新物种，其中60%以上的物种具有潜在的药用价值；中国药用植物特有种3150种。

肖培根院士（1932—），中国药用植物学主要奠基人、"中草药活字典""当代李时珍"。创立"药用植物亲缘学"，是拥有自主知识产权的原创科学成功。主编中国近代本草代表作《中药志》，主编《世界常用药用植物手册》。

黄璐琦院士（1968—），第四次全国中药资源普查技术专家指导组组长。提出并发展了"分子生药学"和道地药材形成的理论。建立珍稀濒危常用中药资源五种保护模式和道地药材鉴别新方法，首次收载于国家药典。

提出了中药资源管理、保护及开发利用的总体规划建议，建立了中药资源动态监测体系和预警机制，为中医药发展提供了中医药资源方面的保障。

国家级中医药非物质文化遗产、中华老字号、中药保护品种：切实保护好中医药重要科学和文化历史财富

延绵数千年的中国传统医药，为我们留下了丰富多彩的中医药精

神财富和灵验实用的中医药物质财富。切实保护好这些中医药瑰宝，是中医药持续高质量传承创新发展的根本，是当代中医人的责任和使命。

国家级非物质文化遗产名录（中医药类）

国家级非物质文化遗产，是指从 2006 年开始国务院批准公布的，具有重大历史、文学、艺术、科学价值的项目。目的是保护中华民族优秀传统文化。目录共有 10 个门类：民间文学，传统音乐，传统舞蹈，传统戏剧，曲艺，传统体育、游艺与杂技，传统美术，传统技艺，传统医药，民俗。截至 2022 年年末，我国被列入联合国教科文组织人类非物质文化遗产代表作名录（名册）项目 42 个，位居世界第一。

我国国家级非遗代表性项目总数为 1557 项，共有国家级非遗代表性传承人 2433 名。其中，传统医药类国家级非物质文化遗产代表性项目共有 23 大项，涉及 182 个申报地区或单位，代表性传承人 131 人。

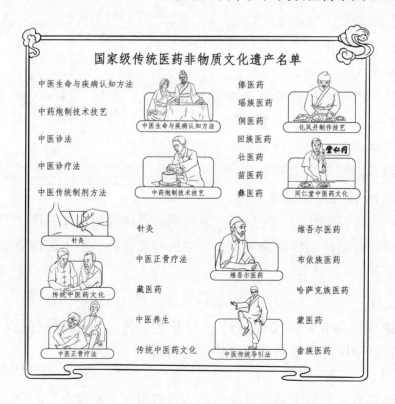

国家级传统医药非物质文化遗产名单

中医生命与疾病认知方法	傣医药	化风丹制作技艺
中药炮制技术技艺	瑶族医药	
中医诊法	侗族医药	
中医诊疗法	回族医药	同仁堂中医药文化
中医传统制剂方法	壮族医药	
	苗族医药	
	彝医药	
针灸		维吾尔医药
中医正骨疗法		布依族医药
藏医药		哈萨克族医药
中医养生		蒙医药
传统中医药文化	中医传统导引法	畲族医药

中华老字号（中医药类）

中华老字号，历史悠久，拥有世代传承的产品、技艺或服务，具有鲜明的中华民族传统文化背景和深厚的文化底蕴，是得到社会广泛认同并形成良好信誉的著名品牌，由原国内贸易部认定。在 1991 年全行业的认定中，有 1600 余家老牌企业被授牌。2006 年 4 月，国家商务部发布了《"中华老字号"认定规范（试行）》和"振兴老字号工程"方案，以商务部名义授予"中华老字号"牌匾和证书。

中华老字号是数百年工商业竞争中留存下来的极品。在经历了创业期之后，中华老字号已经逐渐成为行业的领军企业，其品牌也成了各自领域高质量产品和服务的代名词。

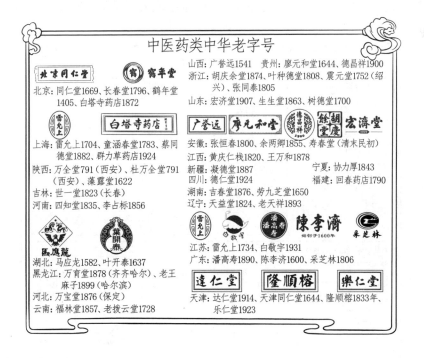

中医药类中华老字号

北京：同仁堂1669、长春堂1796、鹤年堂1405、白塔寺药店1872

上海：雷允上1704、童涵春堂1783、蔡同德堂1882、群力草药店1924

陕西：万全堂791（西安）、杜万全堂791（西安）、藻露堂1622

吉林：世一堂1823（长春）

河南：四知堂1835、李占标1856

湖北：马应龙1582、叶开泰1637

黑龙江：万育堂1878（齐齐哈尔）、老王麻子1899（哈尔滨）

河北：万宝堂1876（保定）

云南：福林堂1857、老拨云堂1728

山西：广誉远1541　贵州：廖元和堂1644、德昌祥1900

浙江：胡庆余堂1874、叶种德堂1808、震元堂1752（绍兴）、张同泰1805

山东：宏济堂1907、生生堂1863、树德堂1700

安徽：张恒春1800、余两卿1855、寿春堂（清末民初）

江西：黄庆仁栈1820、王万和1878

新疆：凝德堂1887

四川：德仁堂1924

湖南：吉春堂1876、劳九芝堂1650

辽宁：天益堂1824、老天祥1893

宁夏：协力厚1843

福建：回春药店1790

江苏：雷允上1734、白敬宇1931

广东：潘高寿1890、陈李济1600、采芝林1806

天津：达仁堂1914、天津同仁堂1644、隆顺榕1833年、乐仁堂1923

中药品种保护

国家为保护中医药知识产权，提高中药产品质量，保护优质中药生产企业合法权益，对质量稳定、疗效确切的中药品种实行分级保护。

国家设立的中药品种保护，共分三个等级：根据《中华人民共和国保守国家秘密法》确定的国家绝密配方，也叫国家中药绝密品种，保密期限为永久，目前只有云南白药和漳州片仔癀两个品种；根据科学技术部、国家保密局《科学技术保密规定》确定的国家级保密配方，也叫中药保密品种，目前不足 10 个，分别为北京同仁堂安宫牛黄丸、广州奇星药业的华佗再造丸、杭州雷允上的六神丸、上海和黄药业的麝香保心丸、山西广誉远国药的龟龄集、天津达仁堂的速效救心丸等，保密期限为长期；根据国务院《中药保护品种条例》确定的中药保护品种，保护期限为 7～30 年，目前在保护期内的中药保护品种不到 200 个。国家中药保护品种在保护期内，凡未取得该品种《中药保护品种证书》的企业，一律不得生产。中药保护品种目录，1994 年由卫生部评定，1998 年开始由国家药品监督管理局负责管理。

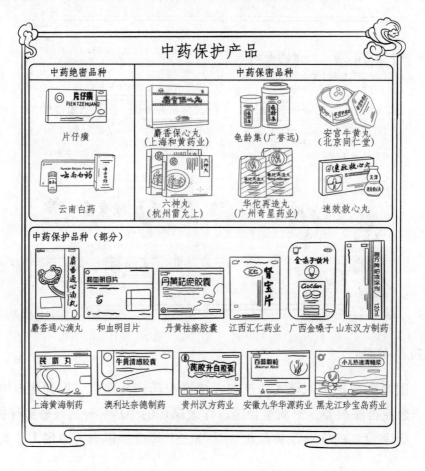

中药保护产品

中药绝密品种

片仔癀

云南白药

中药保密品种

麝香保心丸
（上海和黄药业）

龟龄集（广誉远）

安宫牛黄丸
（北京同仁堂）

六神丸
（杭州雷允上）

华佗再造丸
（广州奇星药业）

速效救心丸

中药保护品种（部分）

麝香通心滴丸　和血明目片　丹黄祛瘀胶囊　江西汇仁药业　广西金嗓子　山东汉方制药

上海黄海制药　澳利达奈德制药　贵州汉方药业　安徽九华华源药业　黑龙江珍宝岛药业

《中华人民共和国中医药法》：中医药高质量发展的法律保障

《中华人民共和国中医药法》，作为第一部全面、系统体现中医药特点的综合性法律，将党和国家关于发展中医药的方针政策用法律形式固定下来，将人民群众对于中医药的期盼和要求用法律的形式体现出来，是中医药行业规范发展具有里程碑意义的重要文件。

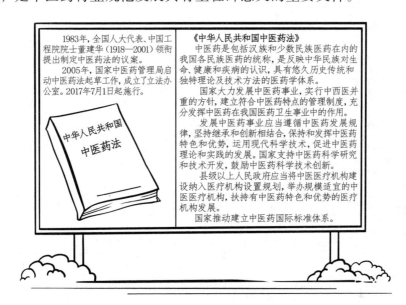

1983年，全国人大代表、中国工程院院士董建华（1918—2001）领衔提出制定中医药法的议案。

2005年，国家中医药管理局启动中医药法起草工作，成立了立法办公室。2017年7月1日起施行。

《中华人民共和国中医药法》

中医药是包括汉族和少数民族医药在内的我国各民族医药的统称，是反映中华民族对生命、健康和疾病的认识，具有悠久历史传统和独特理论及技术方法的医药学体系。

国家大力发展中医药事业，实行中西医并重的方针，建立符合中医药特点的管理制度，充分发挥中医药在我国医药卫生事业中的作用。

发展中医药事业应当遵循中医药发展规律，坚持继承和创新相结合，保持和发挥中医药特色和优势，运用现代科学技术，促进中医药理论和实践的发展。国家支持中医药科学研究和技术开发，鼓励中医药科学技术创新。

县级以上人民政府应当将中医医疗机构建设纳入医疗机构设置规划，举办规模适当的中医医疗机构，扶持有中医药特色和优势的医疗机构发展。

国家推动建立中医药国际标准体系。

中医药标准化：中医药发展的技术保障

标准的制定规范了行业行为，为行业有序发展提供了保障和服务。标准制定权的竞争是行业竞争最重要的内容之一。掌握了标准，就掌握了行业的核心竞争力。制定中医药标准，可以规范中医药行业发展，提升全球中医药产品的质量与安全，促进中医药国际贸易和中医药国际化。

中医药标准化建设是中医药科学走向成熟的标志之一。中医药需要有统一的标准来规范其发展。中医药标准化对于加强中医药学术研究，规范行业管理，推动中医现代化，提高中医国际化水平，加快中医走向世界具有重要意义。

中医药标准主要分4类，即国际标准、国家标准、行业标准、团体标准。

中医药标准

国际标准

指由国际标准化组织（ISO）制定的标准，以及国际标准化组织确认并公布的其他国际组织制定的标准。国际标准在世界范围内统一使用。

世界卫生组织在第11版国际疾病分类中纳入传统医学章节，中医药被纳入国际主流医学体系。

2009年，国际标准化组织（ISO）成立中医药技术委员会（ISO/TC249）。截至2021年年底，已颁布针灸针、板蓝根、枸杞等中医药国际标准达65项，已立项在研的另有30个项目。

中医药国际标准助力中医药国际化案例：一次性无菌使用针灸针国际标准颁布后，苏州华佗牌针灸针出口贸易同比增加了30%。

国家标准

指中华人民共和国的国家标准。到2021年年底，中医药国家标准已发布71项，包括针灸针、中医病证分类与代码、腧穴名称与定位、腧穴定位图、腧穴定位人体测量方法、耳穴名称与部位、耳穴名称与定位、中医基础理论术语、中医临床诊疗术语（疾病部分、症候部分、治法部分）、针灸技术操作规范（艾灸、头针、耳针、三棱针、拔罐、穴位注射、皮肤针、皮内针、穴位贴敷、电针、火针、芒针、鍉针、眼针、腹针、鼻针、口唇针、腕踝针、毫针基本刺法、毫针针刺刺法等21部分）、《中医病证分类与代码》《中医技术操作规范皮肤科中药蒸气浴》《中医技术操作规范皮肤科中药离子喷雾》《中医技术操作规范皮肤科中药面膜》《中医技术操作规范外科挂线法》《中医药学主题词表编制规则》《中医技术操作规范外科结扎法》等。

行业标准

指对还没有国家标准，但又需要在全国中医药行业范围内统一的技术要求所制定的标准。

1994年，国家中医药管理局正式发布中华人民共和国中医药行业标准，对中医内科、中医皮肤科、中医儿科、中医妇科、中医骨伤科、中医肛肠科、中医外科、中医眼科、中医耳鼻喉科等专科疾病病证的病证名、诊断依据、证候分类、疗效评定等内容进行界定，用于中医临床医疗质量评定，中医科研、教学参考等。

团体标准

指由专业团体按照团体确立的标准制定程序自主制定发布，由社会自愿采用的标准。

中华中医药学会目前已发布中医药团体标准1000余项，涵盖中医临床内外妇儿等专科诊疗指南、中医治未病、中医证候诊断、中医技术、中药质量、中医药科研方法等多个领域。如《中医临床诊疗指南编制通则》《中医生命质量评价量表（CQ-11D）》《上市中成药说明书安全信息项目修订技术规范》《中药汤剂煎煮技术规范》《中药饮片临床应用规范》《中药饮片临方炮制规范》《中药配方颗粒包装标准》《171项中医临床诊疗指南》《中医药防控儿童青少年近视指南》《中医神志病诊疗指南》《红外热成像技术规范》等。

世界中医药学会联合会已发布国际组织标准61部，包括标准制定和发布工作规范、中医基本名词术语中英对照国际标准、世界中医学本科（CMD前）教育标准等。

中医药国际化：只有民族的，才是世界的

中医药已传播至目前全球233个国家和地区中的196个，全球超1/3人口接受过中医药相关治疗服务。世界卫生组织有100多个成员国认可使用针灸，20多个成员国已将针灸纳入医保体系。我国向全世界70多个国家派遣了包括中医在内的医疗队。中国"一带一路"战略的实施，使中医药学真正成为全人类共享的医学。

2007年，美国国家补充和替代医学中心、美国食品药品管理局（FDA）联合发文《补充和替代医学产品及FDA管理指南》，首次认同传统医学体系与西方主流医学一样，具有完整的理论体系和实践体系，是独立的或与西方主流医学平行的科学体系。2009年，天士力复方丹参滴丸和柴胡滴丸两个新药，在加拿大获得天然药品注册证书。2012年成都地奥集团"地奥心血康"在荷兰注册成功，获准进入该国药品市场。出口名药漳州片仔癀，被誉为中国特效抗生素，含有天然麝香、天然牛黄、蛇胆、三七4味主要成分，享誉世界各地。

截至2022年年初，全世界至少有40个国家开设了中医、针灸教育学校，其中日本有近300所针灸大学、针灸学校、推拿按摩学校；欧洲有300多所中医教学机构，每年毕业5000多名中医药、针灸人员；英国有4所大学开设五年制中医系；美国有32所政府批准的中医、针灸学校，每年招生上千人。目前，国外从事中医药服务的就业人数近百万，中医热正在国外悄然兴起。

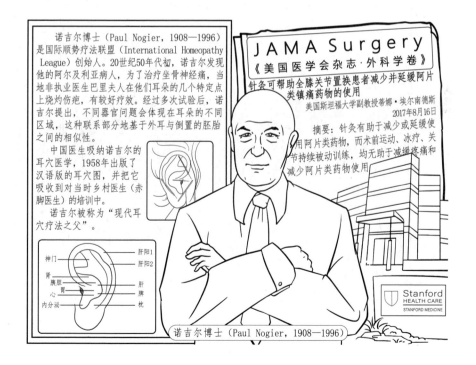

诺吉尔博士（Paul Nogier, 1908—1996）

中医药名师：为中医药事业作出杰出贡献的领军人，中医药教育科研生产诊疗楷模

两院院士 26 名

中国科学院成立于 1949 年，是中国自然科学最高学术机构、科学技术最高咨询机构、自然科学与高技术综合研究发展中心，是国际一流科研机构，拥有 11 个分院、100 多家科研院所、3 所大学（中国科学院大学、中国科学技术大学、上海科技大学）。

中国工程院成立于 1994 年，是中国工程技术界最高荣誉性、咨询性学术机构，是国务院直属事业单位。

中医药界现有中国科学院院士 5 名，中国工程院院士 21 名。他们是国家中医药科技、工程科技领域的顶级专家，代表着中医药理论和实践的科学研究已经达到前所未有的高度、深度和广度。

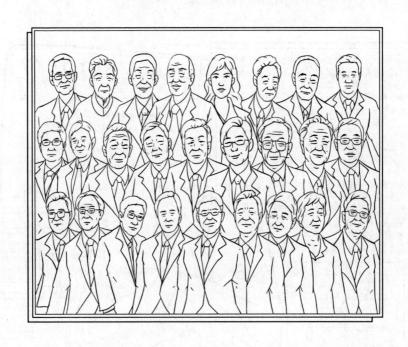

国医大师 120 名

2009 年，人力资源和社会保障部、卫生部和国家中医药管理局表彰了获首届"国医大师"称号的德高望重、医术精湛的名医名家，之后规定每 5 年表彰一次。国医大师都是医术医德高、口碑好、对中医药行业有独特贡献的名医大家，代表着我国中医临床最高水平。

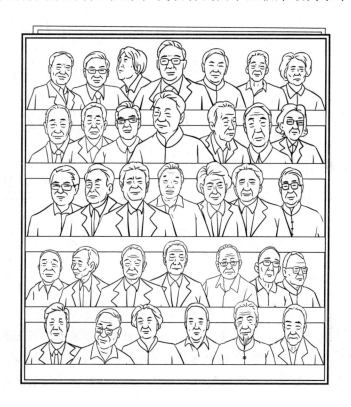

全国名中医 202 名

2017 年，人力资源社会保障部、国家卫生计生委、国家中医药局联合组织，在全国中医药医疗、教育、科研等机构从事临床工作的中医药人员中，开展全国名中医评选表彰工作，对评选出 100 名表彰人选授予全国名中医荣誉称号。目前全国名中医仅有 202 名，都是中医药理论造诣深厚，学术成果丰硕，为发展中医药事业作出突出贡献，在中医药行业有卓越影响的中医名家。

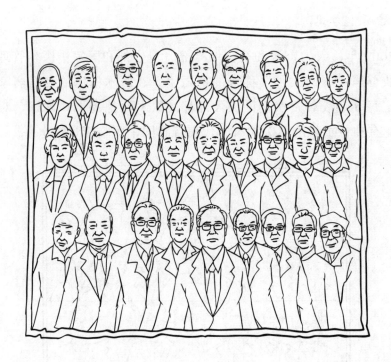

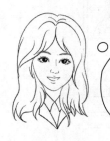

您讲的中医历史，条理很清晰，故事太精彩了。

您选择了中医药发展历史中最精华、最重要的内容，让我能在这么短的时间内，厘清了中医发展脉络。您让我看到中医药发展的大方向和本质，让我增强了对中医药的信心、对中华文化的自信。您水平太高了。

中医药从原始走到现代，确实经历了一条螺旋式上升的发展道路，很符合自然科学和社会科学的发展规律。

感谢你对我所讲内容的认可。接下来，我们开始讲"中医文化"的内容吧。

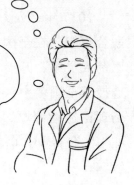

第二讲　中医文化

　　说起中医文化，我们中国人都非常兴奋，都能娓娓道来。因为中医文化已经深度融入我们的日常生活，高度影响着我们的思维和行为。

　　中医文化是一种社会现象和历史现象，是中医药对中国历史、地理、风土人情、传统习俗、生活方式、行为规范、文学艺术、思维方式、价值观念等产生作用后的综合结果和外在表现。

　　我们随时随地都能接触到各种形式的中医药文化，每时每刻都能接受到中医药文化的熏陶。

　　中医文化也是中华民族的源头文化，是以"医道"为代表的我国实用理性精神的完美体现，是服务现实的，是实用性很强的文化。中华优秀传统文化的两个显著特点，即创造性转化和创新性发展，在中医药领域表现得尤为突出。

中国文化

文化的定义

"文化"一词，含义与英文 Culture 大致相同。Culture 源自拉丁文 Colere，原指提升能力的意思。

1871 年，英国文化学家泰勒在《原始文化》一书中，将"文化"定义为，是社会团体共同的思维特征，是包括知识、信仰、艺术、道德、法律、习俗和社会成员获得的能力和习惯在内的复杂整体。

中国历史上，对"文化"的定义，较早见于《周易》"观乎人文，以化成天下"，即通过观察人类社会的各种现象，用教育感化的手段来治理天下。其中"人文化成"，有"以文教化"的意思，简称为"文化"，表示对人性情的陶冶、品德的教养，属于精神领域的范畴。随着历史的发展，"文化"逐渐成为一个内涵丰富、外延宽广的多维概念，成为众多学科探究、阐发、争鸣的目标。

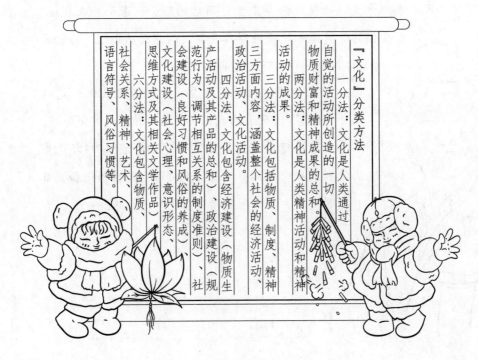

「文化」分类方法

一分法：文化是人类通过自觉的活动所创造的一切物质财富和精神成果的总和。

两分法：文化是人类精神活动和精神活动的成果。

三分法：文化包括物质、制度、精神三方面内容，涵盖整个社会的经济活动、政治活动、文化活动。

四分法：文化包含经济建设（物质生产活动及其产品的总和）、政治建设（规范行为、调节相互关系的制度准则）、社会建设（社会心理、意识形态、文化建设（良好习惯和风俗的养成）。

六分法：文化包含物质、思维方式及其相关文学作品、社会关系、精神、艺术、语言符号、风俗习惯等。

目前，我们用的最多的还是《现代汉语词典》对文化的解释，即"文化"是人类在社会历史发展过程中所创造的物质财富和精神财富的总和。也就是说，人类的一切人文活动，都可被称为"文化"。

文化作为一种精神力量，能够在人们认识世界、改造世界的过程中转化为物质力量。文化是群体之间沟通的中介，可以消除隔阂、促成合作。文化能为人们的行动提供方式和方向，具有导向功能。文化的确立，同时也形成了群体共同的价值观和行为规范，具有维持秩序的作用。文化还能向后世流传，具有传续功能。

文化与文明

文化的核心问题是人。人创造了文化，享受了文化，同时也受约束于文化，还不断地改造着文化。文化是人类活动的永恒载体、创新水平提升的工具、传播的手段。文化是一个民族的灵魂。

文明（Civilization）是一种先进的社会和文化发展状态及其过程，

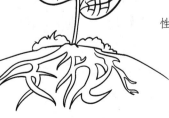

文化与文明的区别

内容不同：文化是人类征服自然、社会及人类自身的活动、过程、成果等多方面内容总和；文明指文化成果中精华部分。

时间不同：文化存在于人类生存始终；文明存在于人类文化发展的一定阶段。

表现形态不同：文化是动态的、渐进的、不间断的发展过程；
文明是相对稳定的、静态的、跳跃式发展过程。

性质不同：文化既包括优秀成果，也有糟粕，既有有益于人类的内容，也有不利于人类的因素，是中性概念；
文明是与价值观相联系，是指文化的积极成果和进步方面，作为一种价值判断，是褒义概念。

其涉及的领域广泛，包括民族意识、技术水准、礼仪规范、宗教思想、风俗习惯以及科学知识等。文明是在国家管理下创造出的物质、精神和制度方面发明创造的总和。文明是一种社会进步状态，与"野蛮"一词相对立。在哲学、宗教、艺术萌芽之前，是没有文明史的。

文明包括物质文明和精神文明。其中，物质文明是人类改造自然的物质成果；精神文明是人类在改造客观世界和主观世界的过程中所取得的精神成果的总和，是人类智慧、道德的进步状态，包括科学文化和思想道德等方面。

中国传统文化

中国传统文化，是中华民族不同形态的各民族文明、风俗、精神的总称，是以中原文化为基础演化、融合、发展而成的多元一体的特有文化，是居住在我国地域内的中华各民族及其祖先所创造的、中华民族世代传承发展的、具有鲜明民族特色的、内涵博大精深的、传统优良的文化。

学术流派与诸子百家

中国传统文化的学术流派核心内容包括儒释道和诸子百家的思想成果。

儒家，又称儒学，春秋时期孔子创立，战国时期孟子有所发展、荀子集其大成，之后延绵不断。其核心思想是积极进取、建功立业，是起源于中国、影响及流传至东亚文化圈的文化主流思想。

释家，是佛家的一个分支，主张慈爱众生、无私奉献。名称起源于《增一阿含经》"万流入海，同一咸味；四姓出家，同称释氏"。释家是指信仰佛教的正式剃度出家的僧侣。

道家，中国古代哲学主要流派之一，其理论基础与核心范畴为"道"。创始人为老子，主要代表人物有列子、庄子等，核心思想是大道无为、无所不能，对中国乃至世界文化都产生了巨大影响。

诸子百家，是先秦时期众多学术派别的总称。据《汉书·艺文志》记载，当时数得上名字的学术流派一共有189家，但后世流传最为广泛并能成为"一家之言"的，除儒家、道家外，还有法家、墨家、阴阳家、名家、杂家、农家、小说家、纵横家、兵家、医家等10多家。

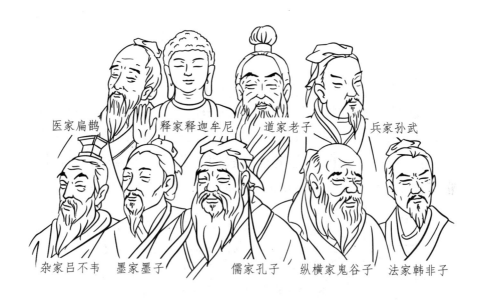

医家扁鹊　释家释迦牟尼　道家老子　兵家孙武

杂家吕不韦　墨家墨子　儒家孔子　纵横家鬼谷子　法家韩非子

文化载体

中国传统文化载体，除语言文字外，主要内容还包括思维习惯、文化定式和文化作品等，如经史子集、传统文学、科学发明、琴棋书画、文物遗存、音乐戏剧等。中华优秀传统文化中的中华传统美德包括孝敬父母、诚实守信、尊师重教等。

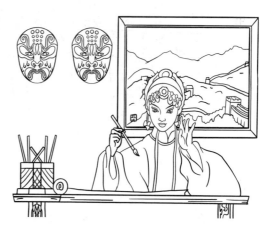

中华传统文化的具象载体，如长城象征着中华民族工匠精神的智慧和中华民族"以退为进，以和为贵"的精神；黄河象征着母亲，是

中华民族祖先最早孕育的地方；红色代表着喜庆欢悦；语言文字包括汉字、汉语、其他少数民族语言、对联、成语、歇后语、熟语、谜语（灯谜）、酒令等；琴棋书画包括各种乐器、各种棋类、书法金石、文房四宝（毛笔、墨、砚台、宣纸）、杂技曲艺等；文物遗存包括秦始皇陵兵马俑、曾侯乙编钟、金缕玉衣、敦煌壁画等。

社会生活

中华民族优秀的传统文化，渗透在我们日常生活的各个方面。中国传统文化的内容往往可以外在的形式来体现，涉及人们的衣食住行、行为规范和传统民俗等，具体表现在节日文化、礼仪文化、地域文化、民风民俗、衣冠服饰、房屋建筑、民间工艺、武术运动、动物植物、饮食厨艺、工具技艺、日常用品等方面。

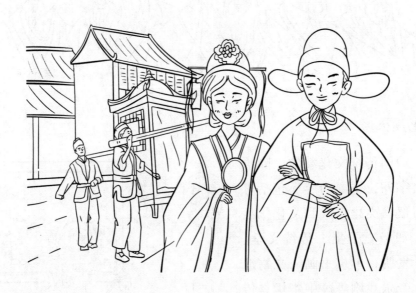

汉学热

汉学（Sinology），又称"中国学"，指国外研究中国的政治经济、社会历史、哲学宗教、语言文字、文学艺术、天文地理、工艺科技、文化教育、性别研究以及对海外华人的研究等，包括汉学资料的版本、目录、校勘、音韵、训诂、考证等。总体而言，汉学涉及中国社会生活已经发生和将要发生的各种事物，囊括了中国已经建立起来的所有知识形态。汉学，一般是以先秦的经典及诸子学说为根基，治学根本方法为"实事求是""无征不信"。现在，中国人称"汉学"为"国学"，是"国粹"。

随着中国经济发展，国际上开始涌现研究中国的热潮，国内外已经掀起"汉学热"。在这个"汉学热"中，我们通常把研究中华文化的外国专家称为"汉学家"，称有杰出成就的中国专家为"国学大师"。

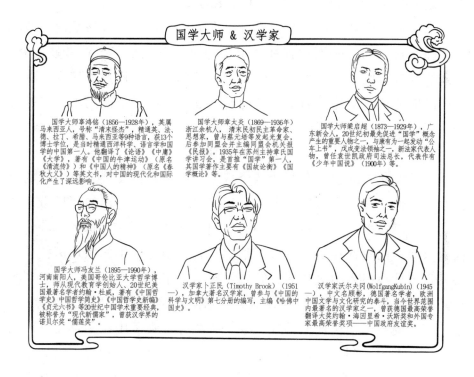

国学大师 & 汉学家

国学大师辜鸿铭（1856—1928年），英属马来西亚人，号称"清末怪杰"，精通英、法、德、拉丁、希腊、马来西亚等9种语言，获13个博士学位，是当时精通西洋科学、语言学和国学的中国第一人。他翻译了《论语》《中庸》《大学》，著有《中国的牛津运动》（原名《清流传》）和《中国人的精神》（原名《春秋大义》）等英文书，对中国的现代化和国际化产生了深远影响。

国学大师章太炎（1869—1936年）浙江余杭人，清末民初民主革命家、思想家，曾参与蔡元培等发起光复会，后参加同盟会并主编同盟会机关报《民报》。1935年在苏州主持章氏国学讲习会，是首推"国学"第一人，其国学著作主要有《国故论衡》《国学概论》等。

国学大师梁启超（1873—1929年），广东新会人，20世纪初最先促进"国学"概念产生的重要人物之一，与康有为一起发动"公车上书"，戊戌变法领袖之一，新法家代表人物，曾任袁世凯政府司法总长，代表作有《少年中国说》（1900年）等。

国学大师冯友兰（1895—1990年），河南南阳人，美国哥伦比亚大学哲学博士，师从现代教育学创始人、20世纪美国最著名学者约翰·杜威，著有《中国哲学史》《中国哲学简史》《中国哲学史新编》《贞元六书》等20世纪中国学术重要经典，被称誉为"现代新儒家"，曾获汉学界的诺贝尔奖"儒莲奖"。

汉学家卜正民（Timothy Brook）（1951—），加拿大著名汉学家，曾参与《中国的科学与文明》第七分册的编写，主编《哈佛中国史》。

汉学家沃尔夫冈（WolfgangKubin）（1945—），中文名顾彬，德国著名学者，欧洲中国文学与文化研究的泰斗，当今世界范围内最著名的汉学家之一，曾获德国最高荣誉翻译大奖约翰·海因里希·沃斯奖和外国专家最高荣誉奖项——中国政府友谊奖。

中医文化

从历史发展脉络来看，中医学一直被打上了很深的中国文化烙印。中医不仅仅是一门治病救人的学问，更是中国传统价值观、人生观的体现，是中国传统文化的瑰宝。中医文化，从原始中医、巫医文化、儒医文化，发展到新时代中国特色中医药文化，绵延不断，沃养着中国文化数千年。

中医文化，包含中医药历史、地理、思维方式、传统习俗、人物事件、行医规范、生活方式、文学艺术、价值观念等。中医文化是中医药在发展中形成的社会现象、保留沉淀下来的历史印记。

中医文化是中华民族优秀传统文化的重要组成部分和杰出代表，是中医药学的根基和灵魂，决定了中医药学的本质和特色。中医整体思维是中医思维的方向，也是中医文化的核心。

从《黄帝内经》记载的内容可以推测，古代医学应该是由一些秘密团体掌握着的，传授过程神圣也很神秘，以至于黄帝求教岐伯时，也需要经过斋戒三日、割臂歃血、对天盟誓、握手授数等流程。春秋战国时期的百家争鸣，为中医学的科学发展提供了丰沃的土壤。随着政治环境变化、经济发展，中医学发展进步加快，也取得了卓越成就，慢慢脱离了巫医色彩，走上科学发展道路。

中医文化具有包容和开放两个特性，使中医药发展具有良好的可持续成长性，发展空间也更大。公元前138年，张骞出使西域带回具有药用价值的物种。1405—1433年，郑和七下西洋带回国外草药。中医人以博大的胸怀接纳、包容、消化、融合国外医学的医理医技，并将其创造性地引入中医临床，开阔了视野，丰富了中医内容，实现了草药应用上的"中西合璧"，使国外草药演化成为具有"中国特色"的中草药，提高了中医药的治疗效果，刺激并增强了中医药学发展的内生动力。踏出国门走向世界的徐福、张骞、鉴真、郑和等一批"中医大使"，他们在国外传播中医药文化和中医药技术，推动中医药在国外的应用和发展。

中医文化具有阴柔特性，使中医学对外开放体系呈现不断外传、理性接受的特点。中医已经完全接受了西方接骨术、耳针、印度金针术、拔罐、现代西方诊疗技术等，并理所当然地将其列为中医药体系的一部分。受中医药文化的温润滋养，历史上中医药不断推陈出新、发掘提高，尝试将中医药与当时国内外最新科学技术进行最佳融合，并取得丰硕成果。

　　近代以来，西方医学发展迅速，伴随着化学合成药物药源性疾病日益增加，中医药因其具有相对可靠的疗效，越来越受到全球医学界广泛关注，引领着世界医学形成了"回归大自然""绿色医疗""发展中医药"等共识。世界卫生组织将每年的10月22日定为"世界传统医药日"。一些中医特色项目也成功入选联合国教科文组织人类非物质文化遗产代表名录。

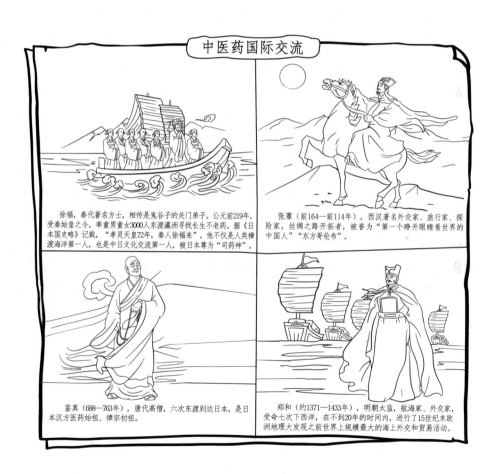

中医药国际交流

徐福，秦代著名方士，相传是鬼谷子的关门弟子。公元前219年，受秦始皇之令，率童男童女3000人东渡瀛洲寻找长生不老药。据《日本国史略》记载，"孝灵天皇72年，秦人徐福来"。他不仅是人类横渡海洋第一人，也是中日文化交流第一人，被日本尊为"司药神"。

张骞（前164—前114年），西汉著名外交家、旅行家、探险家，丝绸之路开拓者，被誉为"第一个睁开眼睛看世界的中国人""东方哥伦布"。

鉴真（688—763年），唐代高僧，六次东渡到达日本，是日本汉方医药始祖、律宗初祖。

郑和（约1371—1433年），明朝太监，航海家、外交家，受命七次下西洋，在不到20年的时间内，进行了15世纪末欧洲地理大发现之前世界上规模最大的海上外交和贸易活动。

中医文化的哲学属性

中医学不仅是一门理论体系完整的疾病治疗学科，还是社会学体系的重要组成部分。中国哲学作为中华文明体系、社会学体系的思想基础，其形而上的思维方式、形而下的实践探索，孕育出了中国传统医学。

中医文化的哲学属性，表现在中医基本理论是以哲学为基础，借用中国传统学术的类比思维、辩证思维、整体观念，以阴阳、五行、元气等学说及暗示、简洁、联想等方法，来解释人与自然的关系和人体内部脏腑之间的关系，阐明有关人体疾病的病理、诊断、预防、治疗等问题，形成中医学的思维模式，构建了中医的理法方药系列基本理论，并指导临床实践。

中医整体观念来源于中国哲学，其阴阳一体、阴阳互根、相互转化，是哲学对医学产生作用的生动诠释。中医的"模糊性思辨"具有中国哲学语言的明显特点。许多中医观念虽然非常简洁，但表述不明确清晰。历史上有数不清的医家，不断诠释、注解中医理论，在前人暗示的学术体系下建立起他们自己理解的观念、思路、联结，并适当创新。传统中医学通过使用模糊概念、模糊判断和模糊推理等非精确性的认识方法进行中医思维，给人以很大的解释空间和联想余地。这种中医特有的思维模式，成就了中国传统医学的独特个性。

历史上的巫医文化

"灵山十巫"：传说，我国历史上的"巫术"来自于舜帝部落巫咸国，该国因善于煮卤土为盐而得名。人们称当时的"巫人制盐之术"为"巫术"。首领巫咸右手拿青蛇，左手操赤龙，与巫即、巫盼、巫彭、巫姑、巫真、巫礼、巫抵、巫谢、巫罗并称为"灵山十巫"。他们创造了占卜术、盐文化和药文化为主要内容的地域巫特色文化。

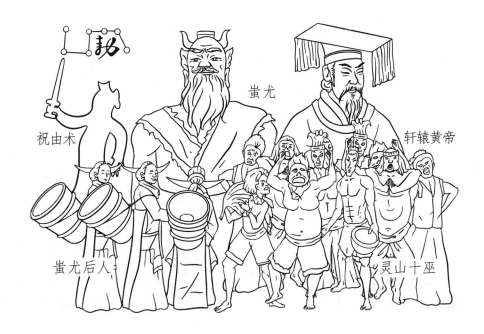

蚩尤

轩辕黄帝

祝由术

蚩尤后人

灵山十巫

"信巫不信医"

中国历史上，各个朝代均存有巫医。禹帝之前，巫和医并不是两个独立的系统，由于当时医还不发达，巫起着更加重要的作用。在夏商周时期，"医"是"巫"工作的一部分。当时巫医的地位非常高，他们观天文、测吉凶，甚至可以参与国家的政治。武王革命，西周代殷，鬼神和巫的社会地位下降，鬼神信仰和统治，被经过改造的"天命"替代，进入"人治"时代。"天道"作为国家的治理理论，延续了2000多年，成为封建统治最强大的理论基础。

两汉时期，儒家思想成为官方正统，巫术性质的"医"受到了排斥。仅有部分巫师，凭借一些迷信色彩的天文知识和炼丹术，被汉代统治者重用。巫医，基本都沦落、活跃在民间，以替人占卜、治病为生，社会地位低下。隋唐时期，民间流行"信巫不信医"的严重情况，朝廷虽然知道巫医有害，但并没有采取严格的抑制政策。宋朝之前，医生社会地位不高，医学落后，政府很少主动抑制巫医，都是靠民间自发抵制。

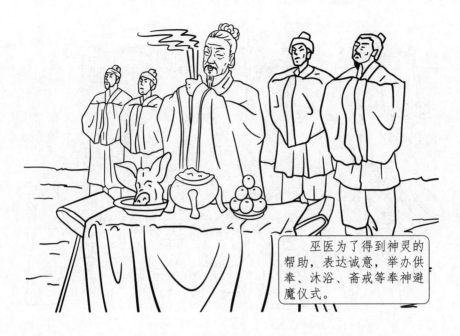

巫医为了得到神灵的帮助，表达诚意，举办供奉、沐浴、斋戒等奉神避魔仪式。

巫医衰亡

两宋时期（960—1279年），中医药学随着政治、经济、文化等方面发展，迎来了鼎盛时期。宋朝继承了唐朝时期的医学体系，中央政府和地方政府开始大力发展医学，医师的社会地位快速上升，医学研究逐渐繁荣，巫医受到严格整治。

宋朝政府施行"仁政"，在整治巫医时，重点不是"巫医是否治好病"，而是"巫医是否在害人"。宋朝对巫医整治重点，只是针对巫医行医过程中的"有危害"和"不好"的部分，而对其能够治病救人的部分没有否定。在朝廷严格管理之下，巫医也开始改变其不良作风。民间信巫医的情况还非常普遍，巫医活动成为普通百姓生活的一部分，人们深受其害。

有意思的是，西方从12世纪也开始了猎杀女巫运动。一些掌握古老占卜术、传统医术、甚至佩戴异教护身符的人，都被指认为"女巫"惨遭杀害。这个运动随着各种"瘟疫"不断流行，在西方持续了300多年，席卷整个欧洲，造成数十万"女巫"被审判并处死。

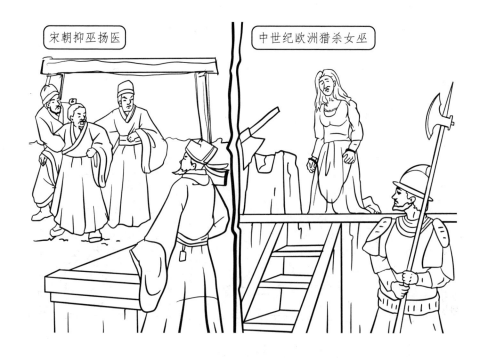

世界上每个民族的医学，在其发展过程中，都会有一段时间与巫术相联系，几乎无一例外。在中国，虽然历朝历代都在不同程度上禁绝巫医，但直到清朝末年，巫医治病依然是民间比较普遍的现象。只是到了近现代，随着科学知识和现代医药知识的普及，巫医才基本上慢慢退出了历史舞台。

有些学者认为，中医祝由科在发展过程中，形成的某些有益的思想和实践，成为现代心理学的组成部分，并发展了一些特殊的疾病治疗方法（如音乐疗法等）。

历史上的中医祝由科

中医体系中，巫医的具体表现形式，起始于祝由科。

祝由，也称祝由术、祝由科、咒禁科、书禁科等，是在《黄帝内经》成书之前，上古医家所创，是指用符咒治病的方法。主要有咒禁疗法：是古代医学的正式组成部分，通过向神灵发出咒语治愈疾病。咒禁疗法从宋代起，咒改为符，咒禁疗法改为书禁疗法；咒法：实

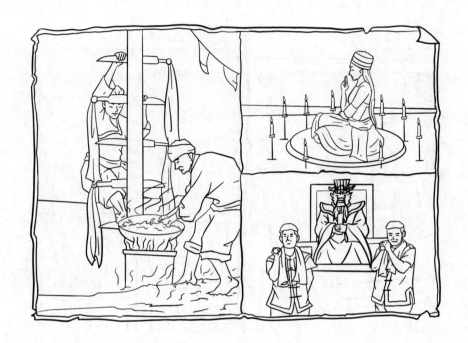

施者是"神力"与"疾病"之间的媒介，通过刀、水、喷、唾等动作向目标吐气，并诵祝咒文，达到治疗疾病的目的；符法：根据不同疾病的部位、性质，通过画符来治疗疾病；禁法：指禁止之法，也称降伏法。后世中医祝由科，借咒禁或画符等形式影响、改变病人的心理，起到对某些疾病的一定治疗效果。祝由术，从隋代开始被官方正式纳入医学范畴。唐代太医署专门设立"咒禁科"，宋代将祝由列为中医正式科目，明代祝由术成为天医十三科之一。到了清代，由于清皇室信仰萨满教，太医院废除了祝由科。从民国始，祝由、禁科治病的形式和内容，正式与中医完全脱离。

需要注意的是，中医咒禁科在发展过程中，历朝历代都有江湖骗子、"伪中医""黑巫师"参与其中，他们发明或使用一些类似"黑巫术"的内容或欺骗手段，蒙蔽坑害患者。这种旁门左道，一定要与祝由术区别对待。

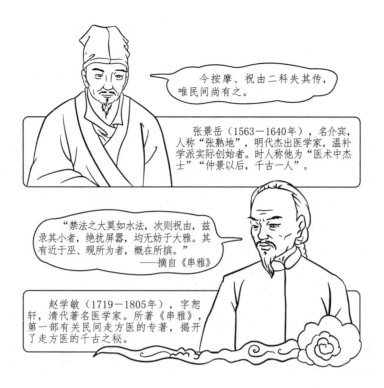

今按摩、祝由二科失其传，唯民间尚有之。

张景岳（1563－1640年），名介宾，人称"张熟地"，明代杰出医学家，温补学派实际创始者。时人称他为"医术中杰士""仲景以后，千古一人"。

"禁法之大莫如水法，次则祝由，兹录其小者，绝扰屏嚣，均无妨于大雅。其有近于巫、觋所为者，概在所摈。"
——摘自《串雅》

赵学敏（1719－1805年），字恕轩，清代著名医学家。所著《串雅》，第一部有关民间走方医的专著，揭开了走方医的千古之秘。

中医与玄学

玄，最早见于甲骨文，本义是赤黑色。因"玄"色较为模糊，被引申出深奥、玄妙等意思。"玄"是"悬"的古体字，表示由绳悬挂，又引申出天空、幽远等意思。甲骨文的玄，形状像"一团松松的蚕丝"，有表示"从显性世界观察隐性世界的'临界面'"的意思。现代家庭设置"玄关"，成为屋外空间与屋内空间的"临界面"，"玄关"以内是真正的家，"玄关"以外虽然也在室内，却并不属于真正的家里面。

玄学，是"玄远之学"的简称，以"祖述老庄"立论，把《老子》《庄子》《周易》称作"三玄"。玄学探讨的中心问题是"本末有无"，即用思辨方法，讨论天地万物存在的根据问题；以远离"事物"的形式，讨论事物本体论、形而上的问题。"玄学"中的"玄"字，起源于《老子》中名句"玄之又玄，众妙之门"。

玄学（Metaphysics，即形而上学），是唯物、唯心思想兼具，以

139

唯心主义为主导，带有明显辩证方法论的中国特色的形而上学，是中国古典哲学的集大成者。中国"传统玄学"，来源于道家和儒家思想的结合，并加以改造和发挥而形成的一个哲学流派，注重抽象的理论探讨，重视自然、贵无、崇有等思想，对中医理论和诊疗技术的形成和发展有较大贡献。

魏晋之后，传统玄学盛行，士大夫崇尚老庄，思想界普遍感兴趣于对宇宙终极问题的探讨，追求性灵的自由解脱、真实快乐，整日清谈，迷信采药炼丹服石（五石散或寒食散），追求长生不死。

另外，现实社会上，总有部分人喜欢利用"玄学"之"玄"，故弄玄虚，以达到实现一己私利的目的。对此一定要提高警惕，以免造成个人财物损失或致残伤命。

玄，最早见于甲骨文，其文字演变见下。

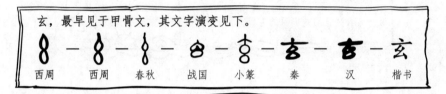

| 西周 | 西周 | 春秋 | 战国 | 小篆 | 秦 | 汉 | 楷书 |

玄学中的五术（山医命相卜），其中：

　　"山"：是通过食饵、筑基、玄典、拳法、符咒等方法修炼"肉体"与"精神"，利用打坐、修炼、武学、食疗等各种方法培养完满人格、充满身心的学问。
　　其中：
　　　　食饵，是利用补药、酒及日常饮食以加强体力，治疗疾病的一种方法。
　　　　筑基，是利用禅、静坐法以控制精、气、神，进而增进体力的一种方法。
　　　　玄典，是以老子、庄子思想为基础，研学精进，达到修心养性的一种方式。
　　　　拳法，是以习练各种武术以增强体魄的方法。
　　　　符咒，是一种法术，主要作用为避邪镇煞、趋吉避凶等。
　　"医"：是利用方剂、针灸等方法，以保持健康、治疗疾病的一种方法。"医"包括"方剂""针灸""灵疗"等三方面内容。
　　"命"：是通过推理命运的方式来了解人生、改善命运的一种学问。推命主要方法有"紫微斗数""子平推命""星平会海"等，也包括"占星术""干支术"等，以人出生的时间和阴阳五行为理论基础。
　　"相"：是通过对眼睛所看到的物体作观察，以实现趋吉避凶的一种方法。一般包括"印相、名相、人相、家相、墓相（风水）"五种。
　　"卜"：包括占卜（以《易经》为理论依据，主要分为"易断"及"六壬神课"）、选吉（以《奇门遁甲》为代表，通过布局、布斗、符咒等结合，处理事物发展不吉的因素）、测局（以《太乙神数》为代表，通过十二运卦象之术，是推算命运、气数、历史变化规律的术数学）三种，其目的是预测及提前安排处理未来之事。
历史上一些政治家、军事家大多精研此术，如汉朝诸葛亮、唐朝李淳风、宋朝邵康节、明朝刘伯温、清朝曾国藩等。
　　　　　　　　　　　　　　　　　　　　——《道医全书》

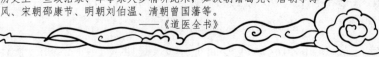

科学破除迷信的力量

迷信，指盲目地信仰崇拜，是在对未知事物恐惧迷茫时，采取的一种自我解脱、自我说服的一种方式。一般而言，迷信只存在于现代科学不发达时期，才有其合理性。某些现代人为了寻求精神寄托，也会自觉不自觉地迷失在"迷信"中。

现代科学、现代医学为解决疾病问题指出了明确的方向和方法，这是我们现代人享受到的现代文明的福利。历史上有关疾病是神魔诅咒的说法，很多都是与患者的生活方式或生物遗传相关。只不过在当时条件下，无法找到真实病因，只好把这些疾病归结为神魔的作用。

现代科学破解"天下第一矮人村"的传说

清朝末年始，在四川资中县，生活着一群身高1米左右的矮人。儿童时期得病后，身高就停止生长，脚痛无药可治，中老年后即身体残疾。

现代科学研究发现，病因是由于当地小麦、红薯保存不当，发霉变质，滋生镰刀菌，产生T2毒素，进入人体后沉积，抑制软骨组织生长，骨关节发生病变导致缺血性股骨头坏死。

经整体搬迁，同时养成高温蒸煮食物的习惯，"魔鬼"诅咒终结。

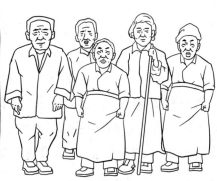
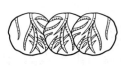
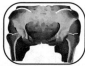

碱基对的增添、缺失或替换，改变了基因的结构。

基因检测终结家族魔咒

2009年，在江苏盐城，有一对男方为侏儒的夫妻，为避免家族第一胎遗传侏儒的魔咒，流产了第一胎，但生下的第二胎还是侏儒。

经原南京军区总医院遗传科检查确认，侏儒儿的30亿个碱基对中，发现有问题的1510位置上，有一个G突变为A，导致人体无法正常合成胶原蛋白，无法给软骨固化提供原料。进一步的研究发现带有这种基因缺陷的人，后代有50%的概率会遗传这种缺陷。

在医生指导下，这对夫妇通过孕期基因检查，提前确认了孩子正常的遗传基因，避免了侏儒遗传的再次发生。

历史上的儒医文化

"儒学"的兴衰

《说文解字》对"儒"的解释是，"儒，柔也，术士之称"。殷商时期，"儒"是专门负责丧葬事务的神职人员。到春秋时期，绝大多数"儒生"则成为教师，职业还是主要以治丧、相礼和教学为主，成为比较特殊的智者阶层。

儒家是先秦诸子百家之一，具有经世致用的特点。周公及三代礼乐，是儒学的先师。周礼制定之地洛邑成周（今河南洛阳），是儒学的祖庭。孔子创立的儒家文化，历经千年，最终发展为中国古代正统文化，思想体系为"仁义礼智信，忠孝悌节恕勇让"。儒家中庸思想是世界上最具连续性的文化，是中国文化流派中最重要的核心思想和观念。儒家重生不重死，注重礼乐制度和伦理道德等纲常礼教，其"修身齐家治国平天下""中庸之道""仁"为核心的观念，对中国传统文化的影响巨大。

汉代董仲舒提出三纲五常、君权神授、大一统的思想，使儒学从诸子百家中脱颖而出，成为当时最有影响力的学派之一。宋代理学，尊周敦颐、程颢、程颐为始祖，朱熹为集大成者，统称为"程朱理学"，属于客观唯心主义理学体系，其核心内容为，"理"是宇宙万物本源，是第一性的；"气"是构成宇宙万物的材料，是第二性的；提出"存天理，灭人欲"，为维护封建制度提供理论依据。元明清时期，科举考试均以朱熹理学内容为考试题目。明代王阳明心学，与朱熹理学相对立，属于主观唯心主义体系。王阳明被统治者称为"最后的圣人"，践行"知行合一""致良知"等理念，其著名事迹有"守仁格竹""龙场悟道"等。

随着现代科学和思想的传入，西方的理性主义和唯物主义思想开始进入中国，对传统儒家思想和观念产生了很大的冲击，导致儒学的思想地位逐渐下降。到了清末，中国社会动荡不安，各种政治思潮和社会运动层出不穷，对儒学传统的批判和挑战也愈加强烈，使得儒学的影响力逐渐下降。1903 年，直隶总督袁世凯、两江总督张之洞上疏请求罢废科举。1906 年，科举制度寿终正寝。20 世纪初，中国发生了一系列政治和文化变革，传统文化和思想被大规模地颠覆和批判。在这样的历史背景下，儒学逐渐失去了其主流地位。

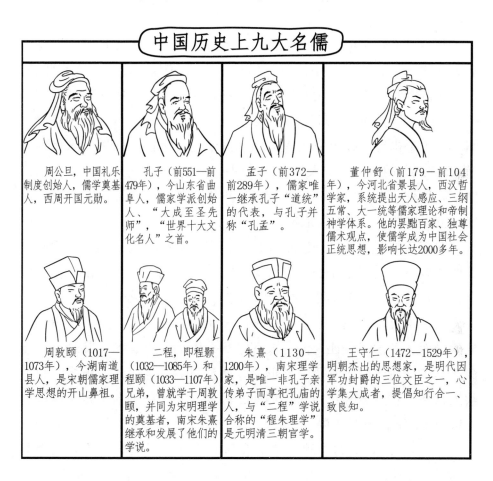

中国历史上九大名儒

周公旦，中国礼乐制度创始人，儒学奠基人，西周开国元勋。

孔子（前551—前479年），今山东省曲阜人，儒家学派创始人、"大成至圣先师"，"世界十大文化名人"之首。

孟子（前372—前289年），儒家唯一继承孔子"道统"的代表，与孔子并称"孔孟"。

董仲舒（前179—前104年），今河北省景县人，西汉哲学家，系统提出天人感应、三纲五常、大一统等儒家理论和帝制神学体系。他的罢黜百家、独尊儒术观点，使儒学成为中国社会正统思想，影响长达2000多年。

周敦颐（1017—1073年），今湖南道县人，是宋朝儒家理学思想的开山鼻祖。

二程，即程颢（1032—1085年）和程颐（1033—1107年）兄弟，曾就学于周敦颐，并同为宋明理学的奠基者，南宋朱熹继承和发展了他们的学说。

朱熹（1130—1200年），南宋理学家，是唯一非孔子亲传弟子而享祀孔庙的人，与"二程"学说合称的"程朱理学"是元明清三朝官学。

王守仁（1472—1529年），明朝杰出的思想家，是明代因军功封爵的三位文臣之一，心学集大成者，提倡知行合一、致良知。

"儒医"的兴衰

"儒医"泛指学者出身的医生。宋代读书人，开始追求既可以"出将入相""治国安邦"，也可以从"医"治病救人。

143

北宋王安石变法（1069—1085 年），是继商鞅变法（前356—前338 年）之后又一次规模巨大的政治变革运动，极大推动了政府主导的国家医药体系建设。北宋政和七年（1117 年）开始，朝廷兴办医学，使大量儒生"通黄素，明诊疗，而施与疾病"，"儒医"之名正式开始流行，儒而知医成为一种时尚，"以至于无儒不通医，凡医皆能述儒"。

随着文人治医的不断增多，儒医大量出现，极大地提高了医生的基础文化水平，繁荣了中医学，增进了学术争鸣，促进了学术发展。在儒家济世利天下的人生观引领下，各阶层高度重视医籍整理编撰刊行。宋代学风强调"穷理"，不少文人士大夫把研讨医学作为"格物致知"的主要内容，以穷究天人关系、医学原理及医药知识。宋代推行"崇文抑武"的国策，文人拥有优越的社会地位和经济地位。受儒家济世救人的仁德思想影响，统治者高度重视医学，营造了浓厚的重医风气，极大提升了"儒医"地位。

北宋后期，儒医带来医学界僵化保守的通弊。大量儒医通常临床实践比较少，只是按证索方、不求辨证的"文字之医"。在药物供应上，成方成药，官商垄断，《局方》被置于至高无上的地位，僵化成风。金元新学术流派涌现，改变了唐宋时期崇尚古方，喜言温补，烦琐僵化的局面，开创了辨证论治、攻邪已病、泻火补正、各显其长、重点深入、生动活泼的医学研究新形势。明清以后，名医儒医虽多，也能救人祛病，且著述等身，知识渊博，医名显赫，但创新不足，儒医对中医进步的贡献开始下降。

"儒医"知识渊博，追求成为良医、大医、圣医的三重至高境界（"良医"注重"技"，"大医"注重"德"，"圣医"注重"道"）。儒医有知识分子的特点，有利于其深入研究医学，甚至自成一派。但儒医也有"空谈技弱"的负面特点，使得部分儒医只是将行医当成谋生糊口的营生，导致滥竽充数的伪医劣医充斥其道，有损医者救死扶伤、护佑健康的美誉，甚至使儒医之名变成坊间笑谈。

儒医，作为社会类群，随着中国新学堂开办、西方医学传入、新文化运动兴起、儒学逐渐衰弱，儒医也渐渐淡出历史舞台。

"儒医"的组成

广义"儒医"指的是具有一定文化知识素养的非道、非佛的医生。狭义"儒医"指的是宗儒、习儒的医生和习医、业医的儒生。清代医学大家徐大椿（1693—1771 年）曾言"盖医经文字古奥，非儒不能明"。

历史上的儒医主要由以下五类人组成。

世代中医

乐显扬（1630—1688 年），是乐家第四代医学传人，曾任太医院吏目、文林郎等，秉性朴诚，喜阅方书，于康熙八年（1669 年）创办被誉为"大清药王"的北京同仁堂，其子乐凤鸣于康熙四十五年（1706 年）编成《乐世代祖传丸散膏丹下料配方》《同仁堂药目》二书，使同仁堂名声大振，享誉 300 余年，创中国药业史上的奇迹。

安徽歙县"张一帖"被公认是我国历史久、影响大的世医家族，始于明嘉靖年间。张家医技精湛，医德高尚，治疗疑难杂症有奇效，往往一帖（一剂）药就病愈，人称"张一帖"。2010 年，"张一帖"入选第三批国家级非物质文化遗产名录，其第十四代传人李济仁（1931—2021 年），2009 年当选首届"国医大师"。

喜欢中医

王安石（1021—1086 年），今江西抚州人，北宋政治家、改革家，"唐宋八大家"之一。他很重视医学，反对巫术，流传有王荆公偏头痛方和妙香散。

章太炎（1869—1936 年），被尊为"一代大儒""国学泰斗"，其家三世知医，自称医学第一，曾为邹容、孙中山开方治病，曾任上海国医学院（我国第一所正式采用现代医学的中医学校）、中国医学院院长，苏州国医专科学校名誉校长。在中西医论争、"废止中医"案中始终为中医站台。有意思的是，章太炎的老师俞樾是《废医论》（1879年）的作者，提出轰动全国的"废止中医案"始作俑者余云岫，是章太炎的学生。

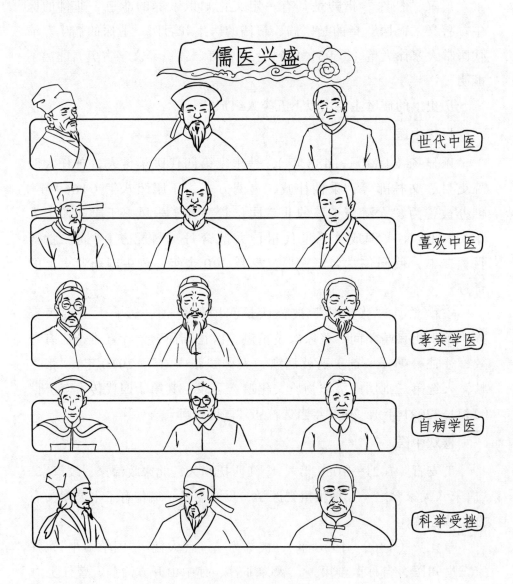

儒医兴盛

世代中医

喜欢中医

孝亲学医

自病学医

科举受挫

孝亲学医

朱丹溪，金元四大家之一。15 岁时，他的父、伯、叔相继因病被误诊离世。30 岁时，其母患"脾疼"，他苦读《素问》五年，治愈母亲疾病。40 岁时，其妻患"积痰"，因治疗错误去世。43 岁时，他师从名医刘完素的学生罗知悌（约 1243—1327 年），旁通金元四大家张从正、李东垣学说，终成一代宗师。

清代温病大家吴鞠通（1758—1836 年），19 岁时，父病不起，其愧恨难当，遂购医书，认真研读，终成一代名医。晚清中医巨擘张山雷（1872—1934 年），民国名医孔伯华、施今墨均因母病而立志学医。

自病学医

清代黄元御（1705—1758 年），因患眼疾，被庸医误治而左眼完全失明，痛而学医，终成一代宗师，曾任乾隆皇帝御医，被誉为"黄药师"，乾隆皇帝曾亲书"妙悟岐黄"褒奖其学识。清代刘仕廉（1809—1874 年），中年陡患足疾，久治五载，未获痊愈，遂决心自习学医，终成名医。

当代大医岳美中（1900—1982 年），因患肺病而自学中医，首创中医老年病学。刘渡舟（1917—2001 年），幼年体弱多病，父亲为其选择学习中医，终成一代伤寒大家。

科举受挫

许叔微（1079—1154 年），南宋医学家，年幼时因父染瘟疫而死，母中风病亡，科举考试落榜后立志学习医术，以至其"医术高明，如同神授；医德高尚，受百姓爱戴"。后考中进士，南宋名将韩世忠感其医术高明，亲赠"名医进士"匾额。

金朝张元素、明代李时珍、民国张锡纯等，都是因科举不第，转学中医后，成为一代名医。

儒医对中医发展的影响

中国历史上的"医",历来属于百工范围,地位卑贱,这也是公乘阳庆(约前251—前176年)、淳于意、华佗等人,或"不肯为人治病"并"无令子孙知其术",或"耻以医为业"。大文豪韩愈也曾说,"巫医乐师,百工之人,君子不齿"。

儒医的出现,一定程度上提升了医家的社会地位,同时也改善了中医队伍的文化品位和学术素养,使其能更广泛地吸收各方面知识,整理编撰方书、探求中医理术、记载医学史料,促进中医学发展的广度和深度。儒医遵循儒家道德规范,对培养历代医家"济世救人"的良好医德医风具有重要作用。但儒家的孝亲观,也客观上阻碍了中医发展。儒家崇尚保全父母、自身及他人身体,所谓"身体发肤,受之父母,不敢毁伤,孝之始也",使解剖学成为儒医禁区,阻滞了中医学由经验医学向实证医学"嬗变"。

历史上的中医药传承创新文化

我国有百万年的人类史,万余年的文化史,五千多年的文明史。中华文明,经数千年而从未中断,兼收并蓄之后便可重新出发,一方面源自中华文明突出的连续性和创新性,另一方面源自文化传承者的见识和境界。

中医药文化的传承是一个厚积薄发的过程,历代中医人以著名的"横渠四句"(为天地立心,为生民立命,为往圣继绝学,为万世开太平)为己任,不断发扬光大中医药。中医药传承创新是中医药的精神命脉,坚守中医药文化的本真,赓续中医药文化根脉,让中医药在理论探索和实践中汲取智慧和力量,使中医药传承创新传统延绵不断。通过中医药理念、内容、形式、方法、手段等创新,促进中医药文化和科学同步实现与时俱进。

氏族专属传承阶段

中医，传说早期先后经历了女娲氏、伏羲氏、神农氏和方氏四个家族的传承。这些氏族，在取得中医医术的绝对垄断之后，作为氏族安身立命之本，严格保密，绝不外传。

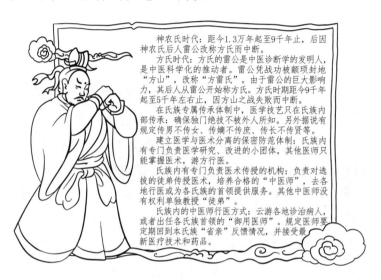

神农氏时代：距今1.3万年起至9千年止，后因神农氏后人雷公改称方氏而中断。

方氏时代：方氏的雷公是中医诊断学的发明人，是中医科学化的推动者。雷公凭战功被颛顼封地"方山"，改称"方雷氏"。由于雷公的巨大影响力，其后人从雷公开始称方氏。方氏时期距今9千年起至5千年左右止，因方山之战失败而中断。

在氏族专属传承体制中，医学技艺只在氏族内部传承，确保独门绝技不被外人所知。另外据说有规定传男不传女、传嫡不传庶、传长不传贤等。

建立医学与医术分离的保密防范体制：氏族内有专门负责医学研究、改进的小团体，其他医师只能掌握医术，游方行医。

氏族内有专门负责医术传授的机构：负责对选拔的徒弟传授医术，培养合格的"中医师"，去各地行医或为各氏族的首领提供服务。其他中医师没有权利单独教授"徒弟"。

氏族内的中医师行医方式：云游各地诊治病人，或者出任各氏族首领的"御用医师"。规定医师要定期回到本氏族"省亲"反馈情况，并接受最新医疗技术和药品。

师徒传授、家传模式

传说舜帝发动方山之战，铲除了巫医立身根本，改变了中医氏族专属传承机制，开启了师徒传授、家传模式。

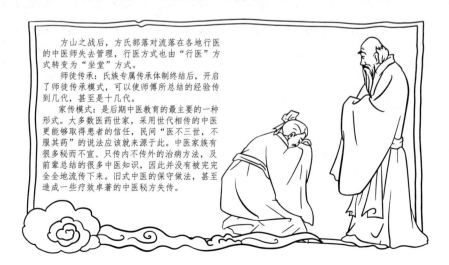

方山之战后，方氏部落对流落在各地行医的中医师失去管理，行医方式也由"行医"方式转变为"坐堂"方式。

师徒传承：氏族专属传承体制终结后，开启了师徒传承模式，可以使师傅所总结的经验传到几代，甚至是十几代。

家传模式：是后期中医教育的最主要的一种形式。大多数医药世家，采用世代相传的中医更能够取得患者的信任，民间"医不三世，不服其药"的说法应该就来源于此。中医家族有很多秘而不宣、只传内不传外的治病方法，及前辈总结的很多中医知识，因此并没有被完完全全地流传下来。旧式中医的保守做法，甚至造成一些疗效卓著的中医秘方失传。

政府办中医学堂（学校）传授模式

官办医学堂，从南北朝时期最早设立，到隋朝正式设立，唐朝完善了官办医学教育体系，之后历朝历代几乎没有间断过，一直延续至今。中医学院式教育，作为主要的中医教学模式，对提高中医水平，创新传承中医成果，起到了重要作用。

自学传承模式

宋代之后，活字印刷为中医传播、学习提供了巨大便利。有悟性、有学问的知识分子，可以通过自学、博学而成为一代名医。

自学成才的名医，一般都具有很高的文化素养，能自觉地钻研古籍。中医讲究理论基础，而中医理论、病理知识深奥难懂。即使是悟性很好，想要真正理解书本和老师所说，还需要经过长时间的领悟、积累才能成功。另外，医生还需要通过不断的诊疗实践，才能总结、摸索出属于自己的有效经验和理论，才能成就其名医之"名"。通过学习医学经典，结合临证实践，成为创新的自学成才传承模式。

中医药传承创新的核心

古代中医行医主要有两种方式，即江湖走方医模式和儒医坐堂医模式。走方医长于收集最新医学和科技成果，并创新地用于其医疗实践。坐堂医长于深入研究，整理归纳应用最新资料和成果，提升其医学理论和实践水平，进而创新医药方术，服务患者。在一些对中医一知半解的人眼里，保守是中医的主要特征。其实历史上，中医一直都是与时俱进的科学，创新才是中医药发展的主旋律。

新时代的中医药传承创新的核心，应持续保持中医良好的临床实效，积极吸纳现代医学成果和研究方法，建立体现中医药特色的新型理论和方法体系，让百姓方便地理解中医、相信中医、使用中医。

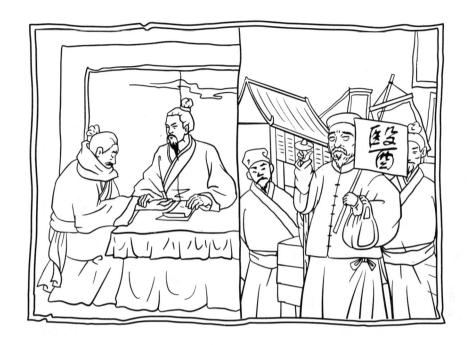

新时代中医文化特点

新时代中医文化特点

新时代中医文化具有以下几个显著特点：

（1）中医文化具有历史传承性。中医文化，是中医在历史发展过程中，所创造的中医药物质财富和精神财富的总和，与整个中医药相关的人文活动相联系，具有历史传承性，其源头是中医历史。中医药浩瀚的历史长卷，蕴藏着中医药宝贵的财富，保证了中医发展的连贯性和继承性。新时代中医文化，是新时代中医药传播的核心和动力源泉。

（2）中医文化具有实用性。中医学，是服务于现实的实用理性精神的最完美的体现。中医理论的发展与临床医学的进步，是螺旋式上升，交替发展的。其现代化成果，已经成为服务百姓健康、推动社会经济科学文化发展的有力保障。

（3）中医文化具有创新性。中医学随着自然条件变化而不断创新发展，这是由其自然科学属性决定的。中国医学的文化符号，同时体现了中医的传承创新、现代科技融合、科学思维和为百姓健康服务等特点。

（4）中医文化具有自信与复兴意识。中医拥有悠久的历史、灿烂的文化，对人类医学文明发展做出过重大的贡献。中国传统医学和中国特色医学，在新时代得到快速发展并形成了优秀成果，为护佑人类健康提供了新的重要保障。现代中医人正在积极努力，自信满满地为开创中医新历史，在中华民族的伟大复兴中，担当越来越重要的作用。

新时代中医文化的核心价值观

新时代中医文化的核心价值观主要有以下几点。

（1）以人为本。中医把健康之"本"定位在"人"。中医在治未病、治疗疾病、疾病康复等方面的工作，都是针对人的，目的是调理人的身心状态，使其重新恢复健康状态。

（2）天人合一。中医讲的人应该适应大自然的变化，崇尚自然，顺应自然，与自然和谐共处，才能达到天人合一、天人同构的健康目标。

（3）阴阳平衡。中医追求人的阴阳要在对立制约中变化平衡。人的身体内阴阳相互制约，扶正祛邪是保持身体阴阳平衡的最重要手段。

（4）大医精诚。"药王"孙思邈在《大医精诚》中，论述了有关医德的两个问题：第一是"精"，要求医者要有精湛的医术；第二是"诚"，要求医者具有高尚的品德修养和情操。

（5）科学创新。科学创新是中医进步的核心，是引领中医发展的驱动力。用现代科学思维和语言，明确中医理论和实践问题，运用当代先进科学技术，通过学科之间的交叉融合，综合性、系统性地解决中医发展过程中面临的新问题，使中医药真正成为中华文明和科技进步的源泉，并不断取得造福世界的原创性成果。

（6）"中医精神"。新时代优秀的中医药文化，还表现在需要一直保持良好的中医药仪式感。不断重温中医师誓词，使从业者不断警醒自己要精益求精，弘扬新时代中医药科学和文化，使患者能不断感受到来自中医师的信心和关怀。

新时代中医文化的外在表现形式

中医文化包括中医精神文化如天人观、生命观、疾病观、治疗观、养生观、道德观等，中医行为文化如诊疗规范、本草药用、传承方式、医政制度等，中医物质文化如诊疗器物、标志器物、承载文献、业医场所等。

新时代中医药文化，还包括中医药历史、中医药知识、中医药科技成果、中医药应用、中医药农业、中医药经济、中医药传播等相关内容。

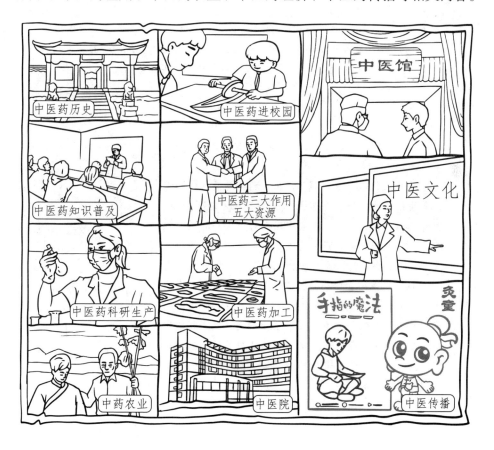

中医药是我国除京剧、国画之外的第三"国粹"。为了让更多的群众喜欢中医药，把祖先留给我们的中医药宝贵财富继承好、利用好、发展好，需要不断推出各种形式的中医药主题作品，满足国内外不同人群，特别是年轻群体，对更加多元化的中医药文化传播的需求。

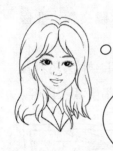

听您讲了中医药文化发展过程中的巫医文化、儒医文化、新时代传承创新文化，我觉得中医药文化的理论和实践一点也不"玄"。我反而觉得，中医药其实一直就在我们身边。我们大家从出生开始，就一直在使用着中医药，受益于中医药。

我们每个人几乎每天都耳闻目睹着中医药，每天都浸淫在中医药文化中。中医药文化已经浸入我们的骨髓、进入我们的血液，但我们却还不自知，这实在是不应该的。

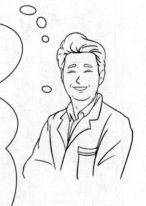

中医文化，只有用深入浅出、科学易懂的方式进行全面系统地阐述，半专业人士、百姓才能听得懂、理解正确、自觉使用。我们中医人对中医药的科学原理，还需要下功夫去研究清楚，对中医药实践的研究成果，还需要用更加通俗易懂的语言对百姓讲明白。

国家中医药管理局创新"中医药＋动漫"的表达形式，推出动漫形象"灸童"，以及在北京冬奥会期间推出的"中医药＋冰雪运动"主题动漫片《手指的魔法》等，在全社会引起对中医药的热烈关注。我也希望，我的这本《中医那点事》也能为传播中医药文化，尽到应尽的义务。

第三讲 中医科学

科学是一套知识体系，是一系列思维方式，是一种系统性的研究方法。科学通过实验与观察，通过基于事实、可验证、开放性、不断更新和进化的方法，去了解和解释自然现象和人类社会现象。

科学的特点，在于其扎根于经验事实，同时又充满了合理想象。科学的结论，是可实证，同时又可被推翻的。科学体系，主要分为自然科学、社会科学、思维科学、形式科学和交叉科学。

中国是全世界为数不多的把传统医学与现代医学并列为主流医学的国家。中医药学因临床有确证疗效而传承至今，这是中医科学的基础。中医药学有独立的理论体系和通识的知识体系，具有自然科学、社会科学的综合特征。

中医药学把人置身于自然生态、社会生态和心理状态体系中，用系统论的研究方法，探究中医药相关的宏观、微观方面的规律，并评价其实际效果。中医药学来源于经验，又经数千年的反复验证，建立了完整理论和实验体系，完全属于科学范畴。同时，我们也把中医科学，看成是中医文化中的最精华和最核心的部分。

中医药学是一门科学。从《黄帝内经》到张仲景的《伤寒论》、张元素的《医学启源》，再到叶天士的《温热论》、吴以岭院士的《络病学》等，体现了科学不断发展、扬弃前进的过程。

中医药是人类共同财富，应该由全人类共享。中医药走出国门，走国际化道路，需要用科学通用语言来表述中医药，需要不断"传承精华、守正创新，与时俱进"科学化地内涵式和外延式地发展中医药。

在世界大多数国家，传统医学被称为"替代医学"或"补充医学"，是行之有效的治病救人的方法之一。传统医学中许多合理的治病手段，诸如利用天然药物、注重病人不同体质、调节机体自身活力等自然疗法，为现代医学的发展，提供了不少新的启示。传统医学不完全需要解剖学作为认识人体及其病理的基础，不采取微观的认识方法，同样能够治愈疾病，这是整体认知方法论的优势。在治疗思想方面，传统医学采取因势利导、调节平衡的方法，注重人文和社会因素对疾病的影响，反映出人与自然的和谐统一，这是现代医学可以借鉴学习的方面。

近代科学起源于欧洲。从 14 世纪到 16 世纪的欧洲新兴资产阶级文艺复兴运动开始，不断汇集到一起的科学思想和实践彻底地改变了欧洲。科学革命和严格的实验相结合，使近代科学体系得到了全世界的认同。

在科学化的发展道路上，中国从未缺席，也一直在进步。只不过，从明朝末年开始，中国科学方面的进步速度放缓了，部分领域被西方国家超越了。著名的《中国科学技术史》作者李约翰，曾用欧洲在科技上决定性地领先于中国时的"超越点"，以及当中国和西方的科学知识融合而使这些差异消失的"融合点"来考察中国科技发展历程，发现在数学、天文和物理方面，"超越点"发生在 1610 年左右，"融合点"在 1640 年左右；在化学方面的融合时间为 19 世纪；在植物学方面的"超越点"发生在 1710—1780 年，"融合点"在 1880 年左右；在医学方面，"超越点"在 1800—1900 年，"融合点"在李约翰的年代还未知，大致在 20 世纪末到 21 世纪初。

　　科学无国界，科学知识的世界性融合是必然。19 世纪晚期开始，当生物学、化学、物理学知识运用到临床研究和实践后，医学开始带有明确的现代科学的特征。中华人民共和国成立后，政府制定了"团结中西医"的卫生工作方针，运用现代科学技术，促进中医药学现代化发展，通过中西医结合，优势互补，为中国的新医药学闯出一条崭新的道路。目前，中国现代中西医融合发展形成的中国特色医学，已经成为世界医学的一部分，并为建设人类卫生健康共同体，作出卓越的贡献。

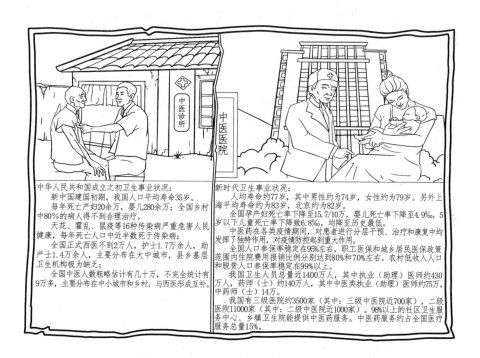

中华人民共和国成立之初卫生事业状况：
　　新中国建国初期，我国人口平均寿命35岁。
　　每年死亡产妇20余万，婴儿280余万；全国乡村中80%的病人得不到合理治疗。
　　天花、霍乱、鼠疫等16种传染病严重危害人民健康，每年死亡人口中近半数死于传染病；
　　全国正式西医不到2万人，护士1.7万余人，助产士1.4万余人，主要分布在大中城市，县乡基层卫生机构极为缺乏；
　　全国中医人数粗略估计有几十万，不完全统计有9万多，主要分布在中小城市和乡村，与西医形成互补。

新时代卫生事业状况：
　　人均寿命约77岁，其中男性约为74岁，女性约为79岁。另外上海平均寿命约83岁，北京约为82岁。
　　全国孕产妇死亡率下降至15.7/10万，婴儿死亡率下降至4.9‰，5岁以下儿童死亡率下降致6.8‰，均降至历史最低。
　　中医药在各类疫情期间，对患者进行分层干预、治疗和康复中均发挥了独特作用，对疫情防控起到重大作用。
　　全国人口参保率稳定在95%左右，职工医保和城乡居民医保政策范围内住院费用报销比例分别达到80%和70%左右。农村低收入人口和脱贫人口参保率稳定在99%以上。
　　我国卫生人员总量近1400万人，其中执业（助理）医师约430万人，药师（士）约140万人，其中中医类执业（助理）医师约75万，中药师（士）14万。
　　我国有三级医院约3500家（其中：三级中医院近700家），二级医院11000家（其中：二级中医院近1000家）。98%以上的社区卫生服务中心、乡镇卫生院能提供中医药服务。中医药服务约占全国医疗服务总量15%。

　　目前，发展中医药已经上升为国家战略。中医药要在 21 世纪再创辉煌，就要进一步融入现代社会，步入现代化的科学殿堂，拥抱当今世界多学科的新技术、新成果，从中吸取精华。这是中医药学发展的需要，也是历史的必然。

中医药已经在临床实践中被证明是有效的，中医理论也被数千年来千千万万的病例证明是科学的，中医药学在整体认识论和对一些疾病的疗效方面具有西医不具备的优势，这些都已经被现代医学证明，也被世界卫生组织等国际机构承认。

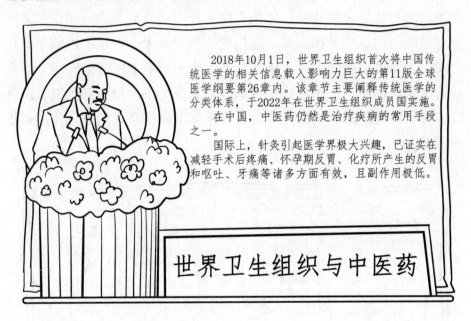

2018年10月1日，世界卫生组织首次将中国传统医学的相关信息载入影响力巨大的第11版全球医学纲要第26章内。该章节主要阐释传统医学的分类体系，于2022年在世界卫生组织成员国实施。

在中国，中医药仍然是治疗疾病的常用手段之一。

国际上，针灸引起医学界极大兴趣，已证实在减轻手术后疼痛、怀孕期反胃、化疗所产生的反胃和呕吐、牙痛等诸多方面有效，且副作用极低。

世界卫生组织与中医药

中医理论科学

中国古代医学家在已有解剖知识的基础上，把易经中的思辨哲学引入医学中，把阴阳五行、精气神等哲学概念，与医学知识、经脉学说、藏象学说、病机学说、养生学说、气血学说等相融合，强调"阴阳调和，五行致中"，形成了独特的中医基础理论体系，为后世尊崇。

中医病因学的核心，是提出疾病的外因有六淫（风、寒、暑、湿、燥、火），内因有七情（喜、怒、忧、思、悲、恐、惊），以及"不内外因"（饮食起居不当、过度疲劳等）。随着后世疾病谱的发展，医家创新性地提出"温邪"概念，并指出其是传染病的主因。

中医养生学提出的总原则是"法于阴阳，和于术数"，指出要遵循阴阳变化规律，使用适合自己的养生方法，提出"食饮有节、起居有常、不妄作劳（运动、工作要适度，不要过度）、形与神俱（外形和精神要统一，要精神安宁，心态平和）"养生四法，非常重视养生和治未病。

现代中医学，在体系上可以分为中国传统医学（包括民族医药学）和中国特色医学（中西医结合医学），都有其科学的理论基础。

传统中医药理论体系

中国传统中医药理论体系包括天人合一、阴阳五行、辨证论治、脏腑理论、气血理论、脏象五系统学说（心系统、肝系统、脾系统、肺系统、肾系统）、五运六气学说、气血精津液神学说、体质学说、养生学说等体系，以及六经辨证、经络藏象、病因病机、遣方用药等理论，中药四气五味、升降浮沉、功效归经等内容，都是数千年传统中医发展的成果，其中部分内容目前已经被现代科学技术证实或被部分证实。

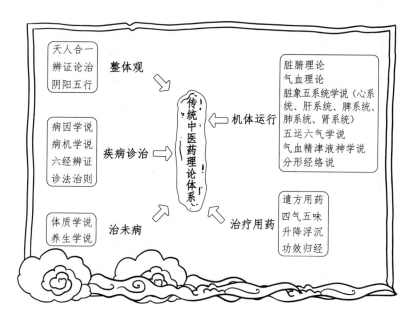

中国特色医学理论的"整体医学"观

中华人民共和国成立后，老一辈政治家曾提出要发展"中国新医学"，成就了目前"中西医结合医学"的快速发展。未来将发展成为融新时代中西医理论和实践为一体的"中国特色医学"。

中国特色医学的理论体系，主要包括中国传统医学理论中的天人合一、阴阳平衡、辨证论治等被全世界广泛接受的科学内容。同时融合现代医学的理论和成果，运用现代科技手段，通过实验和临床试验验证疗效，以提高治疗效果和生存质量为目标，代表着"整体医学"的发展方向。

整体整合医学的观点主要是，医学是看"病"，更是看"病人"的方法论。其理论基础是从整体观、整合观和医学观出发，将人置身于一个与其生存环境相联系的整体中（包括自然、社会、心理等）考察，将医学研究发现的数据和证据还原成事实，将临床实践中获得的知识和共识转化成经验，将临床探索中发现的技术和艺术聚合成医术，在事实、经验和医术层面反复实践，以求疾病诊疗方式和治疗效果的有效突破。整体整合医学体系，是基于复杂性科学的理念和方法，将传

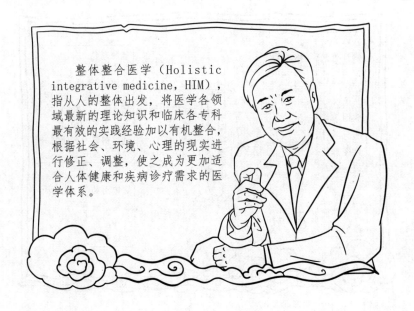

整体整合医学（Holistic integrative medicine, HIM），指从人的整体出发，将医学各领域最新的理论知识和临床各专科最有效的实践经验加以有机整合，根据社会、环境、心理的现实进行修正、调整，使之成为更加适合人体健康和疾病诊疗需求的医学体系。

统医学的整体观念与现代科学的实证方法有机结合而形成的知识体系。

专科医学与全科医学

传统上，很容易错误地把中医和西医对立，认为西医是针对疾病的病灶来解决问题，中医是把病人作为一个整体来解决问题；西医是让人"明明白白"地死，中医是让人"糊里糊涂"地活；西医是"头痛医头，脚痛医脚"，中医是"整体思维、对症下药"。主要原因是由于医学专业知识爆炸性增加，西医专科呈现越分越细的趋势。实际上这是现代医学不断进步的一个标志。

世界性的第一次专科化发展高潮，发生在 1910—1940 年，医院的专科化服务成为热点。第二次专科化发展高潮，则发生在 20 世纪 40 年代末至 60 年代，大专科、亚专科的分化，专科医疗占据主导地位。随后，医学界迅速认识到专科过度细化的缺陷，医学发展进入专科与全科协调发展的新时代。医学发展的重点，从关心疾病重新回到关心人的全身心健康和生活质量的提高上。

全科医学，从 20 世纪 60 年代末兴起，是面向社区与家庭，整合临床医学、预防医学、康复医学以及人文社会学科相关内容于一体的综合性医学专业学科。

中医，虽然现在也有专科分工，但总体上还是秉承着全科思维。中医的传统理论与世界主流的生物—心理—社会医学模型，在本质上有异曲同工之妙。中医学从多角度观察健康和疾病，多方位探索疾病治疗与预防手段，具有整体性、系统性、多元性的特点，促进人们从多层次、多方位去关心生命，将社会科学与自然科学有机结合，引导人们从社会、心理的角度研究并解决医学问题。现代医学最新的生物—心理—社会医学模型，与中医观点高度吻合，是世界范围内最新医学热点研究课题。

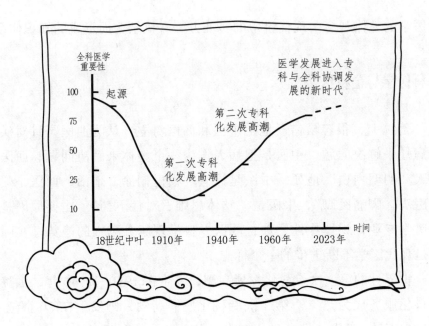

中医诊疗科学

中医诊断，是在中医理论指导下，研究诊察病情、辨别病证的知识和技能。中医诊断学主要包括诊法、诊病、辨证和病案四大部分。中医诊断一般遵循整体审察、诊法合参、病证结合等基本原则。

3000多年前，中医创造了独有、完整的疾病诊断体系，即四诊（望闻问切）合参，辨证与辨病并举，并发展了举世唯一、独特的"脉学"。传统中医诊断，与世界其它传统医学实践相比，多了一个辨证与辨病的参考维度"脉"。中医师应用《黄帝内经》的"内观"方法，通过"切诊"手感，结合"触诊"结果，大大提高了中医诊治准确性，使得历史上的中医发展进步较快，中医体系发展也更全面。

同时代的西方医学，由于没有类似于脉学的技术和理论支撑，疾病诊治准确度较差，病情总结也不太全面。直到听诊器、血压计等现代医学物理和化学诊断设备不断被引进，西医疾病诊断的准确性、可重复性、标准化等方面才逐渐超过中医。

中医治疗技术的科学发展

中医通过四诊合参、知常达变，比较全面、系统的诊察，形成诊断结论，并在随诊过程中不断调整方案，以形成"因人、因时、因地制宜"的个性化治疗方案。

中医治疗疾病的核心方法是"辨证论治"，通过"脏腑辨证""经络辨证""八纲辨证"和"六经辨证"等，给出"中药配伍""针灸配穴"等各种治疗方案，通过一段时间治疗，最后使患者达到"阴阳中和"的健康状态。

中医经数千年的人用经验积累，治疗效果独到，还发明了一些现代医学常用的如免疫治疗、脏器疗法、生物疗法等新方法，思路开阔，效果绝佳，为后世医学发展，提供了很多素材和经验。

中医诊疗科学技术成果

中西医结合医学在治疗心血管疾病、慢性气管炎、急腹症、骨关节损伤、骨折、烧伤、结石、痔漏、皮肤疮疡、白内障、糖尿病、肿瘤防治以及内科急症、儿科、妇科常见病、地方病、职业病等领域，全面显示出其优势。

1）首位中医界院士王永炎建立完善的中风病中医理法诊疗体系，是当代中医脑病学科奠基人。

2）中国科学院陈竺院士领衔研究中药砒霜治疗急性白血病，成功拯救数百万患者。

3）吴咸中院士首创中西医结合治疗急腹症，是该领域的主要奠基人。

4）尚天裕教授首创中西医结合治疗骨折，是该领域创始人和奠基者，被称为"中医骨伤科之父"。

5）唐由之国医大师首创中西医结合治疗眼科疾病，提升了中医药在国际上的地位。

6）国医大师陈可冀院士首创中西医结合治疗心脑血管疾病，是中西医结合医学开创者。

7）国医大师石学敏院士提出"针刺手法量学"，使传统针刺手法向规范化、剂量化、标准化发展，填补了针灸学发展的空白。

中医药在传染病防治领域发挥重要作用：在抗击新型冠状病毒、非典中，因介入恢复快，后遗症少，得到世界卫生组织认可。

中医药在疑难杂症治疗上效果独特：

1）以中药补肾治疗再生障碍性贫血，有效率高达85.4%，明显优于单纯使用雄性激素。

2）中药治疗恶性肿瘤（尤其对晚期患者），配合西医化疗、放疗，可减轻毒副作用、减轻痛苦、延长患者寿命、提高患者生活质量。

3）用中医活血化瘀法治疗全身性硬皮病、瘢痕增生等结缔组织增生性疾病取得很好疗效，打破西方医学"结缔组织增生后不可逆转"的传统观念。

4）中西医结合治疗肠梗阻、溃疡性穿孔、急性胰腺炎和宫外孕等急腹症，使70%的急腹症患者免于手术之苦。

5）中医药防治心血管疾病，应用多种药物如速效救心丸、丹参滴丸、清开灵注射液等多种剂型，配合传统疗法如穴位贴压、外敷、针灸、穴位注射，效果显著。

6）中药消痔灵注射液治疗晚期内痔和静脉曲张混合痔等，疗效卓越。

1992 年，作为一门独立新学科的"中西医结合医学"正式诞生，这是中医发展历史上里程碑式的大事件，标志着中医可以在接受现代医学成果的基础上，充分发挥中医药特长，为创造中国特色医学打下良好基础。

2008 年，中医"四诊仪"发明并获得广泛应用，中医舌诊、面诊、脉诊和问诊合为一体，使中医诊断更客观、量化。现代中医诊治设备的不断完善，为中医诊治的标准化提供了支撑，中医诊治的准确性、可重复性得到大幅度提升。中医诊治由经验判断演变为依靠客观指标，其科学发展成果也逐渐被全球医学界认可。

中药材科学

中药材是在中国传统医学理论指导下，经过数千年人用试验筛选，用于有效治疗疾病的原生药材，总数逾万种，常用的有 600～1200 种，是中国传统医学对世界医学做出的最伟大的物质贡献。目前世界各国主要医药研究机构、企业均已成立了专门的中草药研究中心，研究开发中医药相关的新原料、新方法、新产品。

中药材分类科学

《神农本草经》首次系统提出"君臣佐使"方剂理论，并将所有药物分为三类，其中，上药 120 种为君，主养命以应天，无毒，久服不伤人，如人参、甘草、地黄、黄连、大枣等；中药 120 种为臣，主养性以应人，无毒或有毒，需判别药性斟酌使用，如百合、当归、龙眼、麻黄、白芷、黄芩等；下药 125 种为佐使，主治病以应地，多有毒，不可久服，如大黄、乌头、甘遂、巴豆等。《本草经》还记载了很多特效药物治疗方案，如人参补益、黄连止痢、麻黄定喘、大黄泻下等，至今仍在使用，并经现代科技证实了其结论的科学性。

《本草纲目》废除了三品分类法，建立了"部类族"分类法，条理清晰，结构严谨，开世界分类学先河，更加接近现代的科学认识，是一部具有世界性影响的博物学著作，也是中医药学家不因循守旧、勇于创新的代表作。

中药药性与中药材科学炮制

不同中药具有不同药性，且随用法用量的不同，达到的治疗效果也不同。中医习惯把寒、热、温、凉、平定义为中药的气，把酸、苦、辛、咸、甘、淡看作中药的味。气与味，再与中药的升降浮沉相配合，诠释了不同中药药性及作用的不同：如黄连泻心火，黄芩泻肺和大肠火，白芍泻肝火，知母泻肾火，木通泻小肠火，石膏泻胃火，柴胡佐黄芩泻三焦火，柴胡佐黄连泻肝和胆火；羌活为手、足太阳引经药，升麻为手、足阳明引经药，柴胡为少阳、厥阴引经药，独活为足少阴引经药等。以上中药配伍在方剂中，引诸药归于某经、某脏腑，以提升方剂有效性的方法，这与现代医学热衷研究、开发的靶向治疗有类似之处。

中药材必须经过炮制才能入药，这是中医用药的特点之一。中药炮制是根据中医药理论，依照辨证施治用药的需要和药物自身性质，以及调剂、制剂的不同要求所采取的制药技术。中药炮制须经过净选、粉碎、切制、干燥、水制、火制、加辅料制等步骤。现代科学证明中药炮制方法对提高药效、减少毒性有实用价值。如传统炮制剧毒中药巴豆非常科学，采用"敲碎，以麻油并酒可煮巴豆子，研膏后用"，可以使巴豆所含毒性蛋白质受热破坏，而其有效成分巴豆油则溶解在麻油当中，十分方便使用；又如传统炮制蒿类药材时要求"勿令犯火"，目的是为了减少油性有效成分的挥发而失去药效。

中药材新资源和道地药材科学养殖种植

中药材新资源不断被发现和引进，不仅打破传统中药"千年一面"的保守形象，还能在积极参与世界传统医学的交流中，为中医药发展提供新思路和新动能。近年来，我国从国外引进玛卡、紫锥菊等中药新资源，不仅为中药材宝库增加了新成员，还为中医药理论的和实践的发展提供新方法和新机遇。

传统中药材的质量和供应保障，一直是制约中医药发展的瓶颈，也是保证中医疗效的关键。优质道地药材的选种育种、高效种植养殖、科学加工、全过程可溯源，是保证中药材高质量供应的必要手段。2021年，张伯礼院士领衔倡议成立国家中药材标准化与质量评估创新联盟，核心宗旨就是保障未来实现种植"三无一全"（即无硫黄、无黄曲霉素、无公害，包括无农残超标、无重金属超标、无生长调节剂及全过程可追溯）中药材的目标。

中药材有效成分和临床疗效科学研究

目前，中医临床常用的1000多种中药材，均已采用现代科学技术手段进行了全成分分析，基本搞清楚药材的主要有效成分及其药用机理，并证实了中药疗效是确切、可靠的。

四川新荷花中药饮片公司与盛实百草药业、广州王老吉药业等单位合作，完成"中草药DNA条形码物种鉴定体系"，为中草药建立了"基因身份证"，标志着中药鉴定学迈入通用、标准化的基因鉴定时代，该项目获2016年国家科学技术进步二等奖。

2016年，中国工程院程京院士提出，将现代生命科学技术和传统中医药相结合，以临床为导向，以"分子本草临床模型实验数据+AI智能筛选"为手段，以逆转疾病生物通路为核心，进行中药功效评价。2022年"基于分子信号通路的中药高通量筛选与智能组方技术"获国家科技部主办的全国颠覆性技术创新大赛领域赛最高奖"优胜奖"。

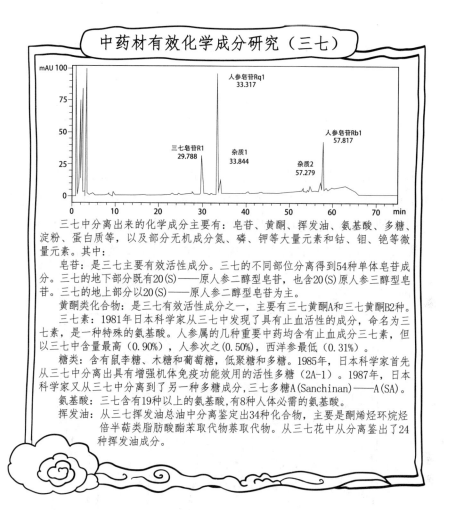

三七中分离出来的化学成分主要有：皂苷、黄酮、挥发油、氨基酸、多糖、淀粉、蛋白质等，以及部分无机成分氮、磷、钾等大量元素和钴、钼、铯等微量元素。其中：

皂苷：是三七主要有效活性成分。三七的不同部位分离得到54种单体皂苷成分。三七的地下部分既有20(S)——原人参二醇型皂苷，也含20(S)原人参三醇型皂苷。三七的地上部分以20(S)——原人参二醇型皂苷为主。

黄酮类化合物：是三七有效活性成分之一，主要有三七黄酮A和三七黄酮B2种。

三七素：1981年日本科学家从三七中发现了具有止血活性的成分，命名为三七素，是一种特殊的氨基酸。人参属的几种重要中药均含有止血成分三七素，但以三七中含量最高（0.90%），人参次之(0.50%)，西洋参最低（0.31%）。

糖类：含有鼠李糖、木糖和葡萄糖，低聚糖和多糖。1985年，日本科学家首先从三七中分离出具有增强机体免疫功能效用的活性多糖（2A-1）。1987年，日本科学家又从三七中分离到了另一种多糖成分，三七多糖A(Sanchinan)——A(SA)。

氨基酸：三七含有19种以上的氨基酸,有8种人体必需的氨基酸。

挥发油：从三七挥发油总油中分离鉴定出34种化合物，主要是酮烯烃环烷烃倍半萜类脂肪酸酯苯取代物萘取代物。从三七花中从分离鉴定出了24种挥发油成分。

中药配方颗粒

中药配方颗粒，也称单味中药浓缩颗粒剂、免煎中药饮片、中药新型颗粒饮片、饮料型饮片等，是指单味中药饮片按传统标准炮制后，经提取浓缩制成的、供中医临床配方用的颗粒。目前已有近1000个中药被制成配方颗粒。截至2023年2月1日，国家药典委员会已颁布中药配方颗粒国家药品标准248个，28个省市共发布中药配方颗粒地方标准5804个。中药配方颗粒已发展成为近500亿元产值的重要产业。

中药配方颗粒的有效成分、性味、归经、主治、功效与传统中药饮片基本一致，还免去患者传统煎煮的麻烦。现代科学提取技术，不仅保证了中药配方颗粒的安全性、有效性，还拓展了中医在专科治疗中的应用。中药配方颗粒可方便外洗、熏蒸、坐浴、沐浴、外敷、脐疗等中医特色疗法的应用，有利于中医传统治疗方法创新性地回归临床。

中药配方颗粒是中药现代化和国际化成果，从理论和实践上首次实现了传统中药的科学化、规范化、标准化，丰富了中医中药宝库。中药配方颗粒适应了现代人临床用药需求，提高了国际上对中药科学性的认识，对提高中药在国际市场上竞争力具有重要的战略意义。

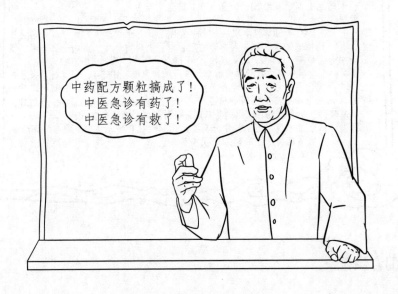

中药材人工种植和人工合成

道地药材的匮乏、中药材资源的不足，一直是制约我国中医药产业高质量发展的重要原因，其中濒危稀少道地药材的缺少是关键因素。濒危药材因其疗效确切、起效快、作用强，成为 100 多种名优中成药和 300 余种经典名方的主要成分。2020 版《中国药典》（一部）收录 1600 余种中成药中，包括部分国宝级中成药，超过 60% 中成药含有濒危药材。

濒危药材分为濒危植物药材和濒危动物药材。植物药材可以通过优质种植解决药材道地性问题，如人参、石斛、三七等。濒危动物药材可以通过确认其有效成分，用化学、生物等方法与技术，制造出与原药材有效成分种类、结构、比例、含量一致的替代品。目前，我国已研制成功并能批量生产人工麝香、熊胆、羚羊角等濒危动物药材。

中药材资源及其人工合成

第四次全国中医药资源普查结果表明，我国现有药用资源12807种，其中药用植物11146种，药用动物1581种，药用矿物80种。

朱兆云院士率领团队完成的"低纬高原地区天然药物资源野外调查与研究开发"项目，获2012年度国家科技进步奖一等奖。

天然麝香　　　　　　　　　人工麝香

于德泉院士领衔的人工麝香研制及其产业化项目，获2015年国家科技进步一等奖。

人工合成熊胆：已经研究清楚其中几乎所有的化学成分，研制成功最佳配制处方，并实现优质熊胆的科学再现。

人工仿生羚羊角粉：羚羊角的药用有效成分为硬角蛋白类化合物，通过合成生物学、基因工程、蛋白质工程等最先进的现代科技手段，研制成功与野生羚羊角一级结构、二级结构几乎一样的仿生羚羊角粉。

中药方剂科学

《黄帝内经》最早提出中药方剂"君臣佐使"的组方原则，《神农本草经》提出服药方法（如在服药时间方面，病在胸膈以上者，应先食后服药；病在腹以下者，应先服药而后食；病在四肢血脉者，宜空腹而在旦；病在骨髓者，宜饱满而在夜），元代张元素提出中药的性味归经说、引经报使说、遣药制方论等，凸显中药方剂和实践的历史发展科学性。

中医的经方、时方、温病等流派的不同组方理论，以及各大医家偏爱某种中药材（如孔伯华喜用石膏，任继学深研附子等），体现中医药科学的边界宽泛和内容的博大精深。传统中医的方剂经数千年发展，经过千万患者的人用经验确证，其有效性，全世界公认。

现代中药方剂学

现代科学技术为中药方剂的临床应用、实验研究和剂型研制等提供了有利条件。研究表明，中药方剂跟西药一样，可以通过循证医学方法，证明中药方剂治疗的有效性。中药也可以通过提取其中的准确有效成分并确定其分子结构，或确定其主要有效成分的图谱特征，或像现代化学药、生物药一样，确定中药方剂的病灶作用靶点。这些措施和研究方法，保证了中西药发展路径的一致性，彻底改变了中药治疗效果的"模糊"形象。

根据现代医药理论，可以研究中药复方制剂组方的科学性，建立中药方剂药理学模型，对中药方剂的组方理论及药理、药效等进行系统研究，去除无效成分，减少毒副作用，保证有效成分含量和质量，阐明中药方剂的作用机制，剖析药物的配伍关系，提高对中药方剂组方的理论认识，发现古方的新用途，创新中药方剂，提高中药方剂疗效，这是实现现代中药可持续发展的必由之路。

古代经典名方、近现代名老中医验方、医疗机构在用制剂等具有多年人用经验的方剂，是现代方剂学发展的重要资源。在中医临床观察和思辨方法的基础上，通过 AI 信息技术手段，与现代药理、化学、制剂及生命科学等多学科技术相结合，从现代科学理论和实证角度认识方剂效用与方内药物之间的配伍关系，是现代中药制剂创新的不竭源泉。

经典名方、中医药院内制剂、膏方

一、经典名方：指目前仍广泛应用、临床疗效确切、具有明显特色和优势的古代医籍所记载的方剂，是中医方剂的杰出代表，被称为中药传承创新发展的突破口。

国家中医药管理局、国家药监局联合发布《古代经典名方目录》（第一批100首、第二批217首），为经典名方的研发提供了强有力的政策保障。其中包括：

1）《伤寒论》（汉·张仲景）：桃核承气汤、旋覆代赭汤、竹叶石膏汤、麻黄汤、吴茱萸汤、芍药甘草汤、半夏泻心汤、真武汤、猪苓汤、小承气汤、甘草泻心汤、黄连汤、当归四逆汤、附子汤等。

2）《金匮要略》（汉·张仲景）：桂枝芍药知母汤、黄芪桂枝五物汤、半夏厚朴汤、瓜蒌薤白半夏汤、苓桂术甘汤、泽泻汤、百合地黄汤、枳实薤白桂枝汤、大建中汤、橘皮竹茹汤、麦门冬汤、甘姜苓术汤、厚朴七物汤、厚朴麻黄汤等。

3）《备急千金要方》（唐·孙思邈）：温脾汤、温胆汤、小续命汤、开心散等。

4）《兰室秘藏》（金·李东垣）：清胃散、当归六黄汤、圣愈汤、乌药汤等。

5）《景岳全书》（明·张景岳）：桑白皮汤、金水六君煎、暖肝煎、玉女煎、保阴煎、化肝煎、济川煎、固阴煎等。

6）藏医药：三味蔷薇散、八味如意、索罗西汤、小月晶丸等34首。

7）蒙医药：文冠木三味汤、阿魏三味散、清热汤、五味甘露浴等34首。

8）维医药：依提尔非里夏塔热、买朱尼努加、艾菲提蒙醋合剂等38首。

9）傣医药：雅解匹勒、雅朋勒、雅喃菲里喃皇罗巴呢等18首。

二、中医药院内制剂：各级中医院的名老中医方、医疗机构中药制剂（截至2021年年底，全国各级医疗机构共有17846个医疗制剂批准文号，15313个按传统工艺备案的中药医疗机构制剂，总共33159个中药医疗机构制剂，占全国医疗机构制剂数的65%左右）。中药院内制剂，经多年人用经验证实其有效，经国家组织的药理、毒理检测，为各级中医院发展，作出巨大贡献，为提升中医药服务能力，放大了空间。

三、膏：又叫膏剂，是目前中医最受百姓欢迎的治未病和慢性病的一种方法。膏方一般由20味左右的中药组成，具有很好的滋补作用。膏剂有外敷和内服两种，外敷膏是中医外治法中常用药物剂型，除用于皮肤、疮疡等疾患以外，还在内科和妇科等病症中使用。近现代膏方在上海、江浙及广东广泛使用，并普及到全国。正宗膏方有四大特色，即名药、名方、古法、定制。

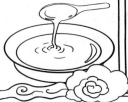

中成药科学

中成药历史悠久。现存最早的中医经典著作《黄帝内经》记载了13首方剂，其中有9种是成药，包括丸、散、膏、丹、药酒等剂型。晋代葛洪在《肘后备急方》中首次提出了"成药"以及成药剂型"稳定性"的术语和概念，标志着中成药已经正式成为独立商品并开始中药产业化发展。宋朝政府设立历史上最早的官办中成药制药厂"和剂局"，始建于1076年。

现代高科技中成药

中成药是以中药材为原料，在中医药理论指导下，为了预防及治疗疾病的需要，按规定的处方和制剂工艺加工制成一定剂型的中药制品，是经国家相关部门检查并批准生产的商品化的中药制剂。目前，中成药年销售额约 5000 亿元，占各级医院 20% 左右的用药，占药店销售 30% 左右，是中国大健康产业中不可或缺的重要组成部分，对维系人民健康起着极其重要的作用。

现代中成药研发和生产中，都严格中药材的本草考证、炮制方法和剂量换算，通过功效成分辨识、高通量高内涵筛选和验证，确认功效成分群作用机制；强化全过程质量控制，从多个层面加强药材和饮片的质量控制，明确关键质量要点和关键工艺参数，建立全过程质量控制体系，建立基于功效成分群管理的全过程质控体系；采用如超滤技术、快崩技术、挥发成分稳定技术、冷冻浓缩技术、干法造粒技术、沸腾造粒技术等新技术、新工艺，研制生产质量稳定、副作用小、疗效高、使用方便的新中药；在中药生产质量控制方面，通过薄层扫描、高压液相、原子光谱、核磁共振等高科技手段，对中药生产中进行定性和定量控制，以提高中成药制剂质量；采用智能化制造技术保障中药连续制造，保证中成药的质量均一、稳定、可控，从而保证中成药的临床疗效。

在剂型方面，中药也可以灵活采用片剂、滴丸剂、注射剂、栓剂、油剂、霜剂、气雾剂、泡袋剂、针剂、肠溶剂、缓释剂、崩解剂等剂型，保证中药使用的便捷性和适用性。现代科技为中药方剂学的腾飞插上了翅膀，中药方剂发展前途广阔。

中国药典对中成药的原料、生产工艺、检测方法等都做了明确要求。中成药在中药现代化过程中，经过多次技术提升，药品质量已经得到大幅度提高，治疗效果也得到进一步确认，深受患者信任和欢迎。目前，中成药已经有近 600 个销售过亿元的"临床价值大、科学价值强、市场价值高"大品种，以其知名的品牌和较好的临床效果，为消费者广泛接受。

中成药疗效确切，服用方便，百姓信赖，为人民群众健康起了非常重要的保驾护航作用。特别是在 2019 年年底开始在全球流行新型冠状病毒感染疫情期间，在全世界还没有明确治疗方案之前，中国提供的中医药"三方三药"方案，为控制病毒传播，减轻患者病情，起到重要作用。

据调查，各级中医院、综合医院的部分科室医生，经常处方的中成药平均在十多种；全国每个家庭常备药中，平均也不低于十种中成药。中成药已经成为百姓健康生活不可或缺的必需品。

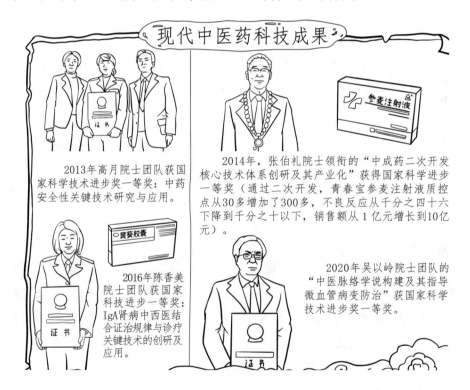

现代中医药科技成果

2013年高月院士团队获国家科学技术进步奖一等奖：中药安全性关键技术研究与应用。

2016年陈香美院士团队获国家科技进步一等奖：IgA肾病中西医结合证治规律与诊疗关键技术的创研及应用。

2014年，张伯礼院士领衔的"中成药二次开发核心技术体系创研及其产业化"获得国家科学进步一等奖（通过二次开发，青春宝参麦注射液质控点从30多增加到300多，不良反应从千分之四十六下降到千分之十以下，销售额从 1 亿元增长到10亿元）。

2020年吴以岭院士团队的"中医脉络学说构建及其指导微血管病变防治"获国家科学技术进步奖一等奖。

针灸科学

针灸是中医治疗的常用技术，是"针法"和"灸法"的总称，对多种疾病有明确疗效。在国外，针灸被评为中国新四大国粹之首，其他三项分别为中药、中餐和功夫。

晋代以前，凡涉及针灸内容的医书，基本都被视为不能外传的秘密。皇甫谧编写完成了后世针灸学规范的巨著《黄帝三部针灸甲乙经》，奠定了中医针灸理论基础。

针灸作为中医主要的外治法之一，对技术要求较高。唐代《外台秘要》作者王焘强调"针能杀生人，不能起死人"。清代道光皇帝于1882年突然下令在太医院废除针灸科，从此中医界自上而下开始减少使用针灸，针灸技术发展受到一定阻碍。

现代针灸科学发展

中华人民共和国成立后，政府大力推进针灸事业发展。针灸理论不断深化，针灸实践不断拓展，呈现名医辈出，创新技术大批涌现的喜人局面。

"针灸泰斗"国医大师程莘农（1921—2015年），是中华人民共和国成立后首位研究针灸的中国工程院院士，其"三才针法"能妙手回春，擅长用中医针灸疗法治疗各种疑难杂症。国医大师郭诚杰（1921—2017年），首创电针治疗乳腺增生的选用主穴方案，是国内外皮肉针治疗乳腺增生第一人。国医大师贺普仁（1926—2015年），有"天下第一针"的美誉，创立"贺氏针灸三通法"，以快速无痛针刺的手法，采用火针技术，将气功、武术融入针灸中，达到针到病除的效果。国医大师张缙（1930—2021年），在针刺手法、循经感传研究、古典针灸文献等多方面作出突出贡献，用24种毫针治疗寒症效果显著，是《针灸大成》研究集大成者。国医大师吕景山（1934—），在"对药"领域独辟蹊径，并首创"对穴"和"无痛进针、同步行针法"，治疗效果显著，深受患者欢迎。国医大师石学敏（1938—）院士，是现代中国针灸科学奠基人，提出"针刺手法量学"，让传统针刺手法得到剂量化、规范化、标准化的科学发展，弥补了针灸学发展的空白。从20世纪70年代初，石学敏开始研究世界公认的三大疑难病之一的中风病（脑梗死、脑出血）的针灸治疗，创立"醒脑开窍"针刺法，

针灸技术科学化的代表人物

国医大师贺普仁（1926—2015年）："天下第一针"，首创贺氏针灸三通法。

国医大师、中国工程院院士程莘农(1921—2015年)："针灸泰斗"，"三才针法"能妙手回春。

国医大师张缙（1930—2021年）：24种毫针治疗寒症，循经感传(经络现象)等针灸研究集大成者。

国医大师吕景山（1934—）：深研"对药"，首创"对穴"和"无痛进针，同步行针法"。

国医大师郭诚杰（1921—2017年）：国内外皮肉针治疗乳腺增生第一人。

石学敏（1938—）：中国工程院院士，国医大师，现代中国针灸奠基人，提出"针刺手法量学"，创立"醒脑开窍"针刺法，被誉为"鬼手神针""针灸大使"。

真正介入了中风急救，改写了中风的中医治疗史，急救康复同步进行，开辟了中风病治疗新途径，被誉为"鬼手神针"，让针灸走向了全世界，被称为中国的"针灸大使"。

另外，新式针灸方法也层出不穷，腹针、耳针、浮针、靳三针、平衡针、头针、腕踝针、醒脑开窍针、穴位注射、穴位埋线等技术，目前已经被中医界广泛使用。

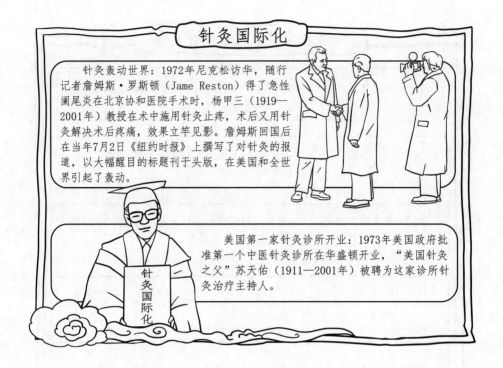

针灸国际化

针灸轰动世界：1972年尼克松访华，随行记者詹姆斯·罗斯顿（Jame Reston）得了急性阑尾炎在北京协和医院手术时，杨甲三（1919—2001年）教授在术中施用针灸止疼，术后又用针灸解决术后疼痛，效果立竿见影。詹姆斯回国后在当年7月2日《纽约时报》上撰写了对针灸的报道，以大幅醒目的标题刊于头版，在美国和全世界引起了轰动。

针灸国际化

美国第一家针灸诊所开业：1973年美国政府批准第一个中医针灸诊所在华盛顿开业，"美国针灸之父"苏天佑（1911—2001年）被聘为这家诊所针灸治疗主持人。

中医医疗设备的科学发展

中医医疗器械，是指在中医理论指导下，为满足中医临床诊断和治疗需要所使用的医疗设备和工具。

中医发展两千多年来，中医临床使用的医疗设备主要有各种针刺用具、艾灸用具、拔罐用具、刮痧用具、外科手术器具等。针灸铜人是中医最早的教学模型，为统一穴位并促进针灸学术发展起到了重要作用，其中最著名的有"宋天圣铜人""明正统铜人"和"光绪铜人"。

现代中医医疗设备发展

中医四诊（望闻问切）客观化工作开始于20世纪50年代，老一辈中医学家陈泽霖、赵恩俭、陈可冀、翁维良、朱文峰、张伯礼等做了大量工作。中医客观化诊疗设备解决了传统中医四诊方法客观化与量化的问题，为普及与传承中医技术，提高临床诊疗水平打下基础。

现代科技为中医医疗设备的创新提供了无限的可能性，如望诊仪采用国家标准光源进行望诊拍摄，逼真还原面部及舌象的色彩与细节，并通过图像分析技术自动对舌色、苔色、面色等望诊内容进行分类、分析。针灸机器人对针灸穴位进行自动选择与定位，通过对针灸深度、速度和入刺角度的量化，精准客观地进行针灸操作，并可对产生针灸疗效的"得气感"进行检测。创新的中医医疗设备，提高了中医诊断的准确性和可重复性，为中国特色医学发展奠定雄厚的技术基础。

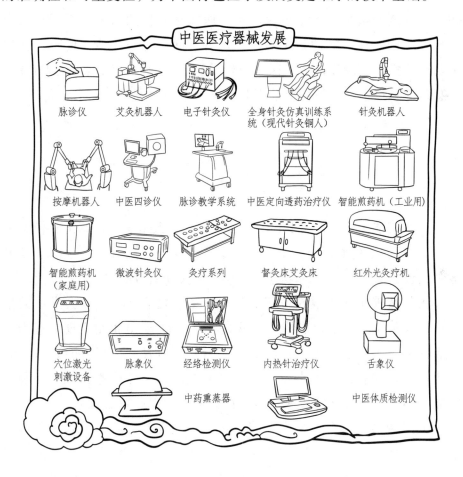

中医医疗器械发展

脉诊仪　艾灸机器人　电子针灸仪　全身针灸仿真训练系统（现代针灸铜人）　针灸机器人

按摩机器人　中医四诊仪　脉诊教学系统　中医定向透药治疗仪　智能煎药机（工业用）

智能煎药机（家庭用）　微波针灸仪　灸疗系列　督灸床艾灸床　红外光灸疗机

穴位激光刺激设备　脉象仪　经络检测仪　内热针治疗仪　舌象仪

中药熏蒸器　中医体质检测仪

目前中医医疗器械主要有中医四诊设备、中医诊查床、针灸器具、火罐、中药雾化吸入设备、刮痧板、电针仪、艾灸仪、智能通络治疗仪、颈腰椎牵引设备、中药熏蒸设备、中药煎煮设备、可穿戴中医检测与监测设备、中医智能康复器具、中医医疗服务机器人等。

据统计，2022年全国医疗器械生产企业数量近3.4万家，其中约6%为中医医疗器械生产企业。全国医疗器械营业收入约1.3万亿元人民币，已成为全球第二大市场，但同期中医医疗设备产值不足其2%。与中成药、中药饮片、配方颗粒等大体量的中医药细分领域相比，我国中医医疗器械市场尚未充分开发，具有广阔发展前景。

我国人口老龄化日益严重，现代快节奏、高压力的生活导致慢性病发病率逐渐增加，人们对保健类中医医疗器械的需求不断增长。为充分发挥中医在疾病预防、治疗、保健、康复等方面独特优势，在中医药理论指导下深度挖掘中医临床经验，开发融合大数据、人工智能、可穿戴等新技术的中医特色健康装备是未来中医发展的一个方向。

中医药 AI

人工智能（Artificial Intelligence，AI），致力于通过算法和模型来模拟人类的认知过程，使计算机系统具备模拟和执行人类智能活动的能力，包括对复杂问题的学习、推理、解决和适应能力。

人工智能是人类继农业革命、工业革命之后，引领社会发展的第三次重大革命。人工智能技术的发展大致起始于20世纪中期。作为一门新兴的技术科学，人工智能的核心目标是研发和应用智能算法，通过模拟、延伸和扩展人类智能，建立能够像人一样思考、解决问题的智能机器。人工智能的快速发展正在带来新的工业革命浪潮。

人工智能是继电力、汽车等历史上重大发明之后，被认为最有可能引领世界进入新一轮科技革命和产业革命的核心技术之一。人工智能技术在图像识别、语音交互、预测分析等多个领域已经取得突破和进步，并正在渗透到越来越多的产业领域。借助人工智能，许多传统行业都可以实现智能化升级和业务模式的变革创新，实现个性化定制、精准预测等。人工智能还将催生未来许多全新产业，创造新的应用场景、商业模式和就业形式。

在医学领域，人工智能最先被应用于医学影像分析和辅助医疗诊断两个方面。人工智能中的图像识别技术和深度学习技术，可以帮助分析大规模的医疗影像数据，增强对疾病的检测和识别能力，对解决人工分析医疗影像效率低下、精确度参差不齐等问题具有重要意义。

中医 AI

中医在数千年的发展过程中，已经生成了巨量的临床经验数据体系，为中医药人工智能发展奠定了基础。中医药与人工智能技术的结合，经过多年的探索与积累，从早期的中医专家系统，发展到当前基于 AI 和大数据技术的名老中医经验智能传承系统和中医智能临床决策支持系统。这些系统的研发成果已通过临床应用验证，显示出较高的临床实用价值，不仅有助于缓解中医人才紧缺问题，还实现名老中医宝贵的临床经验总结和传承创新，对推动中医临床，具有极大的意义。

中医专家系统：我国从 1978 年开始研发中医专家系统，于 1979 年首次成功推出关幼波肝病专家系统的计算机程序。20 世纪 80 年代，又相继开发了邹云翔中医肾系统疾病专家系统、姚贞白妇科专家系统、孙同郊乙型肝炎专家系统等。中医专家系统的研发成功，实现了中医专家经验的数字化和普及化，推动了中医学与信息技术的深度融合，为中医与信息技术的融合发展奠定了基础。中医专家系统包括诊断模块、治疗模块、处方管理、专家处方字典、药品字典、知识库等功能，应用于临床后，极大提高了医疗机构的工作效率和诊疗质量，为广大中医工作者提供了权威的辅助诊断和治疗工具，使更多患者能够享受中医药的福祉。

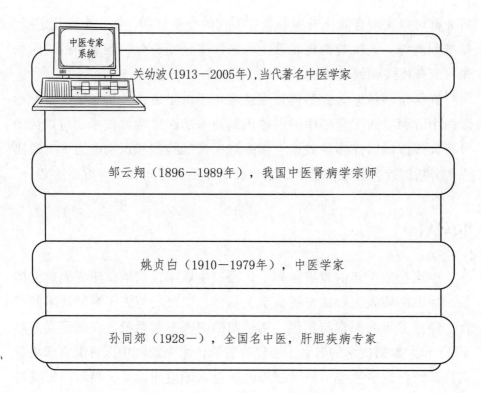

中医专家系统

关幼波(1913－2005年),当代著名中医学家

邹云翔（1896－1989年），我国中医肾病学宗师

姚贞白（1910－1979年），中医学家

孙同郊（1928－），全国名中医，肝胆疾病专家

中医临床决策支持系统：从20世纪90年代开始，中医界尝试通过信息化手段表达中医的诊疗逻辑，实现对名医专家经验的复制，中医临床决策支持系统应运而生。然而，当时中医信息化技术主要依赖编程方式表达中医的显性知识，难以融合不同名医专家独特的诊疗经验。名医的医术来源于丰富的实践经验、临床创新以及直觉与顿悟，这些都是普通医生难以获得的宝贵隐性知识，也是名医与普通医生临床诊疗水平差距的关键。因此，虽然中医临床决策支持系统能较好地完成对中医显性知识的表达，推动中医信息化取得突破性进展，但对名医隐性知识的表达却无能为力，导致其应用受到较大的限制。

中医 AI：是利用人工智能技术进行中医辅助诊疗的系统。目前国内开发的同类系统较多，是中医药智能化发展的重点和热点领域。2010年以后，大数据、深度学习等前沿技术取得突破，为中医 AI 的进一步发展带来了新的契机。通过构建大规模结构化的中医病历数据集，通过强化学习技术路径等手段，目前已经成功设计开发出集成中医知识图谱与中医临床思维的智能辅助诊疗系统。

中医 AI 系统内化了中医基础理论与临床经验，可模拟中医的临床诊疗思维模式，通过人机交互的方式获取名医的诊疗经验，实现对中医知识技能的复制、延伸与创新，为中医专家经验的传承与发展，提高基层医疗机构中医临床诊疗水平，加快中医人才成长，提供了高效的智能辅助手段。

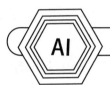

中医智能辅助诊疗系统、国医名师智能专病辅助诊疗系统

王琦院士智能辅助诊疗系统：王琦（1943—），国医大师、中国工程院院士，中医体质学、中医男科学、中医藏象学、中医腹诊学、中医未病学专家。

国医大师朱良春浊瘀痹（痛风）智能辅助诊疗系统：朱良春（1917—2015年），首届国医大师。

国医大师程莘农院士智能经络辅助诊疗系统：程莘农(1921—2015年)，中国工程院院士，首届国医大师，针灸泰斗。

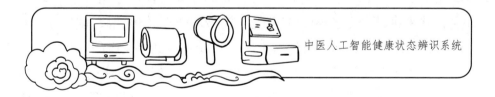

中医人工智能健康状态辨识系统

中药 AI

中药 AI 是利用大数据、图像识别、光谱分析等前沿技术，实现中药材鉴定、质量监控和新药研发的智能系统，主要应用于中药材、中

药产品的辨识和溯源，以及中药相关产品的创新科研、生产质量监控等领域。

中药及其成分鉴定和控制：中药及其成分鉴定是中药专业的基础课程之一，也是中药人的基本功。中药材真假、质量好坏，会直接影响临床应用效果和患者生命安全。

传统中药鉴定主要通过眼观、手摸、鼻闻、口尝、水试和火试等办法。要实现中药的准确鉴定，需要通过多年经验积累，同时还需要不断学习、充实中药知识。由于传统中药鉴定方法主观性强，即使资深的中药人，也会发生"打眼"（错误判断）的情况，容易被制假者利用，使假冒伪劣产品进入临床，危及患者健康。

中药 AI 系统可以在大数据深度学习的基础上，通过对中药图片进行大数据识别分析，利用近红外光谱分析的产业互联网信息鉴定药材的真伪及优劣。中药溯源智能系统，可方便查询中药材和中药产品的品牌、生产企业、质量标准、产地、生产过程、运输流通等信息。现代中药 AI，已经广泛应用于中药生产流通的全过程，有效保障了中药产品质量和服务水平。

中药相关新产品研发：中药 AI 产品开发人员从学术论文、专利、历史文献、研究成果等巨量中医药资料中，根据研发工作的特定需求，开发训练出中医药研发模拟系统。该系统根据中药材不同品种及其已知的化学及生物成分，确定潜在的有效成分进行药物适用性、有效性研究，并根据药物的作用原理和方式，选择合适的剂型，创制新药、保健品和功能食品，满足人们对中医药治疗及保健相关产品的需求。

与传统新药研发相比，中药 AI 可以非常有效地帮助识别新的候选药物，大幅度减少需要筛选的有效物质数量，甚至可以辅助开发应对病因复杂的癌症、痴呆、衰老等疾病的相关产品。

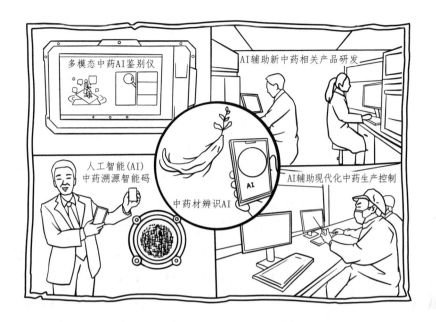

中医医院科学发展

从 20 世纪初中国出现第一间中医医院开始，中医医院就走上科学化发展道路。目前，我国中医医院包括中西医结合医院、民族医院等，属于综合性医院。

医院的特点是病人聚集，患者病种复杂，院内感染高发，所以对医院环境、诊治手段、诊治质量要求非常高。中医医院同其他综合医院一样，也设有门诊、病房和后勤等相关部门。

中医医院的服务

中医医院的服务，传统上一直都坚持"以病人为中心"和"整体诊疗"的服务模式。随着中医院服务升级，中医医院正在向"以健康为中心"更高层次的医疗服务模式迈进。现代中医医院的服务，不仅涵盖非健康人群（患者，约占 70%)、亚健康人群（约占 15%)，还在为 15% 的健康人群提供治未病、保健等多项服务。

现代医学为中医医院发展提供了强有力的技术支撑，医疗技术是现代化中医医院高质量发展的核心。现代中医医院与其他综合医院一样，设有内科、外科、妇产科、儿科、皮肤科、眼科、耳鼻咽喉科、口腔科、肿瘤科、骨伤科、肛肠科、老年病科、针灸科、推拿科、康复科、急诊科、麻醉科、预防保健科等临床科室，以及胸痛中心、卒中中心等专业部门。中医医院的职能科室包括医务科、护理部、科教科、院感科等，医技科室包括检验科、血液科、影像科等。

中医医院有别于其他综合医院，设有以中医脏腑名称命名的科室，如心病科、肝病科、脾胃病科、肺病科、肾病科、脑病科等；有以中医疾病、症状名称命名的科室，如中风病科、疮疡科、咳嗽科等；有以民族医学名称命名的学科，如藏医学科、蒙医学科、维吾尔医学科、傣医学科、壮医学科、朝医学科、彝医学科、瑶医学科、苗医学科等；有中医特色的门诊治疗科室如治未病科、导引治疗室、穴位敷贴治疗室等。目前，大部分医院还设有"国医堂"等具有一定规模和社会影响的中医部门。

现代中医医院

现代中医医院在跟踪最新医学科学发展动态、掌握现代医学科学技术方面，积极踊跃。中医具有特色治疗手段多、资源多、方法多等特点，在建设优势特色专科和"品牌"项目方面，中医医院有着其他综合医院无可比拟的优势。积极采用传统和创新的中医药技术，结合最新现代医学科技成果，成为中医医院医疗技术现代化的重要途径。

现代中医医院管理现代化，是医院整体现代化建设的根本。中医医院现代化管理模式主要包括系统管理、人本管理、动态管理和经营管理等。中医医院现代化管理手段主要包括质量管理的标准化、设备管理的数据化、数据采集系统化、决策管理信息化等。

现代中医医院的现代医疗设备，不仅包括中医特有的医疗设备，还包括技术上更加智能化、性能更先进、功能更完善、速度更快捷、融多种高新技术于一体的最新医疗设备。中医医院的现代化建筑，不仅包括大量中医药文化和中医专科发展需要的元素，也包括具备功能化、生态化、智能化、人性化和艺术化的时代要求的元素。

现代中医医院是一个知识密集、科技含量高的复杂系统。中医医院文化是全体职工共同信奉的医院精神，是全体员工信念追求、思想情操、道德规范、价值标准、行为取向等因素的总和。中医文化是中医医院无与伦比的软实力，使中医医院具备无与伦比的综合竞争优势。中医医院具有强大的中医文化优势，是中医医院核心竞争力的重要内容，也是现代中医医院高质量发展的巨大推动力。

中医医院发展前景

目前，国家高度重视中医医院建设水平、管理水平和服务能力的提升。中医医院以提高临床疗效为目标，坚持"中医水平站在前沿，现代医学跟踪得上，管理能力匹配到位"，全面提高现代诊疗技术水

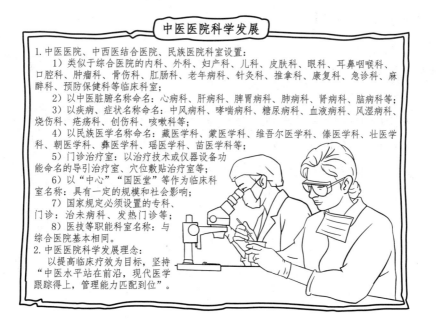

中医医院科学发展

1. 中医医院、中西医结合医院、民族医院科室设置：
　　1）类似于综合医院的内科、外科、妇产科、儿科、皮肤科、眼科、耳鼻咽喉科、口腔科、肿瘤科、骨伤科、肛肠科、老年病科、针灸科、推拿科、康复科、急诊科、麻醉科、预防保健科等临床科室；
　　2）以中医脏腑名称命名：心病科、肝病科、脾胃病科、肺病科、肾病科、脑病科等；
　　3）以疾病、症状名称命名：中风病科、哮喘病科、糖尿病科、血液病科、风湿病科、烧伤科、疮疡科、创伤科、咳嗽科等；
　　4）以民族医学名称命名：藏医学科、蒙医学科、维吾尔医学科、傣医学科、壮医学科、朝医学科、彝医学科、瑶医学科、苗医学科等；
　　5）门诊治疗室：以治疗技术或仪器设备功能命名的导引治疗室、穴位敷贴治疗室等；
　　6）以"中心""国医堂"等作为临床科室名称：具有一定的规模和社会影响；
　　7）国家规定必须设置的专科、门诊：治未病科、发热门诊等；
　　8）医技等职能科室名称：与综合医院基本相同。
2. 中医医院科学发展理念：
　　以提高临床疗效为目标，坚持"中医水平站在前沿，现代医学跟踪得上，管理能力匹配到位"。

平，充分发挥具有独特的中医诊疗技术优势，在患者服务方面，表现出前所未有的活力和雄厚实力，部分专科、专病甚至全院整体诊疗能力正在或已经超过其他综合医院。开放思想，传承创新，大力发展中国特色医学，是中医医院发展的重要抓手，是提高中医医院能力建设的重要保障。

在不远的未来，中医医院在不断提升中医特色诊疗服务能力的基础上，持续保持并充分发挥中西医结合的"1+1＞2"的优势，在疾病治疗和预防等方面，应该能成为当地患者就诊的首选。事实上，有部分地区的中医医院已经成为当地疗效最好、实力最强的综合医院。

中医教育科学发展

开展中医药全民教育是中医药振兴发展的重要内容。要形成全社会"信中医、爱中医、用中医"的浓厚氛围和共同发展中医药的良好格局，首先要大力培养新时代中医药文化爱好者、中医药文化拥护者和中医药文化实践者。

中医学历教育

中国的中医药学历教育存在多种形式，主要有：中等教育、大学专科、大学本科、研究生等学历与非学历教育。

在教育、科研领域，中西医在方法学上几乎没有区别。由于西医是全世界通用

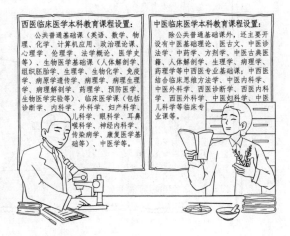

西医临床医学本科教育课程设置：
公共普通基础课（英语、数学、物理、化学、计算机应用、政治理论课、心理学、伦理学、法学概论、医学史等）、生物医学基础课（人体解剖学、组织胚胎学、生理学、生物化学、免疫学、病原学遗传学、病理学、病理生理学、病理解剖学、药理学、预防医学、生物医学实验等）、临床医学课（包括诊断学、内科学、外科学、妇产科学、儿科学、眼科学、耳鼻喉科学、神经内科学、传染病学、康复医学基础等）、中医学等。

中医临床医学本科教育课程设置：
除公共普通基础课外，还主要开设有中医基础理论、医古文、中医诊法学、中药学、方剂学、中医古典医籍、人体解剖学、生理学、病理学、药理学等中西医专业基础课；中西医结合临床思维方法学、中医内科学、中医外科学、西医诊断学、西医内科学、中医妇科学、中医儿科学等临床专业课等。

的医学，研究、教育基础好，知识传播快，成果应用更广泛。目前中医药科研、教育主要集中在中国。中医药大学还承担着中医药科研创新、技术开发、推广应用，保护中医药知识产权，促进中医药现代化发展的责任。

目前我国医学院校的临床医学专业课程体系中，绝大多数都设置了"中医学"必修课程。在西医院校开设中医学课程，已成为我国医学教育的一大特色。通过这些课程的学习，临床医学生能够更好地掌握中医知识，加深对中医的理解，建立起良好的中医思维，为从事中西医结合临床和科研奠定基础。

中医医师规范化培训

中医师的规培是系统性的医学培训方式，通过标准的课程体系和严格的质量管理，确保中医医师具备扎实的医学基础和丰富的临床经验，提高中医人才的职业认可度和竞争力，是提高中医人才素质的重要途径。中医有其独特的理论体系和诊疗方法，中医规培可以加强中医人才与现代医学的融合，推动中医与现代医学的交流和合作，为中医人才提供最新医学知识和技能，更好地为患者提供综合服务，提高医疗水平和医疗质量，更好地满足患者的医疗需求。

传承教育

中医药师承教育是中医领域历史悠久且独特的教育模式，符合中医药人才成长和学术传承规律，是中医药人才培养的重要途径。

"中医师承"是以传统的师带徒方式培养接班人为主要形式。徒弟跟师临证、侍诊左右，耳濡目染、潜移默化，通过手把手教学，将师父的经验原汁原味地继承下去；通过师傅的点拨达到心领神会、掌握中医精髓的目的。师承教育是保证中医大家的经验得以最完整地保留和传承、其中医特色和学术思想得以发扬光大的有效方式。目前，全国开展的国医大师、全国名中医、全国名老中医药专家传承工作室，都是中医师承发展的主要形式。

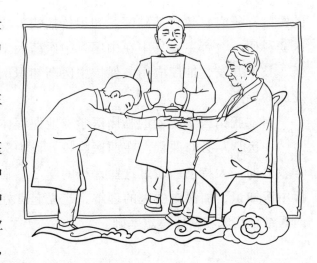

中医师承也是中医零基础者及无全日制中医医学学历人员学习中医、走上合法中医执业道路的主要途径。目前，中医师承培训的参加对象主要是自学中医多年、有中医药一技之长、祖传中医行医多年但无中医学历资格参加中医医师资格考试人员；医院护士、药房店员、中医养生、理疗康复从业者；西学中从业西医人员（含临床、口腔、公卫）；中医零基础希望从事中医药事业的兴趣爱好者；未考上理想大学的高中毕业生或医卫类中专、大专及本科在校学生；全方位系统进修中医希望成为基层名中医的基层医生等。

目前，带徒导师基本要求为：具有中医类别执业医师资格；从事中医或民族医临床工作 15 年以上，或具有中医或者民族医副主任医师以上专业技术职称的专家。

科普教育

中医药学是中华民族几千年来知识智慧与理性思辨的高度凝聚，包含着中华民族几千年的健康养生理念及其实践经验。加强中医药文化科学普及，传承创新发展中医药文化，是新时代中国特色社会主义建设的文化标识，符合人民日益增长的对美好精神生活的现实需要。

立足多学科解读，打造融通中医与现代科技的新概念、新范畴、新表述，打破中医药话语体系与现代科学语言之间的壁垒，是构建中医药新的叙事体系，用中医理论阐释中医实践，用中医实践升华中医理论，展现中医故事及其背后的思想力量和精神力量的基础。

　　建立专兼职结合、素质优良、覆盖广泛的中医药专家科普团队，为中医药科普知识的普及提供质量保障。搭建中医药高效传播平台，明确中医药健康科普知识的范畴，选择契合公众关切的健康主题，以中医药基本理论为依据，兼具科学性、客观性、实用性、趣味性，用通俗易懂的语言，用公众易于理解、接受、参与的形式，立足全方位传播，交流中医药诊疗方案、方药和经验，推进中医药进校园、进社区、进乡村、进家庭，让人民群众认识到中医药在治病、养生、预防疾病和保健强身方面的独特优势，展示中医药成效，增强社会对中医药的认可和自信，推动中医药科普与时俱进、蓬勃发展。

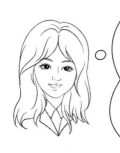

　　我觉得在中医药大学读书，可以学到非常实用的中医药科学理论、知识和技术，应该是一个非常好的选择。

　　大家常说，没有人不愿意与医生交朋友，确实很有道理。因为有您这个好朋友，我对健康、医学的很多疑问，在您这里，很快就能得到答案。真的非常感谢您。

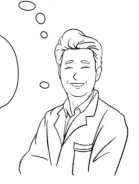

　　中医是国粹，是国宝。中医确实是一门非常实用、非常科学的学问。有些人因为不了解中医，而妄议、非议中医，确实是非常不应该的。

　　这也提示我，以后我一定要认真做好中医科研，认真钻研中医临床，认真宣传中医科学。

第四讲　中医未来

　　中医药学有悠久的历史和独特的理论体系，在世界卫生事业中有着重要的地位。在新时代，现代医学发展日新月异，中医药学也正在绽放鲜艳夺目的未来之花。

　　中医未来的动力在科研：中医药科研不断采用生物化学、分子生物学、微生物学、信息化等现代科学技术手段和方法，更深入地阐明中医药的作用原理；中医药临床应用更加趋向结合中西医，形成中国特色医学，充分发挥中医药优势，弥补传统中医药的不足，为百姓提供更加安全、有效、高效的医疗保健服务。

　　中医未来的基础在教育：中医药教育将向现代化、科学化方向发展，以提高中医人才的全面素质，准确传播中医药知识，使中医更加国际化。

　　中医未来的体现在产品：中医药产品开发将向高科技、高效率方向发展，以提增中医药相关产品的数量和质量，使其更符合现代人多方面需求，生产出质优价廉、安全易用的中药相关产品。中医药发展正处在非常关键的阶段，它的未来值得期待。我们要努力推广和普及中医药，让它成为人类健康保健的友好选择。

中医药文化高度繁荣

　　未来中医药文化不再以古人、古书、古方、古物为唯一标识，对现代中医药有杰出贡献的代表人物、重大发现、重要进步将被广泛传颂。

　　融入世界元素和时代特征的中医药相关休闲、塑体、保健、养生、食疗方法方案将被不同年龄阶段、教育背景、收入水平的人们视为日常生活的必须。各种信息、娱乐、健康平台以不同形式，传播着体验性强、参与度高的中医药文化相关的健康内容。

　　现代中医药理论指导下的健康相关知识，随目可见，触手可得。现代中医药科技和审美引导下的中医药文创作品，为人们喜闻乐见，融入人民生活、工作的各个方面。

　　现代中医药特色的工业文明、农业文明、商业文明、科技文明，成为未来中医药文化高度繁荣的标识和成果。

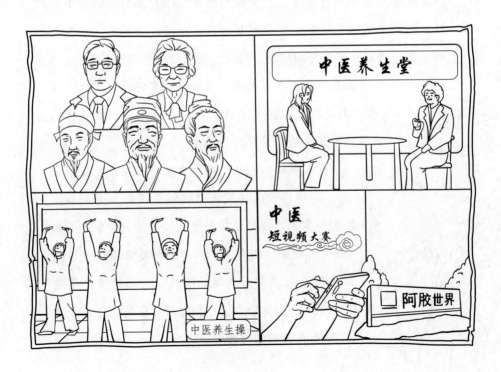

中医药服务更好满足百姓需求

中医药在人民关心的健康问题上，不断探索并找到新的解决方案。未来中医医院通过中医综合诊疗模式、多专业一体化诊疗模式和集预防、治疗、康复于一体的全链条服务模式为群众提供更好的中医药服务。

现代中医药科技结合现代医学最新成果，为多数疾病治疗提供满意的解决方案。中医优势病种数量和范围不断扩大，越来越多的中医适宜技术被优化并用于人民健康守护，将实质性地提高中医药对重大疑难疾病的诊疗能力和水平。

通过各种形式的教育培训，中医保健、养生、康复技术深入家庭、社区和机构。满足群众日常健康需要的现代中医药特色食品、保健品、日化产品、家庭健康监测产品、自我保健康复产品不断涌现，不断满足百姓新健康需求。

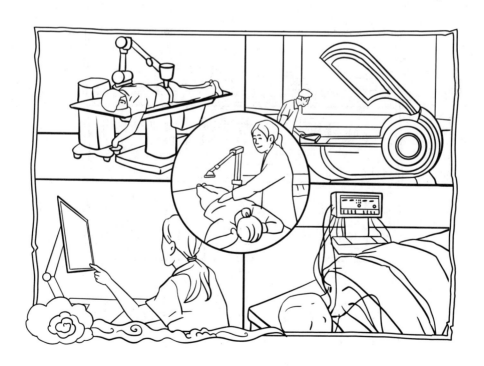

中医药服务体系更加完善

　　在中国特色医学基础上建设的未来中医医疗机构，遍及国内外。我国各级各类医疗机构普遍采用现代医学成果并结合中国特色医学成果为广大患者提供优质服务。

　　具有现代中医药特色的国家、区域、地方医疗中心体系完整，为罕见病、疑难病、危急重症病患者提供专业服务。综合性地方医院、中医医院、专科医院、卫生中心、卫生站为常见病、多发病、慢性病患者提供周到贴身的中国特色医学服务。拥有智慧医疗、智慧服务、智慧管理的各级中医医院，通过远程医疗、服务，构建覆盖诊前、诊中、诊后的线上线下一体化中医医疗服务模式，让患者享有更加便捷、高效的中医药服务。

　　百姓日常保健、医养结合机构通过中医药适宜技术为人民健康保驾护航。养老机构积极开展中医特色健康管理服务，为老年人的幸福生活提供保障。

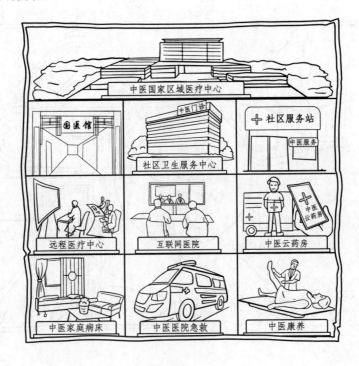

194

中药材品种丰富、质量上乘

　　未来中药原药材将包括现有的中药材、世界其他传统医学采用的有疗效的药材，不断研究发现的新用途中药材等。未来中药材包括中药原药材、炮制后药材、中药提取物和提纯物等。现代中医药分析手段不断更新，为确定中药原材料质量、新品种及其功效、中药材关键有效成分及其作用、中药材新功能新用途等提供高效可靠方法。

　　中药原材料的选种、种植、饲养、收集、精制、炮制、储备、物流、鉴定、检测、溯源等环节控制严格，保证道地药材的纯正、有效、质量达优（包括无硫加工、无黄曲霉素污染、无公害及全程可追溯）。

　　通过珍稀濒危中药材人工繁育、中药材良种繁育、野生抚育及仿野生栽培、动物药养殖、矿物药新资源探测、人工合成替代、道地药材品质快速检测、道地药材地理标志保护等技术和手段，保障未来中药材品种丰富、质量上乘，并满足各方需求。

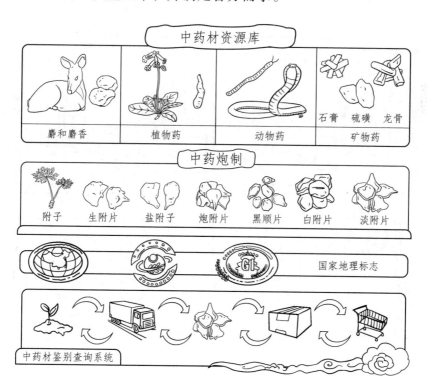

中药材资源库

| 麝和麝香 | 植物药 | 动物药 | 矿物药 |

石膏　硫磺　龙骨

中药炮制

附子　生附片　盐附子　炮附片　黑顺片　白附片　淡附片

国家地理标志

中药材鉴别查询系统

中成药、中医医疗设备成果不断

　　未来中成药、处方中药安全、有效、质量可控，实现物质—靶点—药效学—临床研究一贯化，中药原料利用效率极大提高。

　　未来中医药研发生产应用过程中，能阐明中药多组分、多通路、多靶点、多途径整合作用机制，精准控制中药制药过程的工艺参数，保证产品批次间的一致性。高品质现代化的绿色中药制药工程体系中数字化、网络化、智能化水平显著提高。高质量的中成药临床研究、上市后再评价，从药理学、药剂学、临床医学、药物流行病学、药物经济学等方面，科学评价并确保中药产品对社会人群的疗效、稳定性和经济性。

　　未来中医医疗设备制造相关的适用装备和关键技术装备的研发能力不断加强，通过新的精密制造、3D打印、人工智能等手段，保障新的中医诊疗康复手段不断丰富，持续满足中医诊疗新需求。

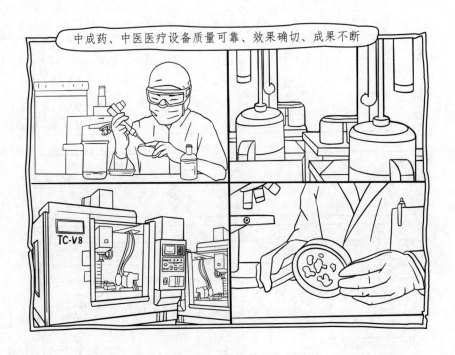

中医药科研高质量发展

　　未来中医药科研，立足服务全球卫生健康，合理选择和利用一切有利于中医药发展的现代科技方法，对中医药理论、方法、成果，通过政治、文化、经济、历史、哲学等多学科视角，进行多维度、深入、系统评价，清晰识别并确立中国传统医学、中国特色医学的科学理论体系和诊疗体系。

　　拓宽视野、延伸视域，深入挖掘中医药原创思维、传统方法和多年人用经验宝藏，开展中医药防治常见病、多发病、重大难治罕见疾病和新发突发传染病等诊疗规律的临床研究，搞清楚机理，确定安全有效方案，在创新中形成新特色、新优势，促进中医药特色发展。

　　未来中国传统医学、中国特色医学在创新的生态医学思想和整体整合医学模式基础上，为人类健康不断提供新思路，为世界医学发展不断提供有益经验和新兴力量。

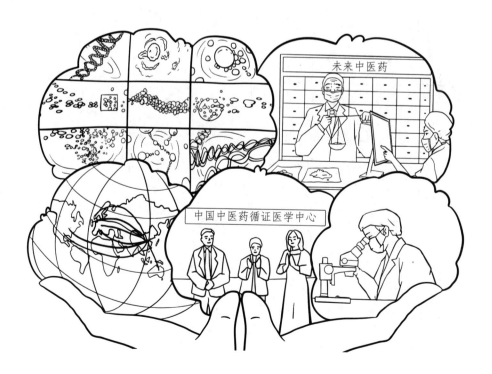

中医药人才集聚

　　未来中国特色医学领衔专家梯队已具规模，中医药相关院士、国医大师、全国名中医、岐黄学者，省级名中医、地方名中医等高端人才队伍，在各自领域、区域发挥极强的引领作用。

　　具有扎实中医药理论功底、一流现代科学技术素养、宽广国际视野、专注临床科研和友好团队协作精神的未来中医药人才辈出，共同研深研透未来中医药发展本质，切实解决中医药发展存在的问题，积极推广中医药最新成果应用于各级各类健康实践，惠及百姓。

　　不断创新的中国传统医学理论和实践，不断涌现的中国特色医学成果，为医学专业人士和大众共识共享。未来中医药各级各类人才不断集聚，积极奋斗进取，在各自领域为百姓提供适宜的现代中医药技术服务，造福人类健康。

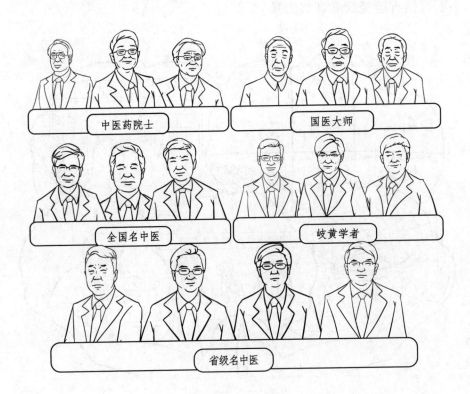

中医药全球合作加强

在全球范围内，未来中医药国际合作基地、国际友好中医医院、国际中医药产业园、中医药相关生产和贸易、重大传染病防控国际合作、"互联网＋"中医药国际贸易合作平台、中医药培训教育、国外传统医学合作研究等，遍及世界各地。中外医学界通力合作，积极参加

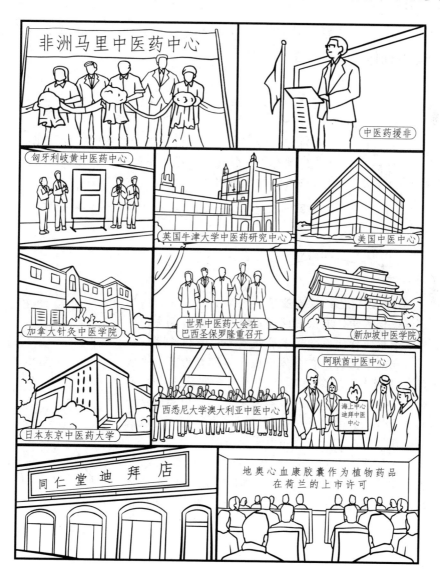

中国特色医学和中国传统医学研究、应用和普及工作，现代中医药成果惠及全球。

通过中医药多语种国际传播窗口，利用国内外现代互联网平台，形成集文字、音频、图片、视频、游戏、动画等多种传播形式为一体的中医药文化传播体系，使中医药文化传播更加形象化和趣味化，被国内外民众喜闻乐见并愉快接受。

中医药是中国文化和世界文化的重要组成部分，未来将极大丰富世界人民的文化生活。中国特色医学和中国传统医学真正成为人类卫生健康共同体的坚强支撑。

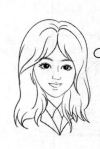

新时代的中医药，带着中国特色烙印，一定能惠及中国人民，传遍全世界，不断丰富、完善人类命运共同体的理念内涵。

你表述得已经很专业了。

现代医学还有很多问题没有得到很好解决，这为未来中国特色医学的发展提供了机遇和挑战。

未来中医药，在全体中医人不懈努力下，中医药在理论上会不断有所突破，临床实践上会更有效，产品品质将更高，服务将更完善，中西医结合的中国特色医学体系将更加完整。中医药一定能永葆青春，为人类健康作出更大的贡献。

我们要立足现在，大力宣传中医药最新成果；我们更要立足未来，让大家都能了解中医发展方向，让中医药更好地为建设人类卫生健康共同体保驾护航。

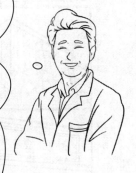

写在后面的话
中医，未来可期

置身世界医学史的长河中，我们更能体会到中医的伟大，认识中医的未来。

医学史是研究医学发展历程、医学思想和医学实践演变的学科，是研究人类生命现象，包括治疗疾病、提高生命质量的科学知识体系，体现着科学精神和人文关怀相结合，促进人类健康的全过程。

医学史是描述全人类的，不同民族医学的多样性为全球医学发展提供了重要资源保障，不同民族医学之间的交流互鉴成为推动全球医学发展的重要动力。

在讲述了中医历史、中医文化、中医科学和中医未来这四个讲座后，我们再简单了解一下世界医学发展史，以便读者能真正了解中医的发展并非独立和偶然，坚定中国传统医学和中国特色医学的光辉未来。

在现代医学体系中占主导地位的西方医学的发展，也经历了与中医发展史相似的过程，都是从原始医学、经验医学发展到现代医学。中医自诞生以来，就一直不断采用、融合当时最新科技成果，努力站立在科学技术的最前沿，并取得了杰出成就。我们有理由相信，新时代的中医一定能融合现代科技最新成果，发展出服务世界的中国特色医学体系。

国外医学的发展

医学，在漫长发展过程中，大致经历了原始医学、古代经验医学、近代实验医学和现代医学四个阶段。

国外古代经验医学体系，主要诞生于埃及、巴比伦、印度、希腊、罗马、阿拉伯等地区。古代东方是人类文化的摇篮，埃及、巴比伦、印度和中国比其他国家较早地从原始社会进入奴隶社会。埃及在尼罗河中游、巴比伦在两河流域、印度在印度河及恒河流域、中国在黄河流域各自创建了自己的灿烂文明。

进入奴隶制社会后，伴随着生产力的发展，劳动进一步分工，职业医生诞生了。他们把之前积累的许多有价值的治病经验，进行了不间断的收集、整理、应用，形成了古代经验医学。古埃及医学、古印度医学从公元前 4000—前 3000 年左右开始，就初具体系；古巴比伦和亚述医学从公元前 3000 年末开始发展，到公元前 1700 年汉谟拉比时代达到高峰。遗憾的是古埃及和古巴比伦医学主要成就均已佚失。

公元前 7 世纪左右，希腊进入奴隶社会，其发展起来的古希腊医学是后来罗马及全欧洲医学的基础。公元前 2 世纪，罗马人占领了希腊巴尔干半岛南部，继承了古代希腊医学。4—5 世纪，罗马帝国灭亡后，欧洲陷入了"黑暗的中世纪"，医学发展近乎停滞。发生于 1347—1352 年人类有史以来最严重的疾病灾难"黑死病"，让医学破除了希波克拉底学派和盖伦学派旧医学体系的束缚，使医生的重要性、地位和收入得到大幅度提高，西方医学迎来新生。

14—16 世纪的文艺复兴为西方医学发展提供了思想和科学技术基础。近代实验医学经历了 16—17 世纪的奠基，18 世纪的系统分类，19 世纪的大发展，到 20 世纪与现代科学技术紧密结合，发展成为了现代西方医学。

埃及传统医学

古埃及是信仰多神的国度，其神话中的"医神"主要有：托斯（Thoth），埃及的医神、智慧之神、科学之神、魔法之神、审判之神和死神，传说他治愈过蝎蜇和外伤；塞赫美特（Sechmet），古埃及的母狮神、战争女神、医疗女神、"邪魔克星"、"情妇的恐惧"、掌管月经的女神。

伊姆霍泰普（Imhotep）在埃及有"医神"称号，是世界上第一个金字塔的设计者、宰相、大祭司和天文学家、智慧的化身，大约生活在公元前 3000 年，在埃及孟斐斯的许多地方都供奉他的神像。伊姆霍泰普和希腊神话中的"医神"阿斯克勒庇俄斯（Asclepius，太阳神阿波罗之子，蛇杖成为西方医生的行医标志是为了纪念他）一样，是医学象征和真正的医学原神。

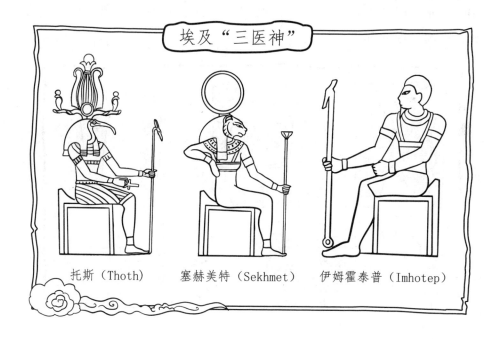

埃及"三医神"

托斯（Thoth）　　　塞赫美特（Sekhmet）　　　伊姆霍泰普（Imhotep）

公元前 3500 年左右，埃及进入奴隶社会，埃及医生已经开始使用催吐、下泄、利尿、发汗、灌肠等治疗方法治病。公元前 3000 年左右，埃及医生已经会用香料药品涂抹尸体，制作"木乃伊"。

古埃及医学有记载的历史可追溯到早期王朝（前3100—前2686年），当时的医学被称为"神圣医学"，当时的医生兼祭司在用草药等自然疗法治疗疾病时，同时会加上祈祷和符咒。在中王国时期（前2040—前1640年），埃及医生开始施用外科手术如缝合伤口、治疗骨折和进行剖腹产等，并使用酒精、蜜蜡、麝香、沙棘和大黄等药物治疗疾病。

古埃及医生用纸草文写成的医书，现存有5种，其中"史密斯纸草文"（又称《创伤书》）大约抄写于公元前21—前16世纪之间，主要记载了48个外科病例，以及冷敷、牛骨夹板和浸有松脂的绷带治疗骨折等方法；"康氏纸草文"大约抄写于公元前1950年，主要记载妇科疾病；"埃伯斯纸草文"大约抄写于公元前1550年，是部医学通论文集，长达20米，内容包括内外妇儿眼皮肤各科及卫生防疫等，载药700余种，记录方剂877个，其剂型有片剂、丸剂、粉剂、煎剂、膏剂、栓剂、糊剂等。

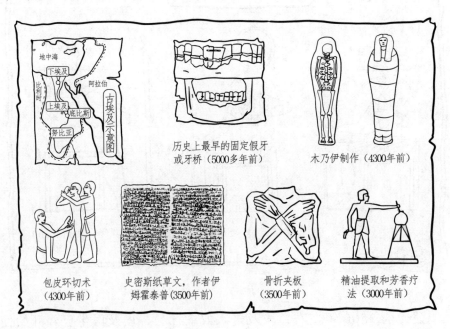

历史上最早的固定假牙或牙桥（5000多年前）　　木乃伊制作（4300年前）

包皮环切术（4300年前）　　史密斯纸草文，作者伊姆霍泰普（3500年前）　　骨折夹板（3500年前）　　精油提取和芳香疗法（3000年前）

在古埃及新王国时期（前 1553—前 1085 年），古埃及医学实践水平达到了新的高峰。当时的医生掌握了更多的解剖学知识，对心脏、肝脏、肺和脑部的结构和功能有了更深入的了解。他们还掌握了一些新的药物和手术，如用金属管进行导尿和治疗结石等。在这个时期，医学开始成为一门独立学科，在学术机构中也开始了正式的医学教育。

在古埃及的第三中间期（前 1070—前 664 年），古埃及医学发展逐渐衰弱。公元前 525 年，古埃及被波斯所灭，古埃及医学和其他艺术和科学一样，也断崖式消亡，成了魔术师、卖药人和江湖医的神秘外衣和生意经。

在亚历山大大帝统治期间（前 332—前 30 年），古埃及医学得到一定的复兴，建立了一所医学院，吸引世界各地医学学者前来研究，医生开始使用诊断工具测量脉搏和心率等。

古埃及医生会开展许多复杂的手术，如开颅手术和截肢手术等。还发明了一些外科手术工具如手术刀和钳子，在现代外科手术中仍然广泛使用。古埃及医生对人体结构和器官有比较深入的了解，为后世解剖学发展奠定了较好的基础。古埃及医学是当时最先进的医学体系之一，对之后的波斯医学、希腊医学等发展有较大影响。遗憾的是，其多数内容均已佚失。

巴比伦传统医学

公元前 3000 年左右，古巴比伦形成了奴隶制国家。公元前 2000 年之前，古巴比伦是地中海文明的中心，医学几乎完全掌握在僧侣手中。

巴比伦最古老的医神是月神（Sin），其掌管药草的生长，并使用在月光下采集的植物制药。巴比伦的诸神之王、"医神"马都克（Marduk）备受时人尊重。在古巴比伦，以巫术为基础的"医学"需要祈求死亡之神的宽宥，蛇是地狱和死亡的代表，具有可以活人的治疗作用，也被尊为"医神"。古巴比伦时期，双蛇杖作为医学的标志，远早于希腊时期的单蛇杖。

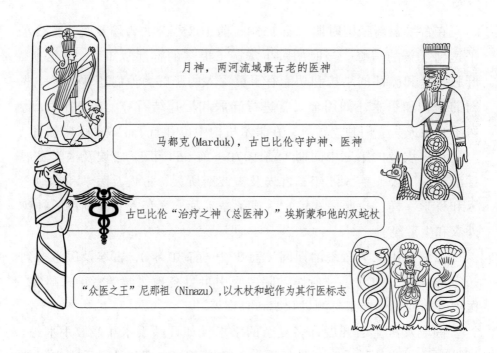

月神，两河流域最古老的医神

马都克(Marduk)，古巴比伦守护神、医神

古巴比伦"治疗之神（总医神）"埃斯蒙和他的双蛇杖

"众医之王"尼那祖（Ninazu），以木杖和蛇作为其行医标志

两河流域的乌尔第三王朝（约前2113—前2006年）已经有了"药典"，记录了治病的处方和用动植物、矿物制作的各种嗅剂、熏剂、滴剂、膏剂、灌肠剂、栓剂等。

公元前1700年左右，古巴比伦最伟大的王汉谟拉比（约前1810—前1750年）制定了人类历史上第一部较完整的法典《汉谟拉比法典》，包含有世界上最早的医疗法律。其明确规定医生是一种专门职业，记有施行外科手术类型、收费及赔偿标准，规定需将患麻风病的人驱逐于市外以免接触传染他人。据记载，古巴比伦医生能用青铜刀进行难度较大的眼科手术、正骨、阉割术等。

巴比伦和埃及一样，僧侣医生主要靠咒文、祈祷治病，平民医生主要靠医学治病。古巴比伦和之后的亚述医学一直包含"魔术医学"成分，其医生出诊时一般会携带装有绷带、药物、器械等用品的出诊包，诊费很高。医生所开处方常很详细，现存的一个用楔形文字写在陶片上的医疗摘要就包括病名、药名、用法等内容。

古巴比伦及之后的亚述医生笃信占星术，认为人的身体构造与天体运行相似，肝脏是身体的主要器官，可以用于占卜（即"肝卜"），并对祭祀所用动物的肝脏检视极为精细。

公元前 539 年，新巴比伦王国被波斯消灭，两河文明终结，古巴比伦医学随之流散。

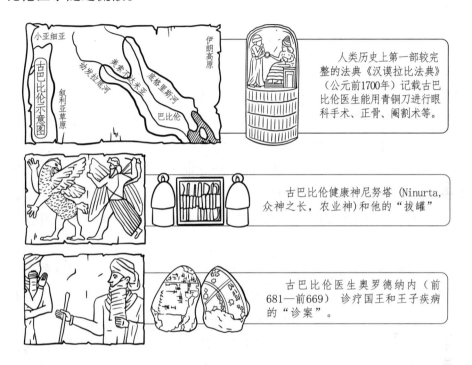

人类历史上第一部较完整的法典《汉谟拉比法典》（公元前1700年）记载古巴比伦医生能用青铜刀进行眼科手术、正骨、阉割术等。

古巴比伦健康神尼努塔（Ninurta，众神之长，农业神)和他的"拔罐"

古巴比伦医生奥罗德纳内（前681—前669) 诊疗国王和王子疾病的"诊案"。

印度传统医学

古印度传统医学主要由阿育吠陀医学、悉达医学、尤纳尼医学、瑜伽等组成。其中，阿育吠陀是比较系统、传播时间长、影响力大的印度医学体系，影响了全球几乎所有的医学体系，被誉为"医疗之母"，至今在世界医学界仍占有一定的地位，目前部分印度家庭仍在使用。阿育吠陀医学对植物药研究非常深入，是现代药学的开山鼻祖之一。

据传，阿育吠陀是由印度教三大神之一的创世者梵天（Brahma）在创造人类之前创建的。梵天先把阿育吠陀传授给医学之神孪生的双马童（Aswins），他们又传授给专司雷雨的天神因陀罗（Indra），经他传授给在人间修行的医生，并流传至今。

阿育吠陀，首次记载于印度最古老的诗歌总集《梨俱吠陀》（成书于公元前 12—前 9 世纪）中。阿育吠陀传统医学可以追溯到公元前 2000 年的吠陀时代，是世界上最古老的有记载的医学体系之一。

古印度于公元前 2500 年左右进入奴隶社会。公元前 1500 年至公元前 700 年，印度最古老的宗教典籍——四部《吠陀》陆续写成，使阿育吠陀医学由口头相传变成有文字记载的一门独立的科学。书中记载了大量经验医学内容，涉及麻风病、结核病、外伤、蛇毒虫伤，以及治疗的草药，并提到妇科病治疗和保健方法。

古印度最有名的外科医生妙闻（公元前 5 世纪），创作了阿育吠陀医学开创性的伟大著作《妙闻本集》，主要研究阿育吠陀的外科手术，总共描述了超过 1000 种医疗病例和 800 种治疗方法，其中大部分是草药治疗。

古印度最有名的内科医生遮罗迦（约公元前 1 世纪），用诗歌形式创作了印度"医祖医典"《阿育吠陀》，又名《遮罗迦本集》。书中记载了公元前 2000 年以来的 2000 余种药物，和古印度医生能做的疝气修补、注射器引流、静脉切开、眼部及剖腹产等手术，构建了印度传统的阿育吠陀医学的雏形。

阿育吠陀医学是世界医学的重要组成部分，其理论核心是水、火、土、气、空（或称"以太"）五元素学说。五种元素以不同比例结合或相互竞争，产生风、胆汁、黏液三大主要"能量"。"能量"间的失衡会导致疾病。三大"能量"可以沿着通道"输管"（srotas）在全身上下流动。人体有七大"组织"，即血液、淋巴、肌肉、骨骼、骨髓、脂肪和生殖器官的分泌物（精液和卵子），每种"组织"都有其相应的"能量"通道。

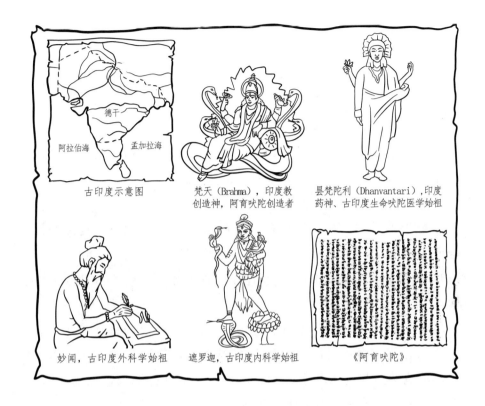

古印度示意图

德干

阿拉伯海　　孟加拉海

梵天（Brahma），印度教创造神，阿育吠陀创造者

昙梵陀利（Dhanvantari），印度药神、古印度生命吠陀医学始祖

妙闻，古印度外科学始祖

遮罗迦，古印度内科学始祖

《阿育吠陀》

公元前 4 世纪，印度人打败了希腊人的侵略，建立了孔雀王朝，佛教成为国教。佛教"仁爱慈悲"的主张，促进了当时医学的进步。印度外科很发达，最晚在公元 4 世纪时就能做较复杂的断肢术、眼科手术、鼻形成术、胎足倒转术、剖腹产术等。

印度有"草药王国"之称，流传下来的草药配方多达万余种。随着波斯入侵（公元前 6 世纪末）、佛教东传（公元前 5 世纪）、亚历山大入侵（公元前 3 世纪）和阿拉伯入侵（8 世纪），阿育吠陀传播到了世界各地，影响和启发了全世界的医学文明。

10 世纪之后，受外族入侵影响，数世纪的印度文化被破坏，医学书藉被毁，印度传统医学古典文明开始衰落，但一直有遗存。截至 2021 年，印度阿育吠陀医学大约还有本科院校近 400 所，研究生院校 100 所，医院逾 3000 家，病床 5 万张，药房 2 万家，注册从业人员 45 万人，制药公司 7000 余家，是目前传统医学中保存较好的体系之一。

希腊传统医学

古爱琴海文明大约始于公元前 3000 年。公元前 2000 年出现的希腊文字，是世界各大古代文明中最早使用的书面语言，使希腊传统医学资料得到相对比较完整的保存。

早期希腊文化融汇了大量的东方文化因素，但却逐渐演变形成了和亚洲完全不同的文化。古希腊地区是西方医学的发源地，"古希腊医学"是古希腊文明王冠上的明珠。

在希腊神话中，自从潘多拉打开她那不幸的盒子，人类便开始了艰难征服病魔的历史。现代医学的"单蛇权杖"标志，就源自对希腊"医神"阿斯克勒庇俄斯的崇拜。蛇作为他的象征，代表着地狱力量和医学力量。

古希腊医学起源于公元前 12 世纪，其发展一直与哲学相伴，有严格的评判规范，由平民医生通过问询查体方式诊治疾病，一直属于科学和艺术范畴而与巫术和宗教无关。当时，实际行医人包括草药医生、接生婆、药贩，甚至还有健康教练等。

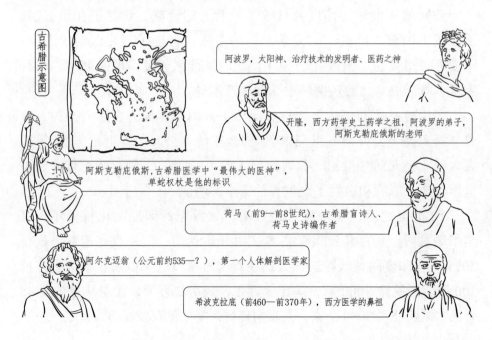

古希腊示意图

阿波罗，太阳神、治疗技术的发明者、医药之神

开隆，西方药学史上药学之祖，阿波罗的弟子，阿斯克勒庇俄斯的老师

阿斯克勒庇俄斯，古希腊医学中"最伟大的医神"，单蛇权杖是他的标识

荷马（前9—前8世纪），古希腊盲诗人、荷马史诗编作者

阿尔克迈翁（公元前约535—？），第一个人体解剖医学家

希波克拉底（前460—前370年），西方医学的鼻祖

《荷马史诗》（约公元前 9—前 8 世纪）描述了医生治病救人的过程，表明医生已是独立、要求严格、受人尊敬的职业。希腊人当时已经认识到血液的重要性，"放血疗法"已经有所应用。

公元前 7 世纪左右，希腊进入奴隶社会。希腊人吸收埃及、巴比伦医学长处，加上自己的创造，在医学领域取得了非凡的成就。

希腊克罗敦学校里最著名的医生阿尔克迈翁（约前 535—？），是世界医学史上第一个对人体进行解剖的人。他发现了视神经和耳内的咽鼓管，确定了大脑是智力和感觉的源泉；通过对血液循环的观察，区分了动脉和静脉；研究了大脑受损后引起的机能紊乱，推断并解释了睡眠和死亡现象。阿尔克迈翁从来不向超自然力量求助，为医学带来了真正科学的尊严，被尊称为"内科之祖"。

希波克拉底（前 460—前 370 年）是公认的西方医学鼻祖、"西医之父"，是古希腊医学发展达到顶峰的标志。从希波克拉底开始，人们抛弃了迷信思想，将医学建立在临床观察的基础上。《希波克拉底文集》是现在研究希腊医学最重要的典籍。希波克拉底学派将四元素论发展成为"四体液病理学说"，认为人的生命决定于血、黏液、黄胆和黑胆四种体液，人的"气质"决定于他体内占优势的体液。四体液平衡，则身体健康；失调，则生病。他相信人的身体有自愈能力，认为"大自然就是最好的医生"。

在公元前 4 世纪，亚历山大征服了整个希腊，希腊医学逐渐衰落，医学中心转向希腊化的埃及亚历山大里亚。

古希腊在公元前 168 年被编入罗马版图，使得近 700 年的希腊医学思想和实践得到更广泛的传播，奠定了希腊医学在西方医学史上的重要地位。

亚历山大里亚医学

有"地中海新娘"之称的亚历山大里亚，是埃及地中海沿岸的重要城市，是古埃及最后一个王朝（托勒密王朝，前 303—前 30 年）的政治经济文化中心，有规模庞大的博物馆、图书馆等，阿基米德

（Archimedes）、欧几里得（Euclid）都曾来到这座都市研学。

当地最著名的医生赫洛菲路斯（约前335—前255年）曾用滴漏的方法计算脉搏的次数，并仔细观察脉搏搏动的情况。他能分辨出十二指肠、前列腺、脑与脊髓。他很重视药物，认为药物是神的双手。当地另一名著名医生埃拉西斯特拉图斯（前304—前250年），是国王御医、解剖学家，在亚历山大港创立了解剖学校，是西方精气学说的创始人。他解剖了大脑，研究感觉与运动的产生，对后世罗马医学和欧洲医学产生了深远影响。

亚历山大里亚时期的药学很著名，出现了原始药房。公元前3世纪，西方植物学之父泰奥弗拉斯托斯（Theophrastus，前370—前285年）编写了《植物史》和《植物生长的原因》。这两部著作在植物学史上最具权威性，其影响力持续了1500多年。

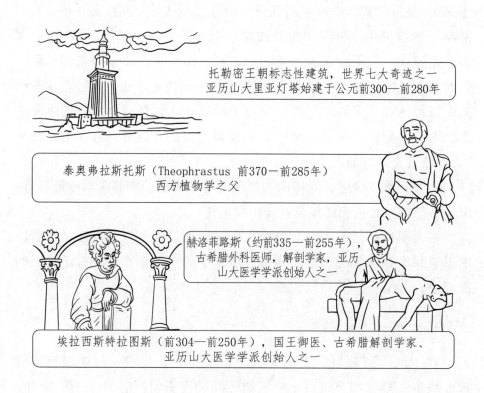

托勒密王朝标志性建筑，世界七大奇迹之一
亚历山大里亚灯塔始建于公元前300—前280年

泰奥弗拉斯托斯（Theophrastus 前370—前285年）
西方植物学之父

赫洛菲路斯（约前335—前255年），
古希腊外科医师，解剖学家，亚历
山大医学学派创始人之一

埃拉西斯特拉图斯（前304—前250年），国王御医、古希腊解剖学家、
亚历山大医学学派创始人之一

罗马医学

公元前 2 世纪，罗马人占领了原来希腊的巴尔干半岛南部地区，很多希腊医生移居新首都罗马。公元前 91 年，希腊演说家、医生阿克雷派阿提（Asclepiades）抵达罗马，选择用按摩、沐浴、散步等罗马人乐意接受的自然疗法行医，使他成为被罗马官方接受的第一位希腊医生。

克劳迪亚斯·盖伦（ClaudiusGalenus，129—199 年）是古罗马时期最著名的医学大师，被认为是仅次于 500 多年前希波克拉底的医学权威。他重视解剖学在医学上的地位，奠定了西方解剖学的基础。他在希波克拉底"四体液论"基础上提出的气质论，开西方心理医学先河。他创制的用生药（主要为植物药）配制的多种复方成药剂型（尤其是丸剂）被称为"盖伦制剂"，沿用至今。中世纪期间，他的学术被神圣化、教条化，统治欧洲 1400 多年。盖伦一生著述超百部，占据了现存古希腊医学文献近 1/10。他的重要著作有《论解剖操作程序》《论医学经验》《论自然力》等。

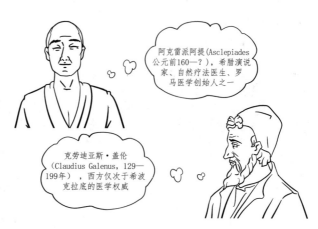

5 世纪末，西罗马帝国亡于蛮族人（日耳曼、法兰克、西哥特和汪达尔人等），分裂成几个王国。东罗马拜占庭帝国成为希腊、罗马医学的继承者。西方优秀的医药文化在东罗马得到保存和发展，建有医学校、医院和药房。拜占庭的医学家，系统收集、整理了古希腊医学丰富的遗产，编纂了多部医学百科全书。1453 年，拜占庭帝国被土耳其覆灭，许多医生来到意大利，继续传播希腊医学，为文艺复兴期间西方医学的发展创造了条件。

欧洲中世纪（476—1453年）医学

476年，西罗马帝国灭亡，欧洲进入黑暗时期。中世纪初期，欧洲医学被拉回到巫医时代，患者认为用护身符、圣水、赞美诗、祈祷词就可以驱除病魔。

中世纪期间，欧洲流行病传播猖獗，其中以麻风病、鼠疫和梅毒为最盛。麻风病在13世纪大流行期间，欧洲平均每400人中就有1个患者。后经对病人采取严格隔离等措施后才停止蔓延，这也推动了当时医院的设立。欧洲鼠疫（黑死病）大流行期间（1347—1353年），近2500万欧洲人死亡，欧洲总人口锐减1/3，诊所"鸟喙医生"装扮像死神，据说可以吓走附在患者身上的妖魔鬼怪。"鸟喙医生"必备的手杖兼具"实用"和"象征"两种功能：看病时，可以用手杖挑起病人衣物以避免直接接触，也可以用来抽打病人以赶走"病魔"。"鸟喙医生"的鸟嘴里装着由五六十种草药配成的解毒万灵药；衣服是由涂过油或蜡的皮革制成，目的是为了防止"瘴气"从毛孔进入身体；面具上的红色玻璃护目镜，目的是抵御"邪恶"，同时也可防止放血时患者的血液溅入眼睛。

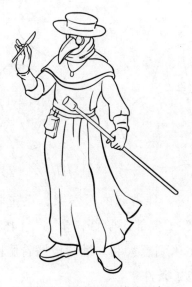

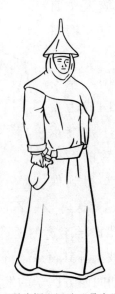

诊治黑死病的聪明的"鸟喙医生"　　戴"漏斗帽"医治"愚蠢"的医生

中世纪的欧洲还流行过一种奇特的治疗方法——"医愚"。当时有人相信，人之所以愚笨，是因为头脑中有一种"愚蠢之石"，只需通过外科手术将"石头"取出，人就会变聪明。这种魔术般的医术流行，反映了中世纪西方医学的堕落和当时上流社会的盲目和愚蠢。

阿拉伯医学

632 年，阿拉伯帝国诞生，这是世界历史上最为辉煌的帝国之一，在世界医学发展史上也具有重要地位。7—8 世纪，阿拉伯医学家向景教徒学习希腊医学，向中国学习脉学和炼丹术，向印度学习药物知识，使其成为世界医学的大荟萃，为经验医学的发展作出了贡献，也为实验医学的建立和发展打下良好基础。阿拉伯"百年翻译运动"期间（约 830—930 年），当时世界主要古代文明的典籍几乎全部被译成阿拉伯文，以至于欧洲文艺复兴期间，部分已经失传的医学典籍，不得不从阿拉伯文古籍重新译成拉丁文。

8—12 世纪，阿拉伯医学非常发达，在化学、药物学、制剂学等方面都很有成就。当时的化学（炼金术）家，发现了许多可用于医疗的新物质，还设计并改进了蒸馏、升华、结晶、过滤等方法，大大丰富了药物制剂原料及制备方法，促进了药房事业的发展。

拉齐（865—925）被誉为"阿拉伯医学之父"，在医学上广泛吸收了希腊、印度、波斯、中国的医学成果，创立了新的医疗体系与方法，编撰了阿拉伯第一本百科全书式的医学著作《医学集成》。他在医学上创下了很多世界第一：发明串线法，用动物肠子制线，缝合伤口后，肠线能被身体吸收；明确叙述天花与麻疹的症状及区别；发现地理经纬度不同，同一药物对病人治疗效果也不同；主张任何新药在患者服用前，应先用动物做试验；发现了疾病具有遗传特性等。

伊本·西那（即阿维森纳，980—1037 年）被誉为"医学之王"，与希腊的希波克拉底、盖伦并称医学史上的三位鼻祖。他最著名的代表作《医典》，是当时东方医学和后来西方医学的权威性著作，提出医学分理论医学和实用医学，而实用医学可分为治疗医学和预防医学等观点。在疾病诊断方面，他深入研究切脉，并将脉搏区别为 48 种。在疾病治疗方面，他很重视药物治疗，经常使用希腊、印度和中国产的药物。同时他也积极采用泥疗、水疗、日光疗法和空气疗法等自然疗法。

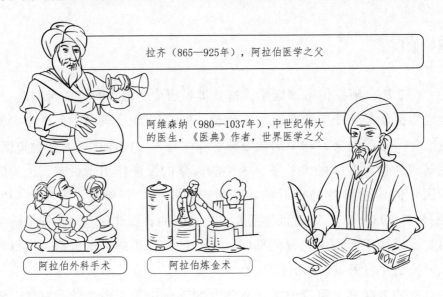

拉齐（865—925年），阿拉伯医学之父

阿维森纳（980—1037年），中世纪伟大的医生，《医典》作者，世界医学之父

阿拉伯外科手术

阿拉伯炼金术

西方传统医学主要诊治方法

西方传统医学的基础理论，是希波克拉底开创的"四体液病理学说"。医生在检查患者病因时，一般首先采用尿检方法。医生选择疾病治疗方案时，首先会规范患者睡眠、食疗和身体锻炼等生活方式，其次会选择能调整体液平衡的治疗方法，如沐浴、熏蒸、放血、灌肠、药疗、手术、灼烧、苦修等。直到 19 世纪，欧洲甚至还存在吃"人血馒头"治病等偏方。

尿液检验

古希腊、巴比伦、罗马、拜占庭的医生均强调尿液检查在疾病诊断中的重要性。中世纪至文艺复兴期间的欧洲各地，尿壶成了医生的身份标识，其作用类似于今天的听诊器。

公元前 4 世纪，古希腊"医圣"希波克拉底发现尿液对判断病情的重要性，提倡通过尿液检查诊断疾病。9—10 世纪，阿拉伯医学家拉齐（865—925 年）在《曼苏尔医书》中总结了前人与自己对尿液的研究，描述了尿液观察和实验的七个指标，即颜色、黏稠度、尿量、透明度、沉淀物、臭味和泡沫。1090 年，耶路撒冷法典规定医生必须检查病人尿液。1300 年左右，尿检在欧洲普及。1491 年，德国医生约翰内斯·德克沙姆在其著作《医药之书》中介绍了"通过尿液颜色判断健康状况的方法"。从 16 世纪开始，古老的尿检法渐弃不用，内科医生开始使用尿液颜色比对图进行尿液分析，科学尿检法开始出现。到 18 世纪，传统的尿壶蜕变成了对医生无能的讽刺。

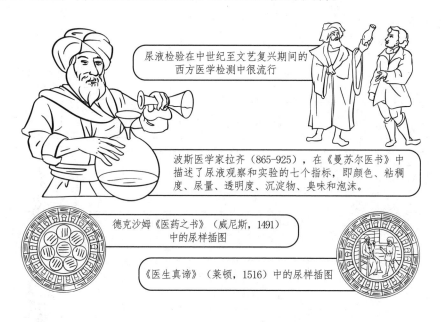

尿液检验在中世纪至文艺复兴期间的西方医学检测中很流行

波斯医学家拉齐（865-925），在《曼苏尔医书》中描述了尿液观察和实验的七个指标，即颜色、粘稠度、尿量、透明度、沉淀物、臭味和泡沫。

德克沙姆《医药之书》（威尼斯，1491）中的尿样插图

《医生真谛》（莱顿，1516）中的尿样插图

放血疗法

希波克拉底认为，人体 4 种体液中，只有血液是唯一可以正常导出的，于是放血疗法就成了万金油式的疾病治疗方案，几乎可以包治百病。

1163 年，罗马教皇亚历山大三世禁止神职人员参与任何形式的外科手术，从此"放血疗法"这种不神圣的流血手术就成了澡堂工、理

发师和手术医生的主要工作。于是从事放血这项技术活的医疗理发师应运而生。放血时，医疗理发师会根据患者的不同症状，选择不同放血部位。当时的人们对"放血"上瘾到了不可理喻的地步——感冒、发烧、拉肚子等各种小病大病都要放血，仿佛只有这样，患者才感觉受到了有效治疗。

1536 年，医疗理发师安布鲁瓦兹·帕雷（Ambroise Pare）发明了新药酒消毒法，改变以前采用烙术（热油浇伤口）消毒外科伤口法。他还发明了鸦喙钳和"钳夹止血法"，被称为"现代外科手术之父"。

1540 年，英格兰成立了理发师兼外科医生联合会，并将"三色柱"列为了理发行业的标志（红色代表动脉，蓝色代表静脉，白色代表纱布）。

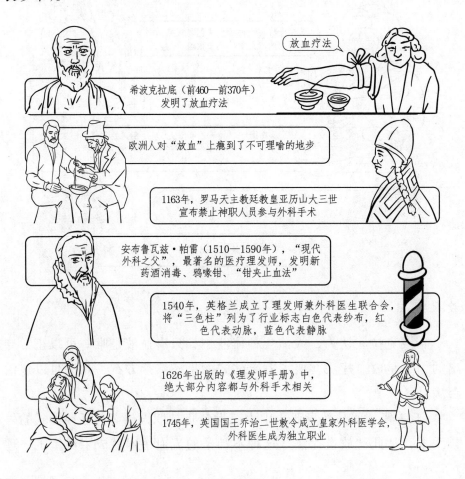

放血疗法

希波克拉底（前460—前370年）
发明了放血疗法

欧洲人对"放血"上瘾到了不可理喻的地步

1163年，罗马天主教廷教皇亚历山大三世
宣布禁止神职人员参与外科手术

安布鲁瓦兹·帕雷（1510—1590年），"现代
外科之父"，最著名的医疗理发师，发明新
药酒消毒、鸦喙钳、"钳夹止血法"

1540年，英格兰成立了理发师兼外科医生联合会，
将"三色柱"列为了行业标志白色代表纱布，红
色代表动脉，蓝色代表静脉

1626年出版的《理发师手册》中，
绝大部分内容都与外科手术相关

1745年，英国国王乔治二世敕令成立皇家外科医学会，
外科医生成为独立职业

1626 年欧洲出版的《理发师手册》中，绝大部分内容都与外科手术相关，包括静脉放血术、切动脉的原理和方法、麻醉术、饲养和使用水蛭、拔牙、割肿瘤、引尿等，提醒初学者要精通业务，维护理发师的尊严。

1745 年，英国国王乔治二世敕令成立皇家外科医学会。从此，外科医生终于从理发师这个行业中独立出来，成为倍受人尊重的职业。

随着近代科学的发展，人们发现大多数疾病是由细菌引起的，传统的体液学说被推翻，统治了欧洲 2000 年的放血疗法也逐渐被医生弃用。

解剖学

因对神的崇拜和对人的尊重，古代主要的几大文明，大多都不提倡解剖人的尸体，使得欧洲几乎一直成为全世界的解剖学中心。其唯物主义医学观，是西方医学在文艺复兴时期获得突破性发展的重要因素之一。

赫罗菲拉斯（Herophilus）（约前 320—？），希腊医学家，解剖学之父，是第一个当众进行尸体解剖表演的人，他在亚历山大举办了多达 600 余场。在《论解剖学》中，他提出脑结构、运动神经与感觉神经的分类，血管的动静脉分类，并提出脉搏学说；描述并命名了肝和

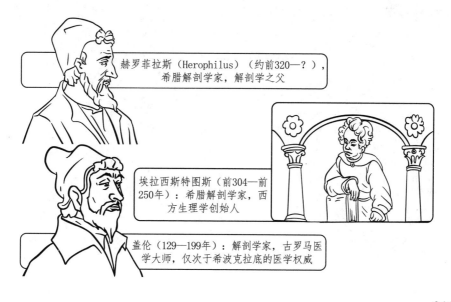

赫罗菲拉斯（Herophilus）（约前 320—？），希腊解剖学家，解剖学之父

埃拉西斯特图斯（前 304—前 250 年）：希腊解剖学家，西方生理学创始人

盖伦（129—199 年）：解剖学家，古罗马医学大师，仅次于希波克拉底的医学权威

脾、眼睛和视网膜、前列腺、十二指肠等。他还著有产士专用通俗手册，介绍了子宫、卵巢结构。他赞成放血具有治疗价值。

埃拉西斯特拉图斯（前304—前250年），希腊医学家，西方生理学之父，提出心脏具有泵的作用，并提出血液与精气由血管和神经输送到身体各个组织器官，发挥营养和运动作用。他不认同希波克拉底四体液病理学说，而把疾病的原因归于"多血"。

盖伦（129—199年），被誉为"医学教皇"，曾任角斗士医生、罗马几位皇帝的御医，一生致力于解剖学。他提出的"血液交换理论"在很长一段时间内被奉为真理。

星座医学

星座医学，也称为占星术、天体医学或天文医学，是一种古老的传统医学。古埃及、古巴比伦和古希腊医生，都相信天体和行星运动与人体的生理和病理过程密切相关，星象影响着人体各个部位健康状况。在很长时间内，在几乎所有治疗方法中，占星术都发挥着重要作用。

希波克拉底毕生推崇占星术。医疗占星术成为古希腊医生的专业必修课。到中世纪，星座医学进入鼎盛状态。1543年哥白尼（1473—1543年）发表《天体运行论》，星座医学才从大学和王室精英阶层中逐渐消失。

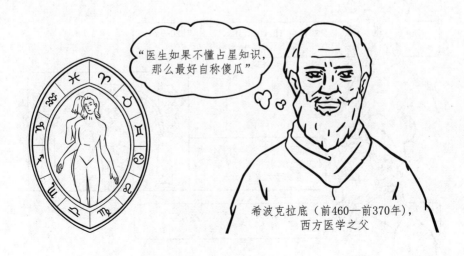

"医生如果不懂占星知识，那么最好自称傻瓜"

希波克拉底（前460—前370年），
西方医学之父

近现代西方医学

文艺复兴运动是一场新兴资产阶级发起的思想解放运动，带领欧洲从中古时代进入近代，为西方医学从经验医学转为实验医学提供了思想动力。

文艺复兴之后，通过直接解剖人体研究病理成为西方医学的"黄金标准"。继 15—17 世纪哥伦布、麦哲伦等地理大发现之后，哥白尼提出的太阳中心说被伽利略（1564—1642 年）用望远镜观察证实，人们开始相信科学。强调用实验方法来证明一切理论的机械唯物主义占据了统治地位。

现代医学，是建立在现代物理、化学、生物学等基础上，通过研究身体的结构与功能，探究疾病变化与机理，寻求疾病诊断与治疗的科学。现代医学奠基于 16—17 世纪，大发展于 18—19 世纪，实现飞跃于 20 世纪。医疗检验技术的不断进步，药学快速发展，外科手术日臻成熟，现代医院管理思想趋于完善，求真务实成为医学精神，是西方医学腾飞的重要支撑。

17 世纪，"近代生理学之父"威廉·哈维（William Harvey，1578—1657 年）提出，只有认清身体结构才能产生高效率的医学。医学维新运动首先由人体解剖方面从"经院哲学"禁锢中打开了缺口，他做了大量实验研究人体血液流动并创立了血液循环理论。自然学家安东尼·雷汶胡克（1632—1723 年），用他新发明的显微镜，发现了细菌。这是现代医学另一个重要发现，为医学研究开辟了一条通向微观世界的道路。

从人体解剖学到传染病微观新解释，现代医学开启了自由发展之路。

外科手术

从 14 世纪开始，在血液循环理论和微生物理论启蒙中和指导下，外科手术获得快速发展，其标志性的事件有：

1363 年，法国外科医生居伊·德肖利亚克出版《外科疗法总论》，

221

致力于将外科学发展为独立学科。

1543 年，"近代解剖学奠基人"，比利时医生安德烈·维萨里（1514—1564 年）在 29 岁时出版《人体的结构》。他选择相信自己的眼睛而不是权威，纠正盖伦解剖学错误。他建立的解剖学为血液循环的发现开辟了道路，促进了近代生理学的诞生。

1628 年，"近代生理学之父""开膛手"威廉·哈维（1578—1657 年），发表论文《动物心血运动的解剖研究》，系统地总结了血液循环运动的规律及其实验依据，确认心脏为泵的血液循环理论，为动物生理学奠定了基础。

1653 年，"外科之父"，奥地利医生西奥多·比尔罗特（1829—1894 年），创造了腹腔外科规范，使被称为"医学之花"的外科学获得了开创性的发展。

1844 年，美国牙医霍勒斯·韦尔斯（1815—1848 年）首次使用笑气进行麻醉。1846 年，美国牙医威廉·托马斯·格林·莫顿（1819—1868 年）发明乙醚麻醉法。1847 年，苏格兰著名妇科医生詹姆斯·辛普森（1811—1870 年）发明氯仿麻醉法。1884 年，维也纳医生卡尔.科勒（1857—1944 年）发明可卡因局部麻醉法。现代麻醉技术的不断发展，为外科手术提供了更多的可能。

1846 年，"母亲的救星"，奥地利医生伊格纳兹·塞梅尔魏斯（1818—1865 年）提出接生时，医生必须用肥皂刷手、漂白粉液洗手，使产科死亡率从 18% 下降到 1%。

1854 年，"提灯天使"，英国人南丁格尔（1820—1910 年）率领 38 名护士到前线，通过科学护理，仅半年时间，将战士死亡率从 42% 降到 2%，成为现代护理学奠基人。

1865 年，"无菌手术之父"，英国医生约瑟夫·李斯特（1872—1912 年）根据细菌学说，在手术前用石炭酸清洗消毒，施行了第一例抗菌手术，奠定了消毒防腐基础，使手术后死亡率从 45% 下降到 1889 年的 15%，外科手术感染问题得到初步解决。

1877 年，"无菌外科手术先驱"，德国医生恩斯特·冯·伯格曼

（1836—1907 年）首次使用热蒸汽消毒手术器械和敷料，极大地降低了外科手术的感染率和死亡率。

1885 年，德国医生纽贝尔首创手术隔离衣。1889 年，美国医生霍尔斯特首创手术橡皮手套。1897 年，奥地利医生库利兹·拉穗凯首倡手术者戴口罩以减少手术感染。

1901 年，奥地利医生卡尔·兰德斯坦纳（1868—1943 年）发现血液 A、B、O 三种分型，使输血手术成为可能，为外科手术发展提供了更好的条件。他因此获 1930 年诺贝尔奖。

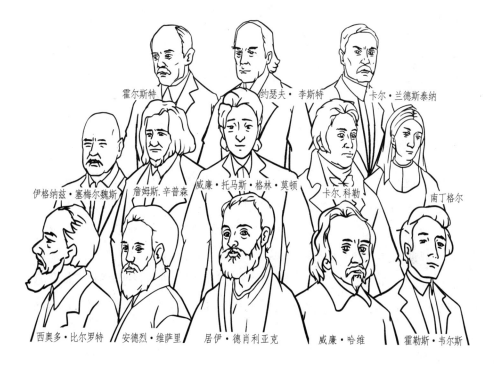

霍尔斯特　　　　　约瑟夫·李斯特　　　　卡尔·兰德斯泰纳

伊格纳兹·塞梅尔魏斯　詹姆斯.辛普森　威廉·托马斯·格林·莫顿　卡尔·科勒　　南丁格尔

西奥多·比尔罗特　安德烈·维萨里　居伊·德肖利亚克　威廉·哈维　霍勒斯·韦尔斯

临床诊断医学

17 世纪，医学基础研究盛行。"近代临床医学之父"、英国著名医生西登哈姆（1624—1689 年）指出，医生的任务是正确探明疾病痛苦的本质，呼吁医生重视临床观察和研究。

18 世纪中叶，奥地利医生奥恩布鲁格（1722—1809 年）发明直接叩诊法。1838 年，维也纳著名医生斯科达对叩诊进行了深入研究，创造了用左手中指背部作为叩诊板，用右手中指叩诊的方法，并应用声学原理阐述了出现不同叩击音的原因，为间接叩诊法找到了科学依据。叩诊法沿用至今，仍是现代医生的基本功之一。

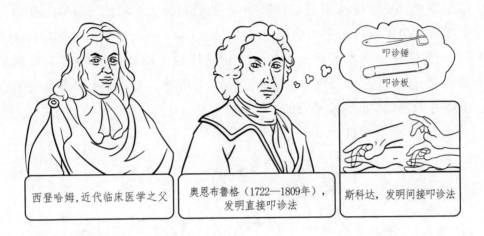

西登哈姆，近代临床医学之父

奥恩布鲁格（1722—1809年），发明直接叩诊法

叩诊锤
叩诊板

斯科达，发明间接叩诊法

医学检查设备

现代医学始于听诊器的发明，听诊器也成为了现代医师的标志。文艺复兴之后，医学检验设备得到快速发展，其标志性的事件有：

温度计。1612年，意大利帕多瓦大学医学教授桑克托留斯，发明了世界上最早的体温计——蛇形气体温度计。1636年，第一支医学体温计问世。1713年，荷兰物理学家丹尼尔·加布里埃尔·华伦海特（1686—1736年），在温度计上刻上他创立的华氏温标，诞生了现代体温计。

听诊器。1816年，"胸腔医学之父"法国医生雷奈克（1781—1826年）发明了听诊器。1840年，英国医师乔治·菲力普·卡门改良并设计出现代听诊器。

X射线机。1895年，德国物理学家威廉·康拉德·伦琴（1845年—1923年）发现了X射线，获1901年诺贝尔奖。几个月后，拉塞尔·雷诺兹制成了X射线机，使人类在非手术情况下，能观察到人体内部情况，提高了疾病诊断效率和精准度。

袖带血压计。1896 年，意大利人希皮奥内·里瓦罗奇发明了无创式袖带血压计。1905 年，俄国外科医生尼古拉柯洛特（1874—1920 年）为了更加准确地测量血压，在靠肘窝内侧动脉搏动处放置听诊器，设计出我们今天仍在使用的现代血压计。

心电图仪。1903 年，荷兰生理学家威廉·埃因托芬（1860—1927 年）发明了最早的心电图装置并应用于临床，获 1924 年诺贝尔奖。

电子显微镜：1931 年，德国物理学家恩斯特·奥古斯特·弗里德里希·鲁斯卡（1906—1988 年）研制成功电子显微镜，通过观察细胞超微结构病理变化和细胞变化情况，为肿瘤等疾病的诊断和治疗提供科学依据，使生物学发生了一场革命。他本人因此获 1986 年诺贝尔奖。

超声检查。1942 年，奥地利医生杜克西（1908—1968 年）在世界上首次使用超声技术扫描脑部结构用于临床诊断。20 世纪 60 年代开始，医生们将超声波普遍应用于腹部器官的检查。

内窥镜。1956 年，美国医生巴塞尔·赫克维茨研制出世界上第一台胃内窥镜用于临床疾病的早期诊断，被誉为"医生的第三只眼睛"，标志着无创诊断进入发展新阶段。

CT。1967 年，英国发明家亨斯菲尔德（1919—2004 年），改进了 X 射线应用方式，成功设计了可用于临床的断层扫描装置，成为现代内科疾病诊断中不可或缺的诊断手段。

MRI。"MRI 之父"美国医生达马迪安博士（Raymond Damadian，1936—2022 年）在 20 世纪 70 年代制造了世界上第一台 MRI 扫描仪，并于 1977 年进行了世界上第一次全身 MRI 扫描，1980 年出售了世界上第一台 MRI 扫描仪。核磁共振成像系统（MRI）通过检测快速变化的梯度磁场，用于人体内部结构的成像，是一种革命性的医学诊断工具，目前已经成为疾病诊断和术前检查的标准仪器，极大地推动了现代医学的迅速发展。从发现核磁共振现象到 MRI 技术成熟的这段时间内，有关核磁共振技术共获得 6 次诺贝尔奖（物理学、化学、生理学或医学）。

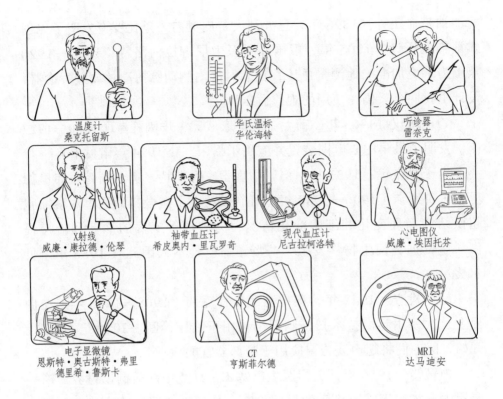

温度计
桑克托留斯

华氏温标
华伦海特

听诊器
雷奈克

X射线
威廉·康拉德·伦琴

袖带血压计
希皮奥内·里瓦罗奇

现代血压计
尼古拉柯洛特

心电图仪
威廉·埃因托芬

电子显微镜
恩斯特·奥古斯特·弗里
德里希·鲁斯卡

CT
亨斯菲尔德

MRI
达马迪安

药物治疗

疾病的治疗方法主要有生活方式调节、药物治疗、手术治疗（切除或替换）、物理治疗等。其中最简便、最重要的治疗方式还是药物治疗。

药物治疗是指在医生指导下使用药物，进行对症治疗或对因治疗，达到缓解症状、去除病因的目的。另外，在其他方式的治疗过程中，基本也都需要各种药物进行配合治疗。药物研发使用水平，在很大程度上决定了疾病治疗水平。药物治疗发展史上最重要的事件有：

1656年，英国皇家学会会长克里斯托弗·雷恩爵士（1632—1723年）发明把液体药物注入静脉血液，不久就被医生用于人体并获成功。目前，全球每年约有150亿人次接受静脉输液治疗。

1805年，英国医生爱德华·琴纳（1749—1823年）发明了牛痘接种术，发现了首个天花疫苗并证实了其安全性和有效性，成为现代免疫学创始人之一，也是应用疫苗控制传染病的第一人。

　　1928 年，英国细菌学家亚历山大·弗莱明（1881—1955 年）发现青霉菌能分泌一种能杀死细菌的物质并命名为"青霉素"，但未能将其提纯用于临床。1940 年，德国化学家恩斯特·伯利斯·钱恩爵士（1906—1979 年）开始做青霉素提纯试验并取得重大突破，但因提纯量小无法用于临床。1941 年，澳大利亚药理学家瓦尔特·弗洛里（1898—1968 年）从路边水果店一只被挤破了、长了一层绿色霉斑的西瓜中，发现了高浓度青霉素，并于 1943 年开始首批青霉素生产。青霉素是世界上第一个应用于临床的抗感染药物，具有高效、低毒、临床应用广等特点，在第二次世界大战期间横空出世，拯救了数以千万人的生命。青霉素与原子弹、雷达并称"二战三大发明"。因这项伟大发明，弗洛里和弗莱明、钱恩分享了 1945 年的诺贝尔奖。青霉素发展到今天，已形成一个庞大家族，几乎每年都有新品问世，成为全球应用最广泛的一线抗菌药物。

　　近年来，新药研究发展迅速。据报道，2021 年全球在研新药数量超 1.7 万个，为未来疾病治疗提供了更多的选择方案。

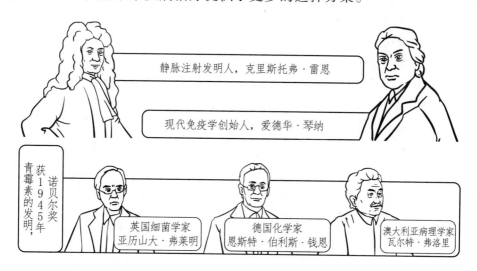

医学微生物学

　　医学微生物学发展过程中的重要标志性事件有以下几件：

1674年，光学显微镜之父、微生物学的开拓者，荷兰科学家安东尼·列文虎克，用自制显微镜首次发现微生物（200年后才被确认并命名），并最早记录肌纤维、微血管中血流等。

1862年，细菌学之祖、医学史上最重要的杰出人物，法国微生物学家、化学家路易斯·巴斯德（1822—1895年）研究了微生物的类型、习性、营养、繁殖、作用等，把微生物的研究从主要研究微生物的形态转移到研究微生物的生理作用，奠定了工业微生物学和医学微生物学的基础。他不仅发明了"巴氏灭菌法"，还为后世医学找到了用生物学"疫苗"对抗细菌的方法。1865年，巴斯德提出疾病细菌学理论并指导实践，在一个世纪内，使人的平均寿命延长了30年左右。1881年，他研制成功炭疽热疫苗，1885年研制成功狂犬病疫苗，1888年在巴黎创办第一家巴斯德研究所，为法国及欧洲其他地方的人提供疫苗接种服务。

细菌学鼻祖、世界病原细菌学奠基人和开拓者，德国医生和细菌学家罗伯特·科赫（1843—1910年），在全世界首次培养出炭疽杆菌、结核杆菌、霍乱弧菌、结核菌素，发现近50种诊治人和动物疾病的方法，提出验证细菌与传染病关系的"科赫原则"，奠定了细菌学研究的基本原则和技术。

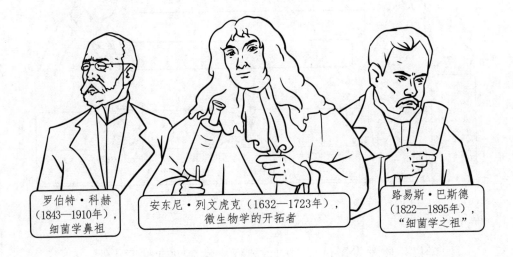

罗伯特·科赫（1843—1910年），细菌学鼻祖

安东尼·列文虎克（1632—1723年），微生物学的开拓者

路易斯·巴斯德（1822—1895年），"细菌学之祖"

医学治疗设备

现代科学技术的发展为医学领域提供了更精密的仪器设备，大大提高了现代医学救治病人的能力。

1903 年，德国科学家奥尔格·佩尔特斯首创用 X 射线治疗乳腺癌和皮肤癌，提高了肿瘤患者生存率。目前，放射疗法已经成为癌症治疗的重要手段，仅我国每年接受放射治疗的患者就有近 10 亿人次。

1932 年，美国心脏病专家史蒂金·海曼研制出第一台有效的心脏起搏器并用于临床。20 世纪 70 年代美国电子工程师格雷特巴奇发明了植入体内的心脏起搏器，并有效解决了其电池问题。这个发明不仅挽救了数百万患者的生命，还极大地提高了患者的生活质量。目前全球每年约有 60 万患者接受心脏起搏器植入手术。

1943 年，荷兰医生威廉·考尔夫（1911—2009 年）发明了世界上第一个人工肾，首次以机器代替人体的重要器官，用人工方法模仿人体肾小球的过滤作用，达到净化血液的目的。目前全球每年接受人工肾治疗的患者约有 500 万人，极大地提高了尿毒症患者、肾衰竭患者的生存率和生存质量。

1953 年，"体外循环之父"，美国外科医生约翰·海舍姆·吉本（1903—1973 年）首次使用心肺机并获成功。这是一种体外循环装置，目前是心脏和肺部手术不可或缺的设备。据估计，心肺机每年可挽救大约 10 万人的生命。

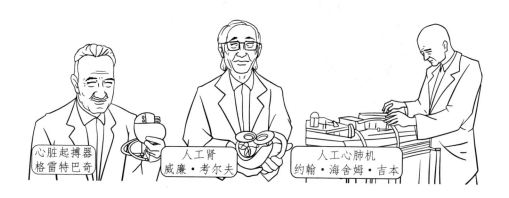

心脏起搏器
格雷特巴奇

人工肾
威廉·考尔夫

人工心肺机
约翰·海舍姆·吉本

基因医学

1988年，国际人类基因组组织（The Human Genome Organisation，HUGO）成立，这是一个由基因组科学家组成的独立国际组织。2003年，中、美、日、德、法、英6国科学家宣布人类基因组序列图绘制完成，标志着人类在揭示生命奥秘、认识自我的进程中又迈出了最重要的一步。

1997年，联合国教科文组织发布《人类基因组与人权问题的世界宣言》，规定了基因研究应遵循的原则，明确指出不允许进行任何有损于人类尊严的科研活动，包括不能运用克隆技术复制人。目前，全世界大多数政府、科学家都支持禁止人类基因改造，以保障人类社会安全发展，避免大规模的人类基因改造可能产生的各种偏差，诱发意外遗传变异，引发不确定的健康风险。

进入21世纪，基因技术在医学领域得到广泛应用。基因诊断（检测基因缺陷或突变等）、基因治疗（治疗艾滋病、肿瘤、糖尿病、心血管病等）、基因改造（治疗遗传性疾病、开发新药和医疗设备等）等技术，为人类更好地认识自己提供了一种最深入的方式，为保障人类健康提供了更多的有效途径。

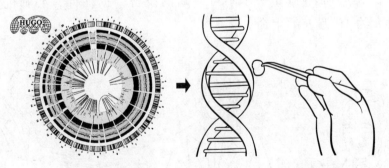

人类基因组序列图　　　　基因检测、治疗、改造技术及医学应用

中国特色医学的发展

2022年，美国第三大新闻杂志《美国新闻与世界报道》发布的全球医疗水平排名：第一是美国，主要领域是全科医学；第二是英国，主要领域是心脏科学；第三是中国，主要领域是传染病等相关科学。2022年底，中国科学院发布《2022研究前沿热度指数》报告，宣布中国在临床医学领域研究前沿热度指数排名世界第四位。这两个报告，说明中国临床研究和学术水平已经位于世界前列，我国人民已经可以享受到世界一流的医学技术服务。

总结中国现代医学已经取得的成果，可以为我国医学的未来发展指明方向，为中国特色医学取得更多突破提供参考：

1910年，剑桥大学第一位华人医学毕业生伍连德被清政府派往东北，控制当时震惊全世界的肺鼠疫。伍连德和他的同事们深入研究鼠疫成因及防治方案，推广他发明的"伍氏口罩"、火葬病患尸体、坚持检疫制度，仅用4个月的时间，就战胜了鼠疫。他因此获1935年诺贝尔奖提名，成为第一个获诺奖提名的中国人。

1957年，北京生物制品研究所汤飞凡（1897—1958年）院士团队使用卵黄囊成功培育沙眼衣原体。这是世界上唯一由中国人发现的病原体，为大幅度降低沙眼患病率及致盲率提供了基础。沙眼是一种发病率高的疾病，世界上有3亿~6亿人感染沙眼衣原体。2015年我国政府宣布，中国已于2014年达到了世界卫生组织消灭致盲性沙眼的要求。

1963年，世界首例断肢再植手术由上海市第六人民医院陈中伟院士（1929—2004年）完成。作为国际显微重建外科奠基人，陈中伟被誉为"世界断肢再植之父"。

1965年，中国科学院生物化学研究所纽经义院士（1920—1995年）团队与多单位协作，在世界上首次成功合成人工结晶牛胰岛素（这也是世界上首次人工合成具有生物活性的蛋白质，促进了全世界生命科学的研究）。遗憾的是，该合成方法没有用于产业化。目前世界范围内使用的胰岛素主要是生物合成的人胰岛素及其衍生物。

1967 年，中国开始治疗疟疾中草药筛选研究计划。在近 5000 种可能治疗疟疾的中药清单中，青蒿素仅是候选方案之一。在 1972 年青蒿素被发现前，全世界每年约有 4 亿人次感染疟疾，至少有 100 万人死于该病。20 世纪 40 年代，我国每年报告约有 3000 万疟疾病例。2021 年，世界卫生组织宣布中国通过消除疟疾认证。自 2000 年以来，全球疟疾死亡率已经下降了一半，"中国神草"青蒿素功不可没。

1979 年，哈尔滨医科大学张庭栋团队研究证明砷剂可以治疗白血病。1988 年，上海第二医学院王振义院士研究小组发现可以使用全反式维甲酸医治急性早幼粒细胞白血病。2016 年，上海交通大学附属瑞金医院陈竺院士团队应用全反式维甲酸和三氧化二砷对急性早幼粒细胞白血病进行联合靶向治疗，使这一疾病的 5 年无病生存率跃升，且不需化疗，达到基本"治愈"标准。这是中国传统医学和现代医学结合的典范，开启了中国特色医学治疗恶性血液疾病的新途径。

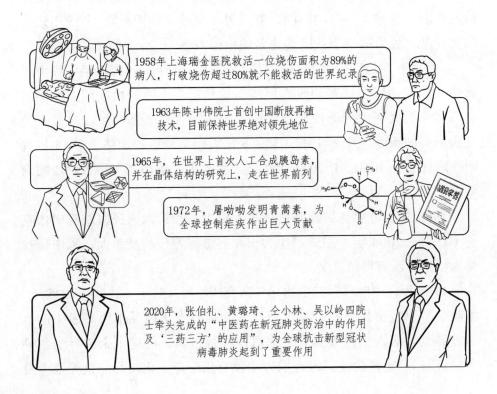

1958年上海瑞金医院救活一位烧伤面积为89%的病人，打破烧伤超过80%就不能救活的世界纪录

1963年陈中伟院士首创中国断肢再植技术，目前保持世界绝对领先地位

1965年，在世界上首次人工合成胰岛素，并在晶体结构的研究上，走在世界前列

1972年，屠呦呦发明青蒿素，为全球控制疟疾作出巨大贡献

2020年，张伯礼、黄璐琦、仝小林、吴以岭四院士牵头完成的"中医药在新冠肺炎防治中的作用及'三药三方'的应用"，为全球抗击新型冠状病毒肺炎起到了重要作用

中医药发明专利和知识产权保护倍受重视

科学发现的优先权是推动科学进步的重要制度安排，"没有保护，就没有创新""没有专利，就没有新药"。创新的动力，来自于权益，来自于自我价值的实现，来自于人类理想的追求。

中药基源的多样性、成分的复杂性，决定了中医药实质性创新必将面临巨大挑战。中药材选种栽培技术、炮制技术、中药配方、制备工艺、中成药品种、中医诊疗技术、中医医疗设备及技术等，都可以通过申请专利、品种保护或作为技术秘密等方式进行保护，以便更好地保护中医药宝贵资源，为未来的新技术、新产品开发，为我国新时代中国特色医学的创新发展，提供充足资源保障，确保我国中医药应用、科研和生产等方面的优势。

目前，全球与中医药相关的专利申请已经超过 34 万件。作为中医药的诞生地，中国中医药专利总数不足全球 70%。中医药在治疗疾病等方面的有效性已经得到全世界越来越多国家的认可，美国、韩国、日本、德国、印度、加拿大、澳大利亚、法国、英国等国专家均开始大规模开展中医药研究，并注册了大量关于中草药治疗、针灸疗法等方面专利。在全球化背景下，中医药的保护和传承面临着巨大的挑战。

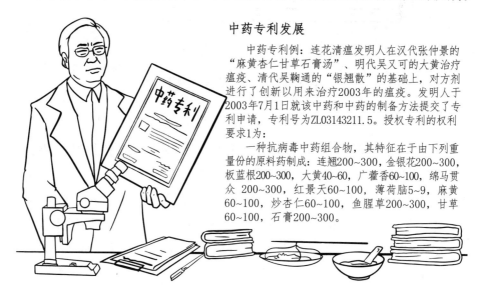

中药专利发展

中药专利例：连花清瘟发明人在汉代张仲景的"麻黄杏仁甘草石膏汤"、明代吴又可的大黄治疗瘟疫、清代吴鞠通的"银翘散"的基础上，对方剂进行了创新以用来治疗2003年的瘟疫。发明人于2003年7月1日就该中药和中药的制备方法提交了专利申请，专利号为ZL03143211.5。授权专利的权利要求1为：

一种抗病毒中药组合物，其特征在于由下列重量份的原料药制成：连翘200~300，金银花200~300，板蓝根200~300，大黄40~60，广藿香60~100，绵马贯众 200~300，红景天60~100，薄荷脑5~9，麻黄60~100，炒杏仁60~100，鱼腥草200~300，甘草60~100，石膏200~300。

中国特色医学腾飞在即

中国特色医学，是指借鉴不同医学体系的认知模式，运用最新科技成果，在世界各文明能理解并认同的中医基本理论基础上，中西医并重，重点挖掘中医资源，创新发展医学新理论、新产品、新方法、新疗法，所形成的具有显著中国特色的、融社会医学和生物医学为一体的现代医学体系。

中国特色医学，是与中医药基础相关的中国特色现代医学。

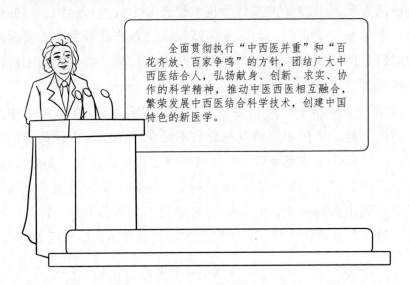

全面贯彻执行"中西医并重"和"百花齐放、百家争鸣"的方针，团结广大中西医结合人，弘扬献身、创新、求实、协作的科学精神，推动中医西医相互融合，繁荣发展中西医结合科学技术，创建中国特色的新医学。

中医，未来可期

中医药学，具有强大生命力、凝聚力和创造力。中医药发展史，是一部不忘本来、吸收外来、面向未来的历史。中医药学，对世界各地传统医学、现代医学成果兼收并蓄、革故创新，形成了外来医学本土化，本土医学现代化的格局，不断创造并培育出新时代中国特色医学。

古埃及、古巴比伦传统医学没有成体系地流传下来。印度传统医学，从西汉开始，一直源源不断地被介绍到中国，中医先贤陶弘景、孙思邈等一直在探索中印医学的融合，但没有出现系统性的结果。阿拉伯传统医学，受到元朝廷的重视，并组织探索中医药与阿拉伯传统医学的结合，结果是中医药理论和实践通过阿拉伯传向了西方。

在欧洲中世纪的黑暗年代，中医药和阿拉伯传统医学一样，得到了快速发展。中医药理论和实践水平达到了又一个顶峰。文艺复兴后的西方医学，秉承古希腊、古罗马传统医学严格科学的评判规范，强调用实验方法证明医学理论，在近现代高速发展的科技发明基础上，脱胎换骨，获得新生，成为一匹黑马，独占世界医学的顶峰。

明清时期，西方医学传入中国，"中西汇通派"努力将西方医学融入中国传统医学，虽取得一定的成果，终因没有得到民国之前政府的大力支持，而最终形成了中医药学和西方医学在我国独立发展的局面。

中华人民共和国高度重视中医药发展，强调中西医的结合和融合。在现代医学高度发达的今天，创新的医学理论和技术手段，不断助力中医药理论和实践的升级，快速提升现代中医药水平，使中医药创新成果不断涌现。中国特色医学在新时代将独领风骚，为世界医学的全面发展，提供新动能。

发展中国特色医学，打破医学思想的局限和保守，不断吸取精华，坚持创新。只有创新才是医学进步的不朽灵魂，是医学发展的不竭动力。

改革开放 40 多年来，中国社会、经济、文化、科学技术得到高速发展。2010 年，我国 GDP 超过日本，正式成为世界第二大经济体。目前，我国医学诊疗技术水平整体与国外先进水平差距不大，有些领域甚至还处在相对领先地位。借鉴西医思维、技术、方法和成果，用好中医原创思维、资源、经验的累积优势，积极探索现代中医药科学机理机制，通过循证研究确认中医药优势病种及疗效，坚持中西医结合和融合，我们一定能发展好中国特色医学和中国传统医学。

中医，未来可期。

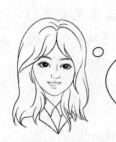

您讲的内容太好了，让我从对中医药存有疑惑的"小白"，开始迷上中医，成为真正的"中医迷"了。我现在真心地对中医药的未来充满了信心。

我觉得，西医和中医，在本质上并无区别，都是为了人类健康所做的不同探索。今天，全世界科学技术知识已经融为一体。在中国，中医药学和西方医学必然也会融合发展为中国特色现代医学的。

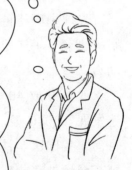

从现代医学角度看，应该可以没有中西医学之分。我们中国医生，也为世界现代医学的发展作出了巨大贡献。

从研究基础资料和出发点看，中医药确实有巨量的资源有待深入挖掘。在中国传统医学资源上发展起来的中国特色医学，必然会成为世界现代医学的一部分，并为世界医学的发展提供新的资源和新的发展思路。

我们中医人要不断进步，就要有前瞻的视野、独立的观点、严谨的态度和坚持不懈的努力。通过不断创新，中医药学一定会取得我们期待的成就。

中医，未来可期。

致 谢

大凡名著，均是时代震撼智慧的学论、启迪民智的典籍、打动心灵的作品，功在当代、利在千秋、传之久远。大凡名著，总是生命不老、历久弥新、常温常新。

中医故事不好讲。相关文献浩如烟海、汗牛充栋，很多记载文字又诘屈聱牙，令人望而生畏，不明就里；一些专业术语词汇也是生僻少见，非常影响普通大众的求知欲望和阅读兴趣。

讲好中医故事，是我们义不容辞的责任，也是这本书的创作起点。

《中医那些事》从构思、策划、写作、征求意见、修改、定稿，整个过程都得到诸多老师、专家、领导、同道、亲朋好友的大力支持。

首先感谢《当代名医临证精华》《重订古今名医临证金鉴》编著者、卓信医学传媒集团原董事长、《中国医院院长》《医师报》《中国社区医师》《医药经理人》原社长、我的指导老师和亲爱的兄长单书健老师，他对中医药和医疗领域诸多问题的洞见，高屋建瓴，令我受益无穷。他讲解的中医历史和名人轶事，使我对中医药发展的核心关键有了基本认识。他介绍的国医大师任继学、朱良春等老专家严谨治学、努力创新的精神，让我记忆深刻，鞭策我努力前行。

在媒体、协会工作期间，深受中医药界巨擘的影响，他们是中国科学院院士、国医大师陈可冀，中国工程院院士、国医大师程莘农、石学敏、王琦、张伯礼，中国工程院院士樊代明、陈凯先、李连达、李大鹏、吴以岭、肖伟，国医大师孙光荣、刘敏如、唐祖宣、晁恩祥、王烈、李佃贵、沈宝藩、廖品正、丁樱、王新陆、翁维良，全国名中医毛静远、李曰庆、何嘉琳、张洪春、陈新宇、庞国明等。他们的博学、睿智、信念和执着，坚定了我对中医药的信心。

同时，也从医药界知名企业家身上看到了结果导向思维方式、坚韧意志力和持续创新精神，他们是李楚源、曹龙祥、胡季强、肖伟、孙飘扬、蔡东晨、李伯涛、李伯刚、钟慧娟、朱保国、任晋生、陈保华、赵超、闫凯境、柯尊洪、于伟仕、杨文龙、关一、姚小青、李振江、陈永红、耿福能、方同华、任武贤、周俊杰、唐仁茂、窦雅琪、熊伟、吕松涛、潘巍、雷菊芳、郭家学、杨福安、孙毅、柯少斌、游洪涛、陈新泉、张益盛、李秀林、丁列明、周有财、李捍雄、洪江游、吴晓滨、余德超、李云春、娄竞、李一奎、高光勇、吴宇星、马靖喧、孙峰、吴相君、徐浩宇等。对中国医药企业家群体全新认知的引领，我要特别感谢中国医药企业管理协会名誉会长郭云沛、副会长谭勇等领导。

感谢中华中医药学会原副会长兼秘书长李俊德、世界中医药学会联合会原副主席兼秘书长桑滨生、中国中医药信息学会会长吴刚、中国中药协会原会长房书亭、中国医院协会原副会长吕玉波等领导，以及世界中医药学会联合会医疗机构管理专委会方祝元、陈伟、王佩娟、毛威、朱明军、刘中勇、刘清泉、孙波、孙东晓、李哲、李应东、肖臻、杨广源、杨思进、杨鹄祥、杨晓晖、陈海、周嘉、赵红佳、谢春光、李玮、陈新宇、李全、谭利国、邓华亮、王健、朱镇华、谢胜、周恩超、钱晓飞等领导在本人工作期间给予的支持。

特别感谢本书主审温长路教授的精心指导，使本书体系更完整，内容更丰富，表述更准确。

感谢编委会的领导、专家在本书编写过程中给予的指导，他们的意见和建议保证了本书内容、形式的严谨和科学。感谢本书序作者、推荐专家、书名题字专家、出版社、北京佑康中医文化传承基金会领导和专家给予本书编辑出版工作的大力支持。感谢插画排版团队在本书制作过程中的所有努力和奉献。

感谢雒明池、李小进、向延柳、李玮等领导对本书编写、出版过程给与的全面支持和帮助。

感谢编者的亲朋好友、各个阶段的同事在本书编写过程中给予的关心、支持和帮助。

要感谢的人还有很多，今后将一一列出，以表谢意。

本书编写过程中，参考了诸多书籍和网络相关资料。数千万字的相关史料、文章、书籍等对本书的编写起到至关重要的作用。在本书参考文献中只列出了其中一部分，如有遗漏，请联系编者，在此一并表示感谢。

跋

细算下来，大学毕业至今工作已经超 40 年，其中从事与中医药相关工作也有近 30 年了。这 30 年也正是新中国成立后，中医药事业发展跌宕起伏、奔涌前行、硕果累累的三十年。在经历了与中医药相关的日化、保健、中成药、医疗器械、生物药、媒体、协会等工作的过程中，我日积月累沉淀下了对中医药比较独特的感知和认识：中医药是科学的，是文化的，更是有未来的。

我具有多年国内外企业、媒体、学协会专委会的管理经验，对中医药行业发展、中医院管理、中医药成果转化的战略、路径、策略有一定的研究和认识。实际工作中，我曾参与策划、组织过多场业内知名的行业盛会："中国社区卫生发展大会""中国医院院长年会""中国医药企业家年会""中国医药企业 50 人论坛""中国县域卫生发展论坛""中国医生集团大会""博鳌中医药国际化发展论坛"，系列"全国中医院民族医院发展大会""全国中医院院长大会""全国中医院高质量发展大会"等，与各级官员、国医大师、非遗传承人、南北高手、明星新秀以及产业界精英们深度交流，汲取了宝贵的知识财富，丰富了体验，拓展了眼界，也坚定了信心。

从事中医药相关工作以来，不断感受到来自各方面对中医药历史、现状的不了解和不理解，甚至是偏见和误解，以及对中医未来的怀疑。于是，我又组织策划编辑《中医医院管理手册》、系列《中医百姓就医指南》，创办中医科学网，设计全国中医院及专科评价指标体系，筹划中医未来大会，试图为中医界多做点实事。

2019 年底突如其来的新型冠状病毒感染疫情，为我繁杂的工作按下了暂停键。"知止而后有定，定而后能静，静而后能安，安而后能虑"，从容的心态、宽裕的时间，使我一直期待的系统梳理中医历史、中医文化、中医科学，深入思考中医未来成为可能。动笔以来，厚积薄发，潜心磨砺、历经三载终成此书，并定名《中医那些事》，以飨读者。希望能为弘扬传统医药文化、科学普及中医药知识，传承创新发展好中国传统医学和中国特色医学，略尽绵薄、做点实事。

高瞻

于京华妙鹊堂

2023 年 11 月 27 日

附 件

中医药领域两院（中国科学院、中国工程院）院士、国医大师、全国名中医简介

一、中医药领域两院（中国科学院、中国工程院）院士简介（26名）

省份	姓名	出生时间	工作单位	主要专业领域	入选年度
北京	韩济生	1928—	北京大学	神经生理、疼痛学家	1993
	陈可冀	1930—	中国中医科学院西苑医院	中西医结合心血管病及老年医学专家	1994
	肖培根	1932—	中国医学科学院	中药资源学专家	1994
	董建华	1918—2001	北京中医药大学东直门医院	中医内科学专家	1994
	程莘农	1921—2015	中国中医科学院	中医、针灸医学专家	1994
	王永炎	1938—	中国中医科学院	中医脑病学专家	1997
	于德泉	1932—2022	北京协和医学院	中医天然药物学专家	1999
	李连达	1934—2018	中国中医科学院	中医药学专家	2003
	黄璐琦	1968—	中国中医科学院	中药资源学专家	2015
	王 琦	1943—	北京中医药大学国医堂	中医内科学专家	2019
	仝小林	1956—	中国中医科学院广安门医院	中医内科学专家	2019
	田金洲	1956—	北京中医药大学东直门医院	中医脑病学专家	2021
	朱立国	1961—	中国中医科学院望京医院	中医外科学专家	2023
	陈士林	1961—	中国中医科学院中药研究所	中药资源学专家	2023
天津	吴咸中	1925—	天津市中西医结合医院	中西医结合医学专家	1996
	石学敏	1938—	天津中医药大学第一附属医院	中医、针灸医学专家	1999
	张伯礼	1948—	天津中医药大学	中医心脑血管疾病防治和中药现代化专家	2005
上海	胡之璧	1934—	上海中医药大学中药研究所	中药工程学家	1994
	沈自尹	1928—2019	复旦大学附属华山医院	中西医结合医学专家	1997
	陈凯先	1945—	中国科学院上海药物研究所	天然药物化学和创新药物学专家	1999
广东	姚新生	1934—	暨南大学	中药及天然药物学专家	1996
	刘 良	1957—	广州中医药大学	中医内科学专家	2019
浙江	李大鹏	1950—	浙江中医药大学	中药制剂学专家	2007
河北	吴以岭	1949—	河北以岭医院	中医心内科医学专家	2009
云南	朱兆云	1954—	云南中医药大学	中药资源学专家	2021
江苏	肖 伟	1959—	南京中医药大学	中药智能制造专家	2021

二、国医大师简介（120 名）

省份	姓名	出生时间	工作单位	主要专业领域	入选年度
北京	李辅仁	1919—	北京医院	中医专家	2009
	颜正华	1920—	北京中医药大学	中医药学专家	2009
	路志正	1920—2023	中国中医科学院	中医学家、中医临床医学专家	2009
	程莘农	1921—2015	中国中医科学院	中医、针灸医学专家	2009
	王玉川	1923—2016	北京中医药大学	中医学专家	2009
	王绵之	1923—2009	北京中医药大学	中医学、方剂学专家	2009
	方和谦	1923—2009	北京朝阳医院	中医药学专家	2009
	贺普仁	1926—2015	北京中医医院	中医针灸医学专家	2009
	唐由之	1926—2022	中国中医科学院	中医眼科专家	2009
	陆广莘	1927—2014	中国中医科学院	中医药学专家	2009
	金世元	1926—	北京卫生职业学院	中药学专家	2014
	陈可冀	1930—	中国中医科学院西苑医院	中西医结合心血管病及老年医学专家	2014
	刘志明	1927—	中国中医科学院广安门医院	中医内科专家	2014
	晁恩祥	1935—	中日友好医院	中医呼吸科专家	2014
	王琦	1943—	北京中医药大学国医堂	中医内科学专家	2014
	许润三	1926—	中日友好医院	中医妇科专家	2017
	柴嵩岩	1929—	北京中医医院	中医妇科专家	2017
	吕仁和	1934—	北京中医药大学东直门医院	中医内科专家	2017
	薛伯寿	1936—	中国中医科学院广安门医院	中医临床医学专家	2017
	陈彤云	1921—	北京中医医院	中医皮外科专家	2022
	李文瑞	1927—	北京医院	中西医结合医学专家	2022
	余瀛鳌	1933—2023	中国中医科学院	中医免疫学	2022
	翁维良	1937—	中国中医科学院西苑医院	中医学专家	2022
	肖承悰	1940—	北京中医药大学东直门医院	中医妇科专家	2022
	王庆国	1952—	北京中医药大学	中医学专家	2022
上海	裘沛然	1913—2010	上海中医药大学	中医药学专家	2009
	颜德馨	1920—2017	同济大学附属第十人民医院	中医药学专家	2009
	张镜人	1923—2009	上海市第一人民医院	中医内科专家	2009
	石仰山	1931—2015	上海交通大学医学院附属仁济医院	中医伤科专家	2014
	朱南孙	1921—	上海中医药大学附属岳阳中西医结合医院	中医妇科专家	2017
	刘嘉湘	1934—	上海中医药大学附属龙华医院	中医肿瘤学专家	2017
	施杞	1937—	上海中医药大学	中医骨科专家	2022
	严世芸	1940—	上海中医药大学	中医内科专家	2022
天津	吴咸中	1925—	天津市中西医结合医院	中西医结合医学专家	2009
	阮士怡	1917—2020	天津中医药大学第一附属医院	中西医结合医学专家	2014

续表

省份	姓名	出生时间	工作单位	主要专业领域	入选年度
天津	石学敏	1938—	天津中医药大学第一附属医院	中医、针灸医学专家	2014
	张大宁	1944—	天津市中医药研究院附属医院	中医肾病学专家	2014
	张伯礼	1948—	天津中医药大学	中医心脑血管疾病防治和中药现代化专家	2022
广东	邓铁涛	1916—2019	广州中医药大学	中医内科专家	2009
	禤国维	1937—	广东省中医院	中医皮肤病学专家	2014
	周岱翰	1941—	广州中医药大学第一附属医院	中医肿瘤学专家	2017
	林 毅	1942—	广州中医药大学第二附属医院	中医乳腺病学专家	2022
河北	李士懋	1936—2015	河北中医药大学	中医急危症专家	2014
	李佃贵	1950—	河北中医药大学	中医脾胃病学专家	2017
	姚希贤	1930—	河北医科大学第二医院	中西医结合内科专家	2022
内蒙古	苏荣扎布	1929—	内蒙古医科大学蒙医药学院	蒙医内科专家	2009
	吉格木德	1938—	内蒙古国际蒙医医院	蒙医药学专家	2014
	包金山	1939—	内蒙古民族大学附属医院	蒙医整骨专家	2017
辽宁	李玉奇	1917—2011	辽宁中医药大学附属医院	中医脾胃病学专家	2009
	周学文	1938—	辽宁中医药大学附属医院	中医内科专家	2017
	张静生	1941—	辽宁中医药大学附属医院	中医内科专家	2022
吉林	任继学	1926—2010	长春中医药大学附属医院	中医内科急症专家	2009
	刘柏龄	1927—2022	长春中医药大学	中医骨科专家	2014
	王 烈	1930—	长春中医药大学附属医院	中医儿科专家	2017
	南 征	1942—	长春中医药大学附属医院	中医内科专家	2022
黑龙江	张 琪	1922—2019	黑龙江省中医研究院	中医肾病学专家	2009
	段富津	1930—2019	黑龙江中医药大学	中医药学、方剂学专家	2014
	卢 芳	1939—	黑龙江中医药大学附属第一医院	中医临床医学专家	2017
	孙申田	1939—	黑龙江中医药大学附属第二医院	中医针灸医学专家	2022
山东	张灿玾	1928—2017	山东中医药大学	中医药学专家	2009
	尚德俊	1932—2020	山东省中医院	中西医结合外科、周围血管疾病学专家	2014
	张志远	1920—2017	山东中医药大学	中医内科专家	2017
	王新陆	1949—	山东中医药大学	中医内科专家	2022
山西	吕景山	1934—	山西中医药大学附属医院	中医针灸医学专家	2014
	王世民	1935—	山西中医药大学附属医院	中医药学专家	2017
	王晞星	1959—	山西省中医院	中西医结合内科专家	2022
河南	李振华	1924—2017	河南中医药大学	中医学专家	2009
	唐祖宣	1943—	河南省邓州市中医院	中医心脑血管病学专家	2014
	张 磊	1928—	河南中医药大学第三附属医院	中医内科专家	2017
	丁 樱	1951—	河南中医药大学第一附属医院	中医儿科专家	2022
湖北	李今庸	1925—2022	湖北中医药大学	中医药学、内经学专家	2014
	梅国强	1939—	武汉市中医医院	中医伤寒学专家	2017
	涂晋文	1940—	湖北中医药大学	中医脑病学专家	2022

省份	姓名	出生时间	工作单位	主要专业领域	入选年度
安徽	李济仁	1931—2021	皖南医学院附属弋矶山医院	中医新安医学专家	2009
	徐经世	1933—	安徽中医药大学第一附属医院	中医学专家	2014
	李业甫	1934—2023	安徽省中西医结合医院	中医推拿专家	2017
	韩明向	1940—	安徽中医药大学第一附属医院	中医内科专家	2022
江苏	朱良春	1917—2015	南通市中医院	中医临床医学专家	2009
	周仲瑛	1928—2023	南京中医药大学	中医学专家	2009
	徐景藩	1928—2015	江苏省中医院	中医药学专家	2009
	夏桂成	1931—	江苏省中医院	中医妇科专家	2014
	干祖望	1912—2015	南京中医药大学附属医院	中医耳鼻喉科专家	2014
	邹燕勤	1933—	江苏省中医院	中医肾内科专家	2017
浙江	何 任	1921—2012	浙江中医药大学	中医内科专家	2009
	葛琳仪	1933—	浙江中医药大学附属第三医院	中医内科专家	2017
	王永钧	1935—	杭州市中医院	中西医结合肾内科专家	2022
福建	杨春波	1934—	福建省第二人民医院	中医脾胃病学专家	2017
	陈民藩	1935—	福建中医药大学附属人民医院	中医肛肠科专家	2022
海南	林天东	1947—	海南省中医院	中医男科、老年病学专家	2022
广西	班秀文	1920—2014	广西中医学院	中医妇科、内科专家	2009
	韦贵康	1938—	广西中医药大学	中西医结合骨科专家	2017
	黄瑾明	1937—	广西中医药大学第一附属医院	壮医针灸医学专家	2022
云南	张 震	1928—2023	云南省中医中药研究院	中医证候学专家	2017
四川	郭子光	1932—2015	成都中医药大学	中医临床医学专家	2009
	刘敏如	1933—	成都中医药大学第二附属医院	中医妇科专家	2014
	廖品正	1938—	成都中医药大学附属医院	中医眼科专家	2017
	陈绍宏	1942—	成都中医药大学附属医院	中医急诊科专家	2022
重庆	郑 新	1925—2021	重庆市中医院	中西医结合医学专家	2014
	段亚亭	1928—	重庆市中医院	中医药学专家	2017
贵州	刘尚义	1942—	贵州中医药大学第一附属医院	中医内科与外伤科专家	2014
	何成瑶	1938—	贵州中医药大学第二附属医院	中医妇科专家	2022
湖南	刘祖贻	1937—	湖南省中医药研究院附属医院	中医免疫学专家	2014
	孙光荣	1941—	湖南中医药大学第一附属医院	中医文献学和中医临床医学专家	2014
	熊继柏	1942—	湖南中医药大学第一附属医院	中医临床医学专家	2017
	潘敏求	1941—	湖南省中医药研究院	中医学专家	2022
江西	洪广祥	1938—	江西中医药大学附属医院	中医药学专家	2014
	伍炳彩	1940—	江西中医药大学附属医院	中医内科专家	2017
	皮持衡	1940—	江西中医药大学	中医肾病专家	2022
陕西	张学文	1935—	陕西中医药大学第二附属医院	中医急症专家	2009
	郭诚杰	1921—2017	陕西中医学院	中医针灸医学专家	2014
	雷忠义	1934—	陕西省中医医院	中西医结合心血管内科专家	2017
	杨 震	1940—	西安市中医医院	中医内科专家	2022

续表

省份	姓名	出生时间	工作单位	主要专业领域	入选年度
青海	尼 玛	1933-	青海省藏医院	藏医药学专家	2017
甘肃	周信有	1921—2018	甘肃中医药大学	中医内科专家	2017
	王自立	1936—	甘肃省中医院	中医脾胃病学专家	2022
新疆	巴黑·玉素甫	1934—2014	新疆维吾尔自治区维吾尔医院	维吾尔医学专家	2014
	沈宝藩	1935—	新疆维吾尔自治区中医医院	中医心脑血管病学专家	2017
西藏	强巴赤列	1929—2011	西藏自治区藏医院	藏医学专家	2009
	占 堆	1946—	西藏自治区藏医院	藏医药学专家	2014
	旺 堆	1948—	西藏藏医药大学	藏医内科专家	2022

三、全国名中医简介（176名，不包含已获国医大师称号的26名全国名中医）

省份	姓名	出生时间	工作单位	主要专业领域	入选年度
北京	危北海	1931—2022	北京中医医院	中西医结合消化内科专家	2017
	聂惠民	1935—2023	北京中医药大学	中医药、伤寒学专家	2017
	朴炳奎	1937—	中国中医科学院广安门医院	中医肿瘤专家	2017
	钱 英	1937—	首都医科大学	中医内科专家	2017
	田德禄	1938—	北京中医药大学东直门医院	中医消化内科专家	2017
	郭赛珊	1938—	北京协和医院	中医内科专家	2017
	孙树椿	1939—	中国中医科学院望京医院	中医骨科专家	2017
	郁仁存	1934—	北京中医医院	中西医结合肿瘤专家	2022
	周超凡	1936—	中国中医科学院	中药炮制、制剂学专家	2022
	李乾构	1937—	北京中医医院	中医脾胃病专家	2022
	张炳厚	1937—	北京中医医院	中医肾内科专家	2022
	林 兰	1938—	中国中医科学院广安门医院	中医内分泌科专家	2022
	郭维琴	1940—	北京中医药大学东直门医院	中医心内科专家	2022
	史载祥	1942—	中日友好医院	中医心脑内科专家	2022
	阎小萍	1945—	中日友好医院	中医风湿免疫性疾病学专家	2022
	李曰庆	1946—	北京中医药大学东直门医院	中医外科、男科专家	2022
	王 阶	1956—	中国中医科学院广安门医院	中医心脑内科专家	2022
	高思华	1957—	北京中医药大学	中医内分泌病学专家	2022
	张洪春	1964—	中日友好医院	中医药防治肺系病、脾胃病专家	2022
上海	沈自尹	1928—2019	复旦大学附属华山医院	中医肾内及老年医学专家	2017
	蔡 淦	1938—	上海中医药大学附属曙光医院	中医脾胃病专家	2017
	俞 瑾	1933—	复旦大学附属妇产科医院	中医妇科专家	2022
	石印玉	1942—	上海中医药大学附属曙光医院	中医骨科专家	2022
	凌昌全	1956—	中国人民解放军海军军医大学	中医肿瘤内科专家	2022

省份	姓名	出生时间	工作单位	主要专业领域	入选年度
天津	武连仲	1941—	天津中医药大学第一附属医院	中医针灸专家	2017
	黄文政	1941—	天津中医药大学第一附属医院	中医内科专家	2017
	陈宝贵	1949—	天津市武清区中医医院	中医脾肾内科专家	2017
	贾英杰	1960—	天津中医药大学第一附属医院	中医肿瘤专家	2022
	毛静远	1962—	天津中医药大学第一附属医院	中医心脑血管病学专家	2022
广东	刘茂才	1937—	广州中医药大学第二附属医院	中西医结合内科专家	2017
	陈宝田	1938—	南方医科大学	中医脑病专家	2022
	欧阳惠卿	1939—	广州中医药大学	中医妇科专家	2017
	邱健行	1941—	广东省第二中医院	中医脾胃病专家	2017
	吕志平	1956—	南方医科大学	中医肝胆病专家	2022
	罗颂平	1957—	广州中医药大学第一附属医院	中医妇科专家	2022
	张忠德	1964—	广州中医药大学第二附属医院	中医传染病学专家	2022
河北	刘亚娴	1944—	河北医科大学第四医院	中医肿瘤专家	2017
	刘启泉	1956—	河北省中医院	中医脾胃病专家	2017
	吴以岭	1949—	河北以岭医院	中医心内科医学专家	2022
	杜惠兰	1960—	河北中医药大学	中医妇科专家	2022
	梅建强	1962—	河北中医药大学第一附属医院	中医药学专家	2022
内蒙古	米子良	1939—	内蒙古医科大学中医学院	中医内科专家	2017
	阿古拉	1940—	内蒙古国际蒙医医院	中医内科专家	2017
	苏木亚	1936—	内蒙古国际蒙医医院	蒙医肺病专家	2022
	牛兴东	1946—	内蒙古自治区中医医院	中医消化内科专家	2022
	杭盖巴特尔	1954—	内蒙古国际蒙医医院	蒙医肿瘤专家	2022
辽宁	白凤鸣	1939—	辽宁省蒙医医院	中医血液病学专家	2017
	白长川	1944—	大连市中医医院	中医脾胃病专家	2017
	田维柱	1942—	辽宁中医药大学附属医院	中医内科和针灸专家	2022
	杨积武	1945—	辽宁中医药大学附属医院	中医心内科专家	2022
	田振国	1950—	辽宁中医药大学附属第三医院	中医肛肠科专家	2022
吉林	王　玉	1939—	吉林省中医药科学院第一临床医院	中医肺病专家	2017
	黄永生	1942—	长春中医药大学附属医院	中医内科专家	2017
	赵文海	1951—	长春中医药大学附属医院	中医骨科专家	2022
	赵继福	1955—	长春市中医院	中医内科专家	2022
	王　檀	1963—	长春中医药大学附属医院	中医肺病专家	2022
黑龙江	李　延	1942—	黑龙江中医药大学附属第一医院	中医内科专家	2017
	孙伟正	1942—	黑龙江中医药大学附属第一医院	中医血液病专家	2022
	张佩青	1953—	黑龙江省中医药科学院	中医肾内科专家	2022
	李　冀	1960—	黑龙江中医药大学	中医方剂学专家	2022
山东	张鸣鹤	1928—	山东中医药大学附属医院	中医风湿免疫病学专家	2017
	丁书文	1941—	山东中医药大学附属医院	中医心血管病内科专家	2017
	张奇文	1935—	潍坊市中医院	中医内科专家	2022
	连　方	1957—	山东中医药大学附属医院	中医生殖与遗传学专家	2022
	高树中	1962—	山东中医药大学	中医针灸专家	2022

续表

省份	姓名	出生时间	工作单位	主要专业领域	入选年度
山西	孙郁芝	1930—	山西省中医院	中医肾内科专家	2017
	贾六金	1941—	山西中医药大学附属医院	中医儿科专家	2017
	冯五金	1953—	山西省中医院	中医消化内科专家	2022
	刘光珍	1964—	山西省中医院	中医肾内科专家	2022
	冀来喜	1964—	山西中医药大学	中医针灸推拿专家	2022
河南	崔公让	1938—	河南中医药大学第一附属医院	中医周围血管病学专家	2017
	毛德西	1940—	河南省中医院	中医内科专家	2017
	郑玉玲	1956—	河南中医药大学第一附属医院	中西医结合肿瘤防治专家	2022
	赵文霞	1956—	河南中医药大学第一附属医院	中医肝胆专家	2022
	庞国明	1958—	开封市中医院	中医糖尿病专家	2022
	崔应麟	1963—	河南省中医院	中医内科疑难杂病专家	2022
湖北	王伯祥	1924—2022	湖北省中医院	中医肝病专家	2017
	陈如泉	1938—	湖北中医药大学	中医内分泌专家	2017
	孙国杰	1938—	湖北中医药大学	中医针灸专家	2022
	姜惠中	1940—	湖北省中医院	中医妇科专家	2022
	黄光英	1945—	华中科技大学附属同济医院	中医妇科专家	2022
安徽	丁锷	1934—	安徽中医药大学第一附属医院	中医骨科专家	2017
	马骏	1940—	安徽中医药大学第二附属医院	中医消化内科专家	2017
	曹恩泽	1941—	安徽中医药大学第一附属医院	中医肾内科专家	2022
	胡国俊	1946—	安徽中医药大学第一附属医院	中医内科专家	2022
	杨骏	1958—	安徽省中医院	中医针灸专家	2022
江苏	单兆伟	1940—	江苏省中医院	中医脾胃病专家	2017
	徐福松	1940—2022	江苏省中医院	中医男科专家	2017
	汪受传	1946—	南京中医药大学	中医儿科专家	2017
	刘沈林	1949—	江苏省中医院	中医内科专家	2017
	唐蜀华	1941—	江苏省中医院	中医内科专家	2022
	黄煌	1954—	南京中医药大学	中医内科专家	2022
	吴勉华	1955—	南京中医药大学	中医肿瘤专家	2022
浙江	王坤根	1945—	浙江中医药大学附属第一医院	中医内科专家	2017
	范永升	1955—	浙江中医药大学	中医内科专家	2017
	何嘉琳	1944—	杭州市中医院	中医妇科专家	2022
	陈意	1945—	浙江省中医院	中医内科疑难杂病专家	2022
	连建伟	1951—	浙江中医药大学	中医脾胃专家	2022
福建	吴熙	1940—	福州中医药大学附属人民医院	中医妇科专家	2017
	杜建	1941—	福建中医药大学附属第二人民医院	中医内科专家	2017
	肖定远	1938—	福建中医药大学附属第二人民医院	中医皮肤科专家	2022
	吕绍光	1946—	福建省立医院	中医内分泌科专家	2022
	李灿东	1964—	福建中医药大学	中医内科专家	2022
海南	张永杰	1956—	海南省中医院	中医心内科专家	2017

续表

省份	姓名	出生时间	工作单位	主要专业领域	入选年度
海南	杨　华	1962—	海南省中医院	中医内科专家	2022
	萨　仁	1967—	三亚市中医院	中医针灸专家	2022
广西	陈慧侬	1940—2023	广西中医药大学	中医妇科专家	2017
	黄鼎坚	1939—	广西中医药大学第一附属医院	壮医药针灸专家	2022
	黄汉儒	1943—	广西国际壮医医院	壮医药内科专家	2022
云南	张沛霖	1927—	昆明市延安医院	中医针灸专家	2017
	孟　如	1937—	云南中医药大学	中医肾内科专家	2017
	张良英	1935—2023	云南中医药大学	中医妇科专家	2022
	罗　铨	1938—	云南省中医医院	中医心内科专家	2022
	吴荣祖	1945—	昆明市中医医院	中医心内科专家	2022
四川	张发荣	1935—	成都中医药大学	中医内分泌专家	2017
	张之文	1937—	成都中医药大学	中医温病学专家	2017
	陈绍宏	1942—	成都中医药大学附属医院	中医急危重症专家	2017
	孙同郊	1928—	西南医科大学附属中医医院	中医肝胆专家	2022
	艾儒棣	1944—	成都中医药大学附属医院	中医皮肤科专家	2022
	熊大经	1946—	成都中医药大学	中医耳鼻喉科专家	2022
重庆	王辉武	1943—	重庆医科大学附属第二医院	中医内科专家	2017
	张西俭	1944—	重庆市中医院	中医内科专家	2017
	郭剑华	1945—2022	重庆市中医骨科医院	中医针灸专家	2017
	王毅刚	1947—	重庆市中医院	中医针灸专家	2022
	周天寒	1952—	重庆医药高等专科学校	中医肺病专家	2022
	刘华宝	1966—	重庆市中医院	中医肝胆专家	2022
贵州	廖润泉	1936—	贵州中医药大学第一附属医院	中西医结合外科专家	2017
	戴永生	1943—	贵州中医药大学第一附属医院	中医消化内科专家	2017
	袁金声	1942—	贵州中医药大学第二附属医院	中医内科专家	2022
	吴光炯	1944—	贵州中医药大学第一附属医院	中医消化内科专家	2017
	凌湘力	1950—	贵州医科大学附属医院	中医内科专家	2022
	丁丽仙	不详	贵州中医药大学第一附属医院	中医妇科专家	2022
湖南	王行宽	1939—	湖南中医药大学第一附属医院	中医内科专家	2017
	袁长津	1946—	湖南中医药大学第二附属医院	中医内科疑难杂病专家	2022
	尤昭玲	1949—	湖南中医药大学	中医妇科专家	2022
	陈新宇	1962—	湖南中医药大学第一附属医院	中医内科专家	2022
江西	范崔生	1931—	江西中医药大学	中药鉴定、炮制学专家	2017
	张小萍	1944—	江西中医药大学	中医内科专家	2017
	何晓晖	1952—	江西中医药大学	中医脾胃病专家	2022
	龚千锋	1952—	江西中医药大学	中药学	2022
	陈日新	1956—	江西中医药大学	中医针灸专家	2022
陕西	高上林	1928—2017	西安市中医医院	中医内科专家	2017
	刘华为	1950—	陕西省中医医院	中医内科疑难杂病专家	2022
	米烈汉	1950—	陕西省中医医院	中医内分泌及老年病学专家	2022
	曹利平	1954—	陕西省中医医院	中医内科疑难杂病专家	2022

续表

省份	姓名	出生时间	工作单位	主要专业领域	入选年度
青海	陆长清	1930—	青海省中医院	中医内科专家	2017
	王常绮	1938—	青海省中医院	中医脾胃病专家	2017
	桑 杰	1943—	青海省藏医院	中医内科专家	2017
	邓尔禄	1943—	青海省中医院	中医内科疑难杂病专家	2022
甘肃	刘宝厚	1932—	兰州大学第二医院	中医肾内科专家	2017
	张士卿	1945—	甘肃中医药大学	中医儿科专家	2017
	廖志峰	1946—	甘肃省中医院	中医内科专家	2022
	李应东	1962—	甘肃中医药大学	中医心内科专家	2022
	张志明	1964—	甘肃省中医院	中医脾胃病专家	2022
宁夏	邢世瑞	1935—	宁夏回族自治区药品检验所	中药学专家	2017
	陈卫川	1939—	宁夏回族自治区中医医院	中医内科专家	2017
	高如宏	1957—	宁夏回族医药研究所	中医皮肤科专家	2017
	卢化平	1944—	银川市中医医院	中医内科疑难杂病专家	2022
	童安荣	1963—	宁夏回族自治区中医医院	中医肾内科专家	2022
新疆	金洪元	1936—	新疆维吾尔自治区中医医院	中医内科专家	2017
	孙良佐	1941—	石河子大学医学院第一附属医院	中医妇科专家	2017
	袁今奇	1942—	石河子大学医学院第一附属医院	中医肝病专家	2017
	周铭心	1948—	新疆医科大学中医学院	中医内科、方剂学专家	2017
	乐德行	1935—	新疆医科大学附属中医医院	中医脾胃病专家	2022
	李兴培	1939—	新疆医科大学第二附属医院	中医学专家	2022
	买买提·哈斯木	1951—	新疆维吾尔自治区维吾尔医医院	中医内科专家	2022
	蔡 钢	1955—	石河子大学医学院第一附属医院	中医内科专家	2022
	何念善	1962—	新疆生产建设兵团医院	中医内科专家	2022
	买买提艾力·阿木提	不详	喀什地区维吾尔医医院	维吾尔医	2017
西藏	格桑平措	1945—	西藏自治区山南市藏医医院	藏医内科专家	2017
	朗 嘉	1948—	西藏日喀则市藏医医院	藏医学专家	2017
	卡 洛	1943—	果洛州藏医院	藏医高原肾内及呼吸病专家	2022
	洛桑罗布	1947—	西藏自治区藏医院	藏医胃肠病学专家	2022
	旦松扎巴	1953—	索县藏医院	藏医药脉泻疗法专家	2022
香港	陈抗生	1937—	香港注册中医学会	中医内科疑难杂病专家	2022
澳门	莫 蕙	不详	世界卫生组织澳门传统医药合作中心	中医妇科专家	2022

参考文献

[1] 单书健．重订古今名医临证金鉴 [M]．北京：中国医药科技出版社，2019

[2] 廖育群．重构秦汉医学图像 [M]．上海：上海交通大学出版社，2012

[3] 闫希军．大健康观 [M]．北京：东方出版社，2017

[4] 廖育群．繁露下的岐黄春秋 [M]．上海：上海交通大学出版社，2012

[5] 符文彬，黄东勉．符文彬针灸医道精微 [M]．北京：科学出版社，2017

[6] 刘志学．国药天江 [M]．南京：江苏科学技术出版社，2017

[7] 王志森．基础藏医学史 [M]．北京：中国中医药出版社，2013

[8] 马骁．健康教育学 [M]．北京：人民卫生出版社，2006

[9] [美]．Richard A. Gabriel & Karen S. Metz. 军事医学史 [M]．王松俊，等，译．北京：军事医学科学出版社，2011

[10] 罗家伦．科学与玄学 [M]．北京：商务印书馆，2010

[11] 胖乐胖乐．漫画半小时中医史 [M]．北京：科学技术文献出版社，2021

[12] 刘里鹏．漫谈医学史 [M]．武汉：华中科技大学出版社，2011

[13] 约翰·V·皮克斯通．认识方式．一种新的科学、技术和医学史 [M]．陈朝勇，译．上海：上海科技教育出版社，2008

[14] 李鲁．社会医学 [M]．北京：人民卫生出版社，2017

[15] 丁福保．西洋医学史 [M]．北京：东方出版社，2007

[16] [德] 伯恩特·卡尔格 – 德克尔．医药文化史 [M]．姚燕，周惠，译．北京：生活·读书·新知三联书店，2019

[17] 严健民．远古中国医学史 [M]．北京：中医古籍出版社，2006

[18] 翟双庆．翟双庆解读黄帝内经 [M]．北京：中国中医药出版社，2016

[19] 杨医亚 . 针灸 [M]. 石家庄：河北科学技术出版社，1987

[20] 张其成 . 张其成讲易经 [M]. 成都：天地出版社，2020

[21] 张其成 . 张其成全解黄帝内经 [M]. 北京：华夏出版社，2021

[22] 李约翰 . 中国科学技术史 . 生物学及相关技术 . 医学 [M]. 北京：科学出版社，2013

[23] 马伯英 . 中国医学文化史 [M]. 上海：上海人民出版社，2020

[24] 常存库 . 中国医学史 [M]. 北京：中国中医药出版社，2003

[25] 常存库，张成博 . 中国医学史 [M]. 北京：中国中医药出版社，2017

[26] 陈邦贤 . 中国医学史 [M]. 北京：团结出版社，2006

[27] 杨医亚 . 中国医学史 [M]. 石家庄：河北科学技术出版社，1989

[28] 梁永宣 . 中国医学史 [M]. 北京：人民卫生出版社，2016

[29] 北京中医学院 . 中国医学史讲义 [M]. 上海：上海科学技术出版社，1964

[30] 庄一强，廖新波，姚淑芳，刘先德，卓进德，蔡华 . 中国医院竞争力报告 [M]. 北京：社会科学文献出版社，2023

[31] 唐廷猷 . 中国药业史 [M]. 北京：中国医药科技出版社，2007

[32] 王振国，张大庆 . 中外医学史 [M]. 北京：中国中医药出版社，2016

[33] 张大庆，和中浚 . 中外医学史 [M]. 北京：中国中医药出版社，2005

[34] 张其成 . 中医文化学 [M]. 北京：人民卫生出版社，2017

[35] 严世芸 . 中医医家学术及学术思想史 [M]. 北京：中国中医药出版社，2005

[36] 王成亚，张其成，蒋力生，李良松 . 道医全书 [M]. 北京：线装书局，2019

[37] 温长路，周益新，张芙蓉 . 话说国医 [M]. 郑州：河南科学技术出版社，2017

[38] 刘峻杰 . 中医科学大会文集 [M]. 北京：中国医药科技出版社，2016

[39] 刘峻杰 . 第一、二届中医药文化大会文集 [M]. 南昌：江西科学技术出版社，2020